皮肤科

实用中医适宜技术

主审　李凤仙

主编　王建青　杜桂营　凌晓燕

中国健康传媒集团
中国医药科技出版社 · 北京

内 容 提 要

本书由中医皮肤疾病领域专家团队编写，分为理论篇、临床篇、案例篇，以及附录四个篇章。理论篇对皮肤科常用的 25 种中医适宜技术进行了系统介绍；临床篇筛选了皮肤科常见的 25 个病种，对各病种疗效确切的中医适宜技术进行了详细阐述；案例篇精选了 10 个具有代表性的典型临床验案，对中医适宜技术的治疗方案及治疗效果进行了直观呈现；附录详细介绍了皮肤科常用的 11 种西医操作技术。本书的编写注重理论与实践相结合，且配以部分精美图片及简短精练的操作视频，便于读者学习和掌握。本书适合广大医务工作者及中医爱好者参阅使用。

图书在版编目（CIP）数据

皮肤科实用中医适宜技术 / 王建青，杜桂营，凌晓燕主编 . -- 北京：中国医药科技出版社，2025. 7.
ISBN 978-7-5214-4270-0

Ⅰ . R275.9

中国国家版本馆 CIP 数据核字第 2025Y7H124 号

美术编辑　　陈君杞
版式设计　　也　在

出版　**中国健康传媒集团** | 中国医药科技出版社
地址　北京市海淀区文慧园北路甲 22 号
邮编　100082
电话　发行：010-62227427　邮购：010-62236938
网址　www.cmstp.com
规格　787 × 1092mm $\frac{1}{16}$
印张　15
字数　320 千字
版次　2025 年 7 月第 1 版
印次　2025 年 7 月第 1 次印刷
印刷　天津市银博印刷集团有限公司
经销　全国各地新华书店
书号　ISBN 978-7-5214-4270-0
定价　**62.00 元**

获取新书信息、投稿、为图书纠错，请扫码联系我们。

前　言

　　中医适宜技术是中医药宝库的重要组成部分，具有"操作简便、疗效显著、成本低廉"的特点，广泛应用于疾病治疗和日常保健。在国家大力推广中医药的背景下，随着中医药文化的普及和人们对健康的重视，越来越多的人希望学习和掌握这些实用技术。

　　为系统整理和推广中医适宜技术，助力中医药文化的传承与发展，以及给广大医务人员和中医爱好者打造切实可用的中医适宜技术书籍，我们组织临床经验丰富的专家共同编写了《皮肤科实用中医适宜技术》。本书以"实用性强、可操作性强、可模仿性强"为编写理念，详细介绍了皮肤科临床中使用最广泛、最实用的中医适宜技术，注重理论与实践相结合，配以部分操作图片，以及简短精练的操作视频，便于读者学习和掌握。

　　本书编写者均为临床一线医务人员，由于临床诊务繁忙，虽经众人努力，但仍有部分疗效确切的中医适宜技术及优秀临床验案未能收集展现，希望此书有再版充实的机会！文稿虽几经互审和反复推敲，力求严谨、科学，但百密难免一疏，如有不当之处，恳请各位同仁以及广大读者谅解并提出宝贵意见，以便不断修订完善。

编者

2025 年 6 月

目　录

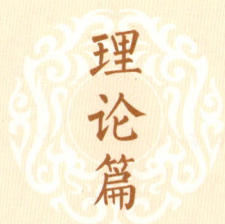

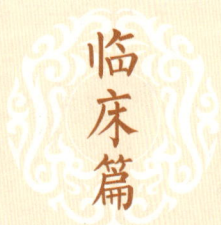

案
例
篇

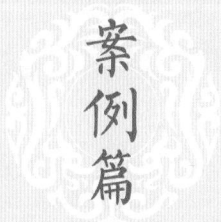

附录

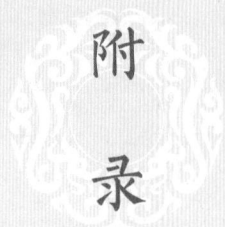

常用西医操作技术

理论篇

第一章
皮肤科常用罐类技术

第一节　火罐技术

💡 概述

　　火罐技术是以罐为工具，利用燃烧、抽吸、蒸汽等方法形成罐内负压，使罐吸附于腧穴或相应体表部位，使局部皮肤充血或瘀血，以产生良性刺激，达到温通经络、祛风散寒、消肿止痛、吸毒排脓等治疗、预防疾病目的的中医特色外治技术。

　　拔罐疗法的起源可追溯至远古时期，祖先在实践过程中发现吸吮某些部位可治疗某些疾病为拔罐疗法的起源。拔罐最早记载于《五十二病方》。古代多采用动物犄角进行拔罐，故称为"角法"。秦汉时期，采用陶土罐进行拔罐开始发展，仍称为"角法"，其意并非指兽角，而是指吸拔之义。魏晋南北朝时期，"角法"临床应用已比较广泛，罐具多由动物犄角所制成。隋唐时期，拔罐疗法得到广泛应用。唐朝出现竹罐，是罐具发展史上的一个重要阶段。唐代医家王焘所著的《外台秘要》是目前已知系统记载水煮罐吸拔法的最早记录，为后世药物煮罐的发展奠定了基础。同时期，角法为医学五大分科之一，学制3年，可见角法在当时已经从理论、操作和临床等方面形成较成熟的体系而成为独立专科。宋元时期，竹罐更广泛地应用，取代了角制罐。元代在运用竹罐的基础上出现了最早的药罐。拔罐疗法发展到明代成为中医外科的重要外治方法之一，多部外科名著记载此法，称为"竹筒吸法"。清代及近现代时期出现了陶瓷罐，清代医家正式提出沿用至今的"火罐"一词。赵学敏《本草纲目拾遗》中对拔罐使用的罐具、罐具的形状、拔罐的适应证及操作方法等做了详细的论述，为今后罐疗的发展奠定了坚实的基础。19世纪末期，罐具也随着玻璃器具的产生有了突破性进展，出现了沿用至今的玻璃罐。玻璃罐是目前临床应用最为广泛的罐具。

✅ 适应证

银屑病、湿疹、荨麻疹、扁平苔藓、特应性皮炎、带状疱疹、皮肤瘙痒症、痤疮、疖痈、丹毒、黄褐斑等。

❌ 禁忌证

1. 特殊部位 皮肤溃疡处、大血管处、原因不明的肿块局部、疖肿脓未成的面部、未成熟的疮疡脓肿（临床表现为红、肿、热、痛）处；妊娠期女性的腹部及腰骶部；严重肺气肿患者的背部及胸部。

2. 特殊人群 高热抽搐者、凝血功能障碍者、严重消瘦者、严重水肿者；体质虚弱者；醉酒者；精神失常者；过饥、过饱、过度疲劳者。

3. 疾病禁忌 重度心脏病、呼吸衰竭、严重水肿、恶性肿瘤。

📝 操作准备

1. 操作者准备

（1）仪表端庄，着装整洁，符合职业要求。

（2）核对医嘱，评估患者的主要症状、凝血功能、既往史、体质、操作部位皮肤、进餐时间、对疼痛的耐受程度，以及是否处于妊娠期或月经期，评估操作环境，做好沟通、告知、解释工作。

（3）洗手，戴口罩。

（4）备齐用物，携至床旁。

2. 物品准备

（1）治疗车。

（2）大方盘、玻璃火罐、95% 乙醇棉球、止血钳、打火机、弯盘、灭火罐、无菌纱布、手消毒液。

3. 患者准备

（1）告知患者排空二便。

（2）根据操作部位协助患者取合理舒适的体位，暴露拔罐部位，隔帘遮挡。

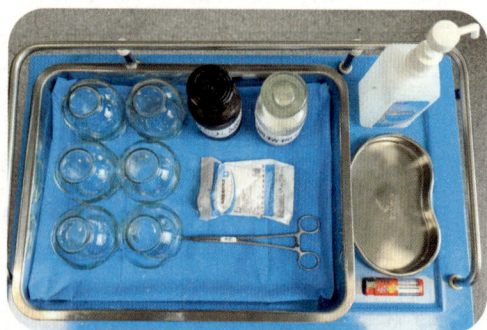

⚙️ 操作方法

1. 选择火罐 根据患者体质强弱、皮损部位面积大小，以及病情选择大小适宜的火罐或竹罐，以及其他罐具等。

2. 检查火罐　操作前，使用纱布依次查看每一火罐的罐口有无裂痕，对光检查罐身有无裂痕，保证光滑完整。

3. 火罐操作　用止血钳夹住干湿适宜的乙醇棉球，点燃，勿烧罐口，稳、准、快速地将火罐吸附于相应的部位上。

4. 常用拔罐手法

（1）留罐：又称坐罐，即火罐吸拔在应拔部位后留置 10~15 分钟，然后取下。此法是火罐疗法常用的一种方法，一般疾病均可应用，单罐、多罐皆可应用。

（2）闪罐：是以闪火法或抽气法使罐吸附于皮肤后，立即拔起，反复吸拔多次，直至皮肤潮红发热的拔罐方法。以皮肤潮红、充血或瘀血为度。

火罐技术（闪罐）视频

5. 观察、询问及告知　拔罐过程中观察皮肤红紫程度，以及是否有水疱、破溃，询问患者的舒适度及疼痛等感受。告知患者皮肤会出现与罐口大小相当的紫红色瘀斑，为正常表现，数日可自行消退。拔火罐的过程中若出现小水疱，不必处理，可自行吸收；若水疱较大，则做相应处理。

6. 起罐　左手轻按罐具，向左倾斜，右手示指或拇指按住罐口右侧皮肤，使罐口与皮肤之间形成空隙，空气进入罐内，顺势将罐取下。若罐吸附过强时，切不可用力猛拔，以免擦伤皮肤。

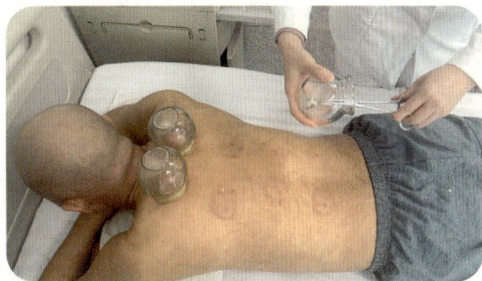

⚠ 注意事项

（1）拔罐前检查罐口玻璃是否完整，有无裂痕。

（2）拔罐时协助患者取合理体位，并嘱其保持相对固定的体位。选择肌肉较厚的部位拔罐，局部凹凸不平、瘢痕、毛发较多处不宜拔罐。

（3）拔罐中，随时询问患者的感受及观察罐内情况，如有不适，立即停止操作，并给予对症处理。

（4）闪罐：动作要稳、准、快，注意罐口温度，及时更换火罐，以免烫伤皮肤。

（5）走罐：选用口径较大、罐壁较厚且光滑的玻璃罐，施术部位应面积宽大、肌肉丰厚，如胸背部、腰部、腹部、大腿部等。

（6）拔罐后避免受凉，注意保暖和休息。

（7）使用过的火罐，规范消毒后备用。

❇ 疗效机制

1. 疏通经络，调节脏腑功能 通过负压吸附特定穴位或经络，刺激经络、腧穴，循经感传，刺激气血运行，行气活血，改善"气滞血瘀"，恢复脏腑功能平衡。中医认为"不通则痛"，拔罐可缓解因经络阻塞引发的疼痛、麻木等症状。

2. 驱邪扶正，平衡阴阳 通过罐体的负压吸附可"拔出"体内风、寒、湿等外邪，驱邪外出、清热解毒、祛风除湿，起到扶正祛邪、平衡阴阳的功效，增强机体抗病能力。

🔲 不良反应及处理方法

1. 晕罐

临床表现：治疗过程中，患者出现头晕、心慌、面色苍白、出冷汗、四肢发冷、恶心欲吐、神昏欲仆等症状。

处理方法：立即起罐，协助患者取平卧位或头低脚高卧位，保暖，并饮温水或温糖水；按揉人中、内关、合谷、太阳等穴位；密切注意血压、心率变化，严重时按晕厥处理。

预防措施：患者选择自然舒适的体位；对精神紧张者，操作者要做好解释，消除其恐惧心理；初次接受拔罐者，时间宜短，负压宜小，且随时观察患者反应；空腹或过度疲劳者，应进食或充分休息后再行治疗。

2. 烫伤

临床表现：局部皮肤变红或出现水疱。

处理方法：立即给予烫伤部位冷敷，一般至少30分钟；局部无破溃时，涂抹湿润烧伤膏；面积较大时，请外科或烧伤专科会诊处理。

预防措施：闪罐法或水煮罐，注意罐口温度的控制；留罐过程中注意观察局部皮肤颜色及罐的吸附力；闪火法时，点火前检查棉球乙醇吸附量，以不滴落为度；火罐法操作中，注意乙醇的易燃性特点。

🖥 现代研究

1. 加强皮肤新陈代谢，提高机体抵抗力 通过罐体产生负压，毛细血管破裂，红细胞被破坏，引起溶血现象。这是一种良性刺激，不仅可以加强局部皮肤的新陈代谢，而且溶血释放出的组胺、神经递质可随体液流至全身，进而刺激各个器官，以增强其功能活动，提高机体的抵抗力。

2. 通过刺激经络，提高机体免疫力 拔罐疗法作为一种温热刺激及机械刺激，能经皮肤神经感受器和血管感受器的反射途径传导到神经中枢，通过反射调节大脑皮层的兴奋与抑制过程，从而有效地调动人体免疫功能。

第二节 游走罐技术

游走罐技术视频

💡 概述

　　游走罐技术，亦称为推罐技术，是将刮痧油涂抹于治疗局部的皮肤，用火罐吸住沿一定方向反复推拉，至相应部位皮肤红润、充血，甚或瘀血时，将罐取下。常用于肌肉丰厚、面积较大的部位，如大腿、腰背部等。

✅ 适应证

斑块型银屑病、慢性湿疹、荨麻疹、特应性皮炎、神经性皮炎、结节性痒疹等。

✖ 禁忌证

1. **特殊部位** 治疗部位皮肤破溃、水肿、炎症处；胸前区；大血管处。
2. **特殊人群** 凝血功能障碍者、妊娠期女性，以及极度衰弱者、过度疲劳者。
3. **疾病禁忌** 严重心脏病、呼吸衰竭、恶性肿瘤、传染性疾病、体内有可疑肿块等。

📝 操作准备

1. 操作者准备

（1）仪表端庄，着装整洁，符合职业要求。

（2）核对医嘱，评估患者的主要症状、对疼痛的耐受程度、凝血功能、操作部位、进餐时间，询问是否处于妊娠期或月经期，评估操作环境，做好沟通、告知、解释工作。

（3）洗手，戴口罩。

（4）备齐用物，携至床旁。

2. 物品准备

（1）治疗车。

（2）方盘、95% 乙醇棉球、止血钳、纱布、刮痧油或中药精油、玻璃火罐、打火机、弯盘、灭火罐、手消毒液、执行单。

3. 患者准备

（1）告知患者排空二便。

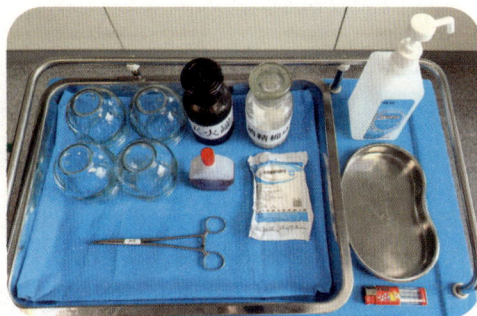

（2）根据操作部位，协助患者取合理舒适的体位，暴露拔罐部位，隔帘遮挡，做好保暖。

⚙ 操作方法

1. 检查火罐　操作前，使用纱布依次查看玻璃火罐的罐口有无裂痕，对光检查罐身有无裂痕，保证火罐罐口光滑完整。

2. 走罐治疗　刮痧油或中药精油均匀涂抹于拔罐部位皮肤。止血钳夹取干湿合适的95% 乙醇棉球，点燃棉球，伸入罐内中段旋转 1~2 周，迅速抽出，稳、准、快速地将火罐吸附在选定部位上。用手抓住火罐底，微微倾斜罐体，前后推拉，或做环形旋转运动，如此反复数次，至皮肤潮红、深红或起痧点为止。

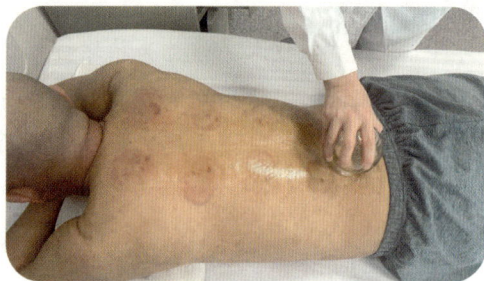

3. 观察、询问及告知　走罐过程中，观察局部皮肤情况，询问患者的感受，告知患者走罐后做好局部保暖，不立即洗澡，注意休息。

⚠ 注意事项

（1）确保玻璃罐口完整，无裂痕。

（2）走罐过程中，皮肤上会出现紫红色印记，属正常表现，会慢慢消退。

（3）选肌肉丰厚且毛发少的部位进行走罐，骨骼凹凸不平，以及毛发较多的部位不宜选用。

（4）操作前，评估患者肤质，均匀涂抹适量的刮痧油或中药精油，润滑皮肤。

（5）走罐过程中，会出现轻微疼痛，操作者随时询问患者的感受、观察局部皮肤情况，及时调整手法及力度。

（6）治疗后，若走罐部位皮肤出现小水疱，可不必处理，待自行吸收即可；若水疱较大，应消毒后用一次性无菌注射器抽出液体，覆盖无菌敷料。

✳ 疗效机制

1. 祛风散寒，活血通络　清代医家赵学敏在《本草纲目拾遗》中提到的"罐得火气合于肉……肉上起红晕，罐中有气水出，风寒尽出"，即指由于罐的特殊负压作用，使背部毛窍开张，同时加以走罐的持续吸拔力，使瘀血、寒湿尽出，从而达到祛风散寒、活血通络的作用。

2. 加强代谢，平衡阴阳　督脉为"阳脉之海"，足太阳膀胱经主一身之表，背部走罐能振奋阳气，驱邪外出，达到温经补气、祛湿除寒之功效，使经络畅通，通则不痛，病情得瘥。另外，通过对体表经络、穴位的吸附及摩擦刺激，作用于人体神经系统，借助末梢神经的传导来改善局部血液循环，加强新陈代谢，使人体气血周流，阴阳平衡。

⚐ 不良反应及处理方法

1. 疼痛
临床表现：走罐治疗局部皮肤和肌肉疼痛不适。

处理方法：一般不需要特殊处理，1~2天可自行缓解。

预防措施：治疗前评估患者对疼痛的耐受程度；治疗过程中，根据患者的耐受程度调整最佳的走罐力度和角度。

2. 肌肉拉伤
临床表现：长时间走罐导致肌肉过度拉伸，出现局部疼痛、肿胀等异常情况。

处理方法：遵医嘱48小时内局部给予冷敷，并可给予弹力绷带适度加压，抬高患肢。严重者，请骨科会诊，给予相应处理。

预防措施：合理控制走罐时间和力度，避免长时间或用力过大的走罐操作。

3. 烫伤
临床表现：局部皮肤变红或出现水疱。

处理方法：立即冰敷烫伤部位，一般至少30分钟；局部无破溃时，涂抹湿润烧伤膏；面积较大时，请外科或烧伤专科会诊处理。

预防措施：走罐过程中注意观察局部皮肤的颜色，并询问患者的感受；根据患者的耐受程度给予适当的走罐力度；火罐法操作中，注意乙醇的易燃性特点。

🖥 现代研究

1. 促进皮损消退　走罐可使机体产生温热作用和良性刺激作用，扩张毛细血管，使局部组织充血，改善局部皮肤血液循环，加快新陈代谢，并使白细胞总数增多，吞噬作用加强，局部炎症和水肿得以迅速吸收、消退。

2. 调节免疫功能　走罐可以增加局部皮肤的血氧供应及营养供给，增强皮肤细胞的活力。走罐时局部毛细血管破裂，产生自身溶血现象，通过神经系统对人体组织器官产生双向调节作用，增强其功能，使皮肤对外界变化的耐受力增强，敏感性下降，从而增强机体抗病能力，使疾病向愈。

3. 促进药物吸收　走罐疗法可作为一种经皮给药的物理促渗技术，通过走罐对人体皮肤产生的机械物理刺激作用，增宽皮肤表皮层裂隙，在走罐的同时经皮给药，可提高外用药物的透皮吸收率，提升临床疗效。

刺络拔罐技术视频

第三节 刺络拔罐技术

概述

　　刺络拔罐技术是用针刺法将相应穴位或反应点局部皮肤刺破，使之出血，通过罐的吸拔力将体内的瘀血、邪气拔出体外发挥治疗效应，以达到透邪外出、退热泻火、消肿止痛、解毒排脓、祛风止痒、调和脏腑气血等疗效的中医外治技术。

适应证

带状疱疹、银屑病、湿疹、结节性红斑、多形红斑、丹毒、黄褐斑、痤疮、玫瑰痤疮等。

禁忌证

1. 特殊部位　治疗部位皮肤破溃处；心前区；大血管处。

2. 特殊人群　凝血功能异常者、极度消瘦者、皮肤失去弹性者；妊娠期女性（腹部及腰骶部）；月经期女性；体弱多病者。

3. 疾病禁忌　严重心脑血管疾病、呼吸衰竭、贫血、低血压、传染病等。

操作准备

1. 操作者准备

（1）仪表端庄，着装整洁，符合职业要求。

（2）核对医嘱，评估患者的主要症状、凝血功能、操作部位皮肤情况、对疼痛的耐受程度、是否处于妊娠期或月经期，评估操作环境、患者合作程度，做好沟通、告知、解释工作。

（3）洗手，戴口罩，戴无菌手套。

（4）备齐用物，携至床旁。

（5）操作部位下铺垫中单。

2. 物品准备

（1）灭菌火罐。

（2）治疗单、治疗盘、95% 乙醇棉球、

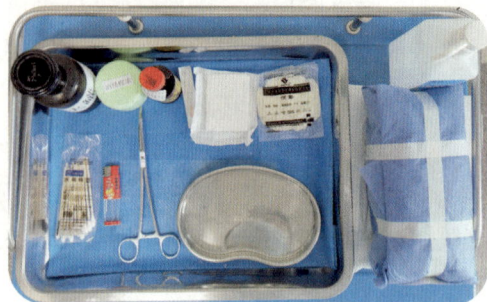

灭火罐、止血钳、打火机、型号合适的一次性针头、棉签、碘伏消毒液（简称"碘伏"）、弯盘、无菌纱布、手消毒剂、无菌手套、一次性中单。

3. 患者准备

（1）告知患者排空二便，取舒适的体位。

（2）操作环境安静整洁，关闭门窗，隔帘遮挡患者。

⚙️ 操作方法

1. 准备针头、火罐 根据刺络拔罐部位选择合适型号的无菌针头和灭菌火罐。使用纱布依次检查罐口是否光滑，有无破损。

2. 刺络拔罐 消毒局部皮肤，选择合适型号的一次性针头，左手捏起局部皮肤，右手持一次性针头在选定腧穴皮肤处快速点刺3~9次，深度1~3mm。查看火罐有无破损，止血钳夹住干湿度适宜的95%乙醇棉球，点燃，注意勿烧玻璃罐口，以稳、准、快的手法将罐吸附于针刺后的穴位皮肤上。

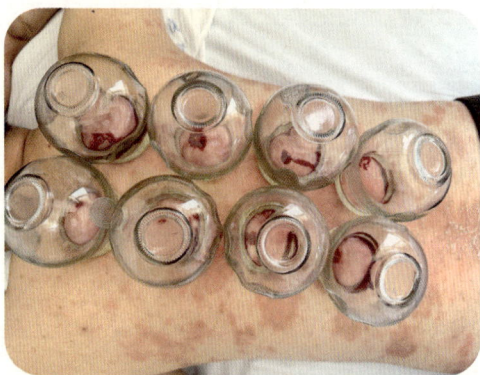

3. 计时、观察 看表计时，观察罐体吸附情况和皮肤出血情况，询问患者有无不适感，并告知患者注意事项。

4. 起罐、清洁 起罐时，一手握罐体略向左倾斜，一手按压玻璃罐口周围皮肤，使空气进入罐内，将罐缓缓拔起。禁止上提或旋转，避免血渍污染床单及衣物。用无菌纱布清洁局部皮肤，观察出血情况，碘伏消毒皮肤。如有水疱或破溃，需及时做好相应处理。

5. 操作后处理 操作完毕，帮助患者整理衣物，取舒适的体位。清理用物，血罐清洁预处理后送供应室消毒。洗手，做好记录。

⚠️ 注意事项

（1）针刺时，捏起局部皮肤，针刺速度不宜过慢，持一次性针头在局部皮肤上快速扎刺3~9次，可减轻疼痛。针刺深度为1~3mm，避免针刺过深，以免造成气胸、内脏损伤等。

（2）治疗过程中，主动询问患者的感觉，如有不适，则立即起罐。如出现患者晕罐、晕血，嘱其平卧休息，保暖，并按揉内关穴、合谷穴等，以缓解不适。

（3）留罐治疗时间建议5~10分钟，儿童、肤质较薄者，以及肌肉薄弱处留罐时间不宜过长，吸附时力度不宜过大。罐体自行脱落时，应及时处理。

（4）起罐后，用无菌纱布清洁局部皮肤及血渍，并用碘伏消毒，防止感染，且避免血渍污染床单。

（5）凝血功能障碍、呼吸困难、重度心功能不全，以及重度水肿者禁止操作。

（6）妊娠期女性的腹部及腰骶部禁止操作。

（7）晕针、晕血、晕罐者禁止操作。

疗效机制

1. 透邪外出，辅助正气 《灵枢·九针十二原》云："凡用针者……宛陈则除之。"《灵枢·针解》云："宛陈则除之，去恶血也。"刺络拔罐疗法可将体内运行不畅的"恶血"排出，促进气血正常运行，使机体达到阴平阳秘的状态。同时，刺络放血，给邪气以出路，邪去则正安，且通过火罐的温热效应可激发人体的阳气，以辅助正气，发挥治疗作用。

2. 清热利湿，调和脏腑功能 刺络拔罐疗法的基础是刺血法，刺血法与拔罐相结合能加大放血的力度。刺络拔罐疗法以中医基础理论中的经络和气血学说为理论基础，作用于相应的经络及腧穴，达到疏通经络、化瘀解毒、泄热除湿、祛风止痒、调和脏腑气血的功效。

不良反应及处理方法

1. 晕针、晕罐、晕血

临床表现：头晕、心慌、出冷汗、面色苍白、神昏仆倒等。

处理方法：一旦出现，应立即起罐，通知医生，协助患者平卧、保暖，饮用温开水或糖水，可遵医嘱按压人中、合谷、内关穴等穴位，密切观察生命体征变化，做好相应处理。

预防措施：治疗前询问患者是否处于空腹或饥饿状态，拔罐过程中要密切观察并询问患者身体有无不适。

2. 感染

临床表现：治疗局部的皮肤红、肿等。

处理方法：遵医嘱对症处理，密切观察局部皮肤情况。

预防措施：严格执行无菌操作；进针不宜过深，点刺不宜过多；保持局部皮肤清洁干燥。

3. 烫伤

临床表现：局部皮肤变红或出现水疱。

处理方法：立即给予烫伤部位冷敷，一般至少30分钟；局部无破溃时，涂抹湿润烧伤膏；面积较大时，请外科或烧伤专科会诊处理。

预防措施：注意罐口温度的控制；留罐过程中，注意观察局部皮肤的颜色，以及罐的吸附力；拔罐操作中，注意乙醇的易燃性特点。

💻 现代研究

1. 改善皮损症状　给邪气、瘀血以出路，使湿热毒邪充分外泄，泻除湿热、化瘀解毒、祛风止痒，邪去则正安。体内气血往来流利，气血调和，濡养脏腑，温煦皮毛。现代研究表明，刺络拔罐治疗湿疹、特应性皮炎、银屑病等皮肤病，可有效改善皮疹及瘙痒症状。

2. 抑制炎症反应　排出体内炎性反应物和化学致痒性物质，机体免疫功能和致敏状态得到调整、有效改善。研究表明，刺络拔罐疗法能降低患者机体 IgE 的含量，作用于多种免疫细胞，调节细胞因子合成与分泌，并通过稳定肥大细胞，降低脱颗粒释放有关活性物质，还可减少嗜酸性粒细胞（EOS）趋化、增殖和分化，降低 EOS 的炎性反应。

3. 调节自身免疫　刺络拔罐疗法通过刺激血管壁引起局部血流动力学变化而发挥作用，在整个过程中，伴随受损区局部血流的加快，受损血管的修复也加快，最终激发机体自身的免疫调节功能。

◎ 操作用穴及功效

穴位名称	归经	定位	功效
大椎	督脉	在脊柱区，第 7 颈椎棘突下凹陷中，后正中线上	祛热解表扶助正气
肺俞（肺之背俞穴）	足太阳膀胱经	在脊柱区，第 3 胸椎棘突下，后正中线旁开 1.5 寸	疏泄肌表
脾俞（脾之背俞穴）	足太阳膀胱经	在脊柱区，第 11 胸椎棘突下，后正中线旁开 1.5 寸	调脾祛湿
心俞（心之背俞穴）	足太阳膀胱经	在脊柱区，第 5 胸椎棘突下，后正中线旁开 1.5 寸	祛风止痒
肝俞（肝之背俞穴）	足太阳膀胱经	在脊柱区，第 9 胸椎棘突下，后正中线旁开 1.5 寸	疏肝理气
阿是穴	－	疾病疼痛或瘙痒处	通经活络调和气血

第四节　平衡火罐技术

平衡火罐技术视频

💡 概述

　　平衡火罐技术，是以中医基础理论结合现代医学神经反射机制为基础，以自我修复、自我调节、自我完善为治疗核心，利用不同拔罐手法作用于经络腧穴，有效激发经气，达到疏通经络，调理气血、脏腑功能，平衡阴阳，防病治病功效的一种非药物治疗的自然平衡疗法。平衡火罐既可疏通经络气血，又可调理脏腑阴阳。

✅ 适应证

　　银屑病、慢性湿疹、荨麻疹、痤疮、皮肤瘙痒症、带状疱疹等皮肤疾病；湿热体质；黄褐斑、面色暗淡、面部衰老；肥胖等。

❌ 禁忌证

　　1. 特殊部位　皮肤破损、过敏、溃疡处。

　　2. 特殊人群　凝血功能异常者、妊娠期女性、月经期女性、极度衰弱者、醉酒者、过度疲劳者、过饥者、过饱者、严重消瘦者。

　　3. 疾病禁忌　呼吸衰竭、严重心脏病、肿瘤、结核病、血液病、水肿等。

📝 操作准备

1. 操作者准备

　　（1）仪表端庄，着装整洁，符合职业要求。

　　（2）核对医嘱，评估患者的主要症状、凝血功能、对疼痛的耐受程度、是否处于妊娠期或月经期、操作部位的皮肤情况，以及操作环境、患者合作程度，做好沟通、告知、解释工作。

　　（3）洗手，戴口罩。

　　（4）备齐用物，携至床旁。

　　（5）操作部位下铺垫中单。

2. 物品准备

　　（1）治疗车。

（2）方盘、玻璃火罐、95% 乙醇棉球、灭火罐、刮痧油、止血钳、打火机、弯盘、无菌纱布、手消毒剂、一次性中单、刮痧油。

3.患者准备

（1）告知患者排空二便，取舒适的体位。

（2）保持操作环境清洁，关闭门窗，隔帘遮挡患者。

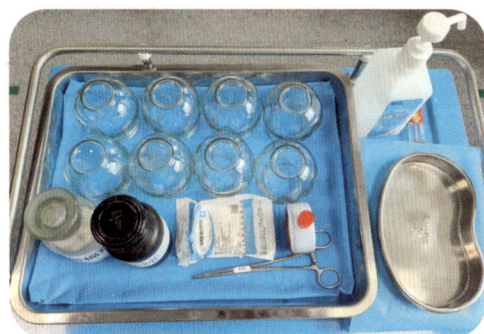

操作方法

1.检查火罐 操作前，使用纱布依次查看每一火罐的罐口有无裂痕，对光检查罐身，保证火罐光滑完整。

2.平衡火罐治疗

闪罐

以闪火法使罐吸附于皮肤后立即拔起，起罐时要快，有爆发力，发出较大声响。采取"吸附－拔起－吸附－拔起……"的循环手法。以皮肤潮红发热、充血或瘀血为度。背部按照由上而下、由轻到重的顺序进行。

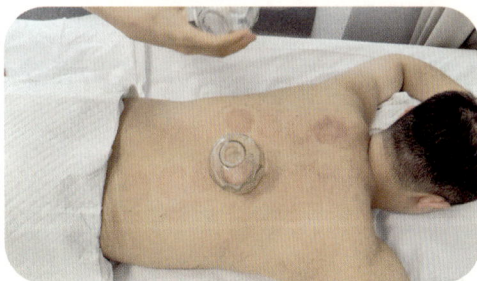

揉罐

用闪罐后的热罐沿背部膀胱经两侧进行揉罐，自上而下，由内而外，直至罐体温凉。

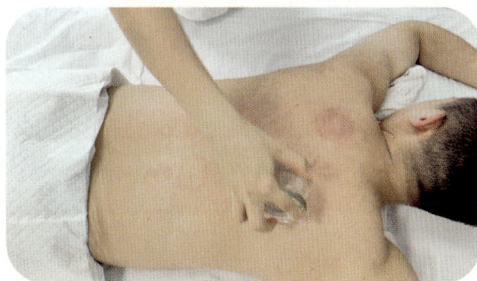

走罐

　　背部均匀涂抹刮痧油，将罐吸拔于皮肤上，再以手握住罐底，稍倾斜罐体，沿着经络循行方向，前后推拉，或做环形旋转运动，如此反复数次，由轻到重，先中间，后两边，以皮肤潮红、深红或起痧点为宜。

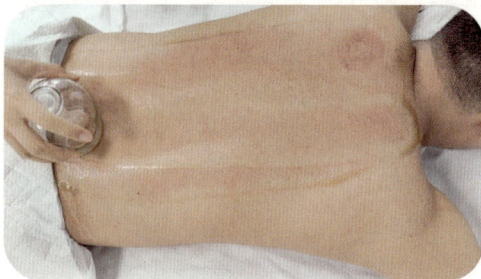

抖罐

　　背部涂抹刮痧油，使用闪火拔罐法，沿背部两侧膀胱经抖罐三个来回。垂直经络方向快速抖动，自上而下，从左到右，频率为120次/分，空心握罐，手腕灵活。此手法为典型的泻法。

留罐

　　在应拔罐部位留罐，时间以5~10分钟为宜。注意调整罐内压力的大小。

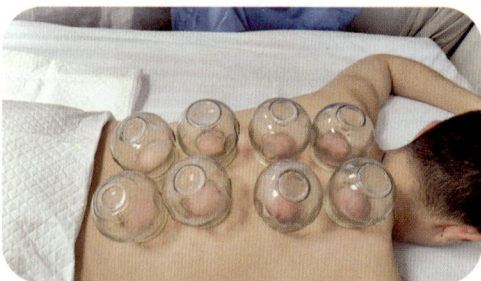

　　3. 观察、询问及告知　　看表计时，观察罐体吸附情况、局部皮肤颜色及病情变化，询问患者有无不适的感受。告知患者留罐后皮肤会出现与罐口大小相当的紫红色瘀斑，属正常表现，数日可自行消除。拔火罐的过程中，若出现小水疱，不必处理，可待自行吸收；若水疱较大，则做相应处理。

4. 起罐　左手轻按罐具，向左倾斜，右手示指或拇指按住罐口右侧皮肤，使罐口与皮肤之间形成空隙，空气进入罐内，顺势将罐取下。

⚠ 注意事项

（1）患者取舒适的体位，充分暴露治疗区域。

（2）根据患者不同的体位、不同的操作部位，选择大小合适的火罐，且确保罐口光滑。

（3）操作者站于患者旁侧，嘱患者保持体位相对固定，点火棒适当离开患者；取干湿适宜的95%乙醇棉球，不可过湿，以免乙醇下滴烫伤患者；点燃乙醇棉球后，切勿较长时间停留于罐口及罐内，以免将火罐烧至过热烫伤皮肤。拔罐过程中，注意用火安全。

（4）治疗时，要选择适当的体位，以及肌肉丰满的部位，骨骼凹凸不平及毛发较多的部位均不宜选用。儿童、年老体弱者拔罐的吸附力不宜过大。

（5）平衡火罐治疗过程中要注意观察患者的反应，患者如有不适感，应立即起罐；严重者可平卧，保暖，并饮温水或糖水，还可按揉内关、合谷、太阳、足三里等穴。

（6）起罐后，皮肤会出现与罐口大小相当的紫红色瘀斑，属正常表现，数日可自行消除。如出现小水疱，不必处理，可自行吸收；如水疱较大，消毒局部皮肤后，用一次性无菌注射器抽出水疱内液体，覆盖无菌敷料。

（7）闪罐：操作手法应纯熟，动作轻、快、准。至少选择3个口径相同的火罐轮换使用，以免罐口灼热烫伤皮肤。

（8）走罐：选用口径较大、罐壁较厚且光滑的玻璃罐。施术部位应面积宽大、肌肉丰厚，如胸背、腰部、腹部、大腿等。

（9）留罐：留罐时间不宜超过10分钟，以避免产生水疱。儿童拔罐力量不宜过大，时间不宜过长。在肌肉薄弱处操作，或吸拔力较强时，留罐时间不宜过长。

（10）操作要保证一定的时间，达到一定的力度，手法力度和速度要均匀、连贯、柔和，操作按照开始轻、中间重、结束轻的节奏。

（11）顺经络为补，逆经络为泻；轻手法为补，重手法为泻。

✦ 疗效机制

1. 祛瘀生新　平衡火罐疗法是通过闪、揉、抖、走、留罐手法对腰背部肌肉和"痛敏点"实施熨刮、牵拉、挤压、弹拨等良性刺激，激发经气，疏通经络，改善局部血液循环，松弛痉挛肌肉，有效推动气血的正常运行，使脉络通畅，通则不痛，则疼痛可愈。

2. 通络调衡　闪罐主要作用于皮部，发挥疏通皮部气血、祛风散寒之功效。此外，反复吸拔形成的机械刺激使局部组织反复灌注，使局部血管扩张、血运加快、代谢加快。揉罐主要借助温热刺激，达温经散寒、行气活血、通经活络之功，发挥温通效应。走罐可舒筋活血通络，改善深部气血运行，推罐能够牵拉局部组织，增加血液灌注，提高机体痛阈和耐痛阈，缓解肌肉痉挛。抖罐，利于激发经气，疏通经络。留罐，"以静代动"，通过持续负压效应，增强行气血、散风寒之功。平衡罐融合多种拔罐方式，可激发经气，驱邪外出，调和气血，平衡阴阳。

不良反应及处理方法

1. 晕罐

临床表现：治疗过程中，患者出现头晕、心慌、面色苍白、出冷汗、四肢发冷、恶心欲吐、神昏仆倒等。

处理方法：迅速让患者平卧。症状轻者，饮温水或糖水，静卧片刻即可恢复；症状重者，立即遵医嘱给予相应处理。

预防措施：治疗前告知患者不可空腹；治疗时如有不适，需随时告知医护人员。

2. 烫伤

临床表现：治疗时或治疗后拔罐部位皮肤出现红肿或水疱，伴疼痛。

处理方法：皮肤红肿处（无破溃），涂抹湿润烧伤膏。如局部出现小水疱，可不必处理，待自行吸收；如水疱较大，应消毒后使用一次性无菌注射器抽出水疱内液体，并覆盖无菌敷料。

预防措施：操作前评估患者的皮肤情况。治疗过程中做好观察及询问工作。合理掌握留罐时间。拔罐手法应熟练，动作稳、准、快。起罐时切勿强拉。

3. 疼痛

临床表现：走罐及抖罐后，治疗局部出现疼痛。

处理方法：一般无需处理，1~2日可自行缓解。

预防措施：走罐或抖罐治疗前，操作部位皮肤涂抹适量精油。罐口要圆、厚、平滑，避免损伤皮肤。治疗过程中及时询问患者的感受，根据患者的耐受程度调整适宜的走罐及抖罐力度。

现代研究

1. 提高免疫　平衡火罐的闪罐、揉罐、抖罐、走罐、留罐能反射性引起中枢神经系统向应激状态转变，同时火罐的温热、负压效应通过神经末梢、毛细血管、皮肤等的综合传递连续向中枢神经系统反馈，形成良性刺激，从而提高机体免疫力。

2. 止痛通络　平衡火罐能对交感、副交感神经的兴奋、抑制进行调控，使机体相应地恢复到平衡状态，达到有效调节肌肉协调性、改善机体疲劳、缓解疼痛的效果。

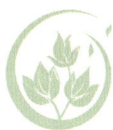

第二章
皮肤科常用中药外治技术

第一节　中药药浴技术

中药药浴技术视频

💡 概述

　　中药药浴技术是以中医的整体观念和辨证论治为指导，用中药煎汤借助泡洗时洗液的温热之力，以及药物本身的功效，浸洗全身或局部皮肤，使药物透过皮肤、孔窍、腧穴等部位直接吸收，进入经脉血络，输布全身，以发挥其疏通经络、调和气血、清热解毒、祛风止痒功效的一种中医外治技术。

　　中药药浴疗法历史悠久，古代著作中多处可见，最早可追溯至3000多年前的殷商时期。商周时期的甲骨文和金文记载的"浴""沐""澡"就是药浴疗法的雏形。医药典籍《五十二病方》最早记载用药浴疗法治疗疾病。魏晋南北朝时期，药浴疗法逐渐丰富，《肘后备急方》记载了以药水洗疮为代表的诸多药浴方法，如以"槲树皮"煎汤洗压疮及诸败疮等。至隋唐时期，《备急千金要方》《千金翼方》《外台秘要》三书载有多首药浴外治之方，广泛用于内、外、妇、儿、皮肤等各科，其中外科及皮肤科方药最多。自宋朝开始，部分医书对药浴疗法的治疗原理进行了探讨。明清时期，药浴疗法发展更上巅峰，药浴治疗更加广泛，经验更加丰富。清代吴谦所著《医宗金鉴·外科心法要诀》对药浴的分类、作用、方法、适应证、注意事项有着详细记述，对药浴疗法有重要的推进作用。

✅ 适应证

　　银屑病（红皮病型、脓疱型除外）、湿疹（急性湿疹除外）、特应性皮炎、结节性红斑、神经性皮炎、多形红斑、扁平苔藓、皮肤瘙痒症、手足癣等。

⊗ 禁忌证

1. 特殊部位 皮肤破溃、感染处。

2. 特殊人群 有出血倾向者，以及体质虚弱者、月经期及妊娠期女性、饥饿者、年老体弱者、精神欠佳者、心肺功能不全者。

3. 疾病禁忌 严重的心脑血管疾病、出血性疾病、高血压病、低血压病。

📝 操作准备

1. 操作者准备

（1）仪表端庄，着装整洁，符合职业要求。

（2）核对医嘱，评估患者的主要症状、皮损情况、过敏史、进餐时间，评估操作环境，询问患者是否处于妊娠期或月经期，做好沟通、告知、解释工作。

（3）提前将药浴间门窗关闭，确保室内温度适宜。

（4）洗手，戴口罩。

（5）备齐用物，携至药浴间。

2. 物品准备 木桶、一次性泡洗袋、煎好的中药液、毛巾、水温计。

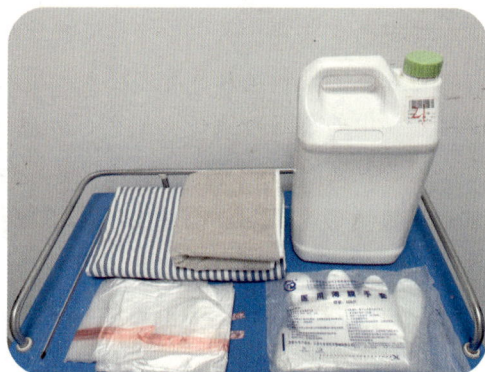

3. 患者准备 告知患者排空二便，药浴时间以选在餐后 2 小时为宜；准备舒适防滑的拖鞋等个人物品。

⚙ 操作方法

1. 准备泡浴药液 将中药药液倒入套好一次性泡洗袋的木浴桶内，根据泡洗部位加入适量温水。

2. 测温、药浴 测量水温，使其保持在 38℃ ~40℃，协助患者进入木桶内，身体浸泡于药液中，以水位不超过膈肌，患者微微出汗为宜。药浴时间一般 20~30 分钟。

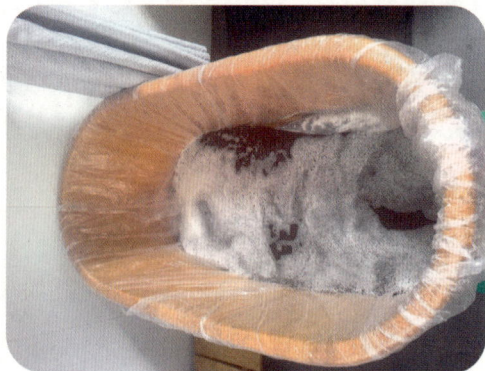

3. 常用泡浴方法

（1）全身泡浴：患者躯体及四肢浸浴于药液中。

（2）局部泡浴：煎好的药液放置于木桶或足浴盆内，再兑入适量温热水，水温调节至 38℃ ~40℃，将患处浸泡于药液中。

4. 观察询问　随时观察患者药浴时的反应，询问有无不适症状，若有心慌、胸部憋闷、气短等不适，立即停止药浴，并给予平躺、吸氧等对症处理。

5. 药浴完毕　淋浴冲洗药液，注意做好保暖。告知患者如有皮肤瘙痒等不适，及时告知医护人员。整理用物，并做好消毒工作。

⚠ 注意事项

（1）操作前，做好患者的宣教工作，使其积极配合治疗。

（2）药浴室地面较为湿滑，应注意防止跌倒。

（3）药浴过程中，需控制好室内温度与湿度，并做好通风工作。

（4）药浴过程中，做好相应保暖工作，保护患者隐私。

（5）加强医护巡视，密切观察治疗过程中患者的反应，尤其是对于全身泡洗的患者，如有不适，应立即停止治疗。

（6）进食及饱餐后 30 分钟内，不宜进行药浴。

（7）患者浴后皮肤表面发红，且持续 30~60 分钟的发汗均属正常的药效作用，但需注意不可汗出当风，以免受寒。浴后可适当涂抹润肤剂。

✿ 疗效机制

1. 开通玄府，透邪外出　中药药浴治疗发挥温热和药物双重作用，借热力使药物直达皮肤、玄府、腠理、毛窍，助阳化气，使邪从汗出。促进局部和全身血液循环，加速新陈代谢，达到通络除湿、引邪外出、祛风止痒的功效。

2. 疏导腠理，通调血脉　元代《外科精义》指出，药浴能"疏导腠理，通调血脉，使无凝滞"。"疏导腠理"可调和营卫；"通调血脉，使无凝滞"即和畅气血，化解凝滞。中药药浴使药物入腠理，由经络，达病所，发挥其效。

3. 草木之性，浴取其气　中药药浴疗法所用药物芳香辛散，有的气味俱厚、浓烈，又多用生品，具有"通经走络，开窍透骨""率领群药，直达病所"之性。如黄柏、白鲜皮、荆芥、地榆、地肤子等，药之本身具有清热燥湿、疏散风热、透疹消疮、凉血止血、解毒敛疮、清热利湿止痒等功效。中药药浴治疗直取其气，以达其效。

♡ 不良反应及处理方法

虚脱

临床表现：患者自觉头晕、胸闷、心慌、大汗淋漓，甚至晕厥。

处理方法：立即停止泡浴，协助患者平躺，并给予吸氧、饮温开水或糖水、保暖、通风等对症处理。

预防措施：空腹、饥饿状态禁止药浴；水位以不超过膈肌为宜；药浴时间控制在

20 分钟以内；注意药液温度，一般以 40℃为宜；泡洗过程中，注意及时补充温水，以保持水温。

现代研究

1. 止痒，改善皮肤病变 中药药浴能有效改善皮肤病患者的皮肤病变，减轻瘙痒、红肿、脱屑等症状，促进局部血液循环，增强皮肤屏障功能。

2. 调节免疫，润燥护肤 中药药浴借助热力使药物的有效成分通过皮肤、黏膜进入人体，发挥治疗作用。药浴能提高血液中某些免疫球蛋白的含量，抑制病原微生物生长，调节免疫反应，起到疏通经络、活血化瘀、祛风散寒、清热解毒、消肿止痛，以及增强肌肤的弹性和活力的作用。

3. 促进药物吸收 当温度与湿度增加时，皮肤的吸收能力可大幅增加。有研究表明，药浴液中的药物离子通过皮肤进入体内，不但增加了皮损局部有效药物的浓度，同时温热刺激扩张局部血管，促进血液循环和淋巴循环，也有利于药液中的有效成分通过局部作用全身，从而有效改善皮肤病患者的皮损症状。

操作用方及功效

1. 银屑病 1 号方
组成：黄柏、白鲜皮、地榆等。
功效：清热凉血，燥湿解毒。

2. 银屑病 2 号方
组成：当归、丹参、地肤子等。
功效：养血活血，润燥止痒。

3. 银屑病 3 号方
组成：紫草、当归、槐花等。
功效：活血化瘀，解毒通络。

4. 银屑病 4 号方
组成：黄柏、独活、生大黄等。
功效：祛风除湿，散寒通络。

5. 急性湿疹方
组成：金银花、菊花、白鲜皮等。
功效：解毒，止痒，燥湿等。

6. 慢性湿疹方
组成：桃仁、生地黄、苦参等。
功效：养血活血，润燥止痒。

第二节 中药溻渍技术

中药溻渍技术视频

概述

中药溻渍技术是将中药浸泡、煎煮成汤剂，根据治疗需要，选择适宜的中药汤剂药量、纱布量，将含药液的纱布敷于患处，以起到清热解毒、消肿止痛、祛风止痒等功效的一种中医外治技术。

中医学对溻渍法的记述历史悠久，可追溯至元代。后世敷药，或研末为散，或调油为膏，敷于患处。明清时期，溻渍逐渐成为中医外治法中的重要治疗方法，清代顾世澄所著《疡医大全》总结前人成就，将中医外治分为艾灸、敷药、砭石、溻渍、汤洗等九大门类。其中，溻渍法作为重要的方法，独立于汤洗与敷药之外，有"溻渍法"及"溻渍门主方"两卷专门论述。清代吴尚先所著《理瀹骈文》曰："外治之理，即内治之理；外治之药，即内治之药。所异者法耳。"

溻渍法在中医学整体观念和辨证论治理论的指导下，辨证组方，药味少，药量大，功洪力专，药液直接作用于患处，使腠理开疏，药力直达病所，从而达到治疗疾病之目的，具有操作简便、不良反应小、安全可靠的优点。

适应证

银屑病、亚急性及慢性湿疹、带状疱疹、过敏性紫癜、丹毒、手足癣、结节性痒疹等皮肤病，以及各种面部皮炎、痤疮、玫瑰痤疮、脂溢性皮炎等。

禁忌证

1. 特殊部位

（1）开放性伤口处、溃疡处、身体大血管处，以及局部无知觉处、妊娠期女性的腹部及腰骶部。

（2）表皮剥脱处、烧伤创面。

2. 特殊人群　疮疡脓肿迅速扩大者、过敏体质者、溻渍所涉药物过敏者。

3. 疾病禁忌　急性渗出性皮肤病、感染性皮肤病、放射性皮炎、脓疱疮等疾病。

📝 操作准备

1.操作者准备

（1）衣着整洁，举止端庄，符合职业要求。

（2）核对医嘱，评估患者的主要症状、过敏史、皮损情况，以及操作环境，询问患者是否处于妊娠期，对溻渍所涉中药是否过敏，做好沟通、告知、解释工作。

（3）洗手，戴口罩，戴手套。

（4）备齐用物，携至床旁。

2.物品准备

（1）遵医嘱备中药药液（视患者部位确定用量）。

（2）治疗盘、敷料（4~6层纱布、纱布面膜或其他适宜材料等）、水温计、镊子、一次性无菌手套、治疗碗、一次性中单、一次性无菌注射器等。

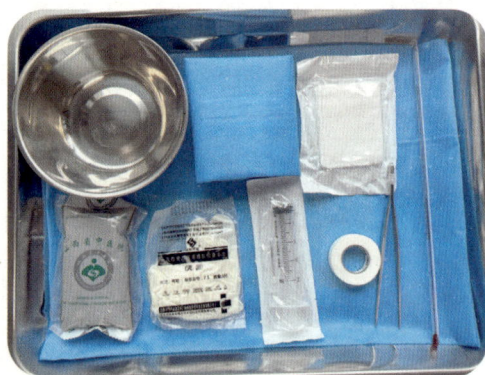

（3）必要时备胶布或弹力绷带、屏风。

3.患者准备

（1）告知患者排空二便。

（2）根据操作部位，协助患者取合理舒适的体位，暴露溻渍部位，隔帘遮挡，关闭门窗。

⚙️ 操作方法

1.备纱布、药液 根据皮损面积大小，备好溻渍纱布（皮损区以敷4~6层纱布为宜），加热溻渍中药液，水温计测试中药药液温度，以38℃~43℃为宜。

2.中药溻渍 溻渍的部位下垫一次性中单，备好的纱布全部浸泡于中药药液中，用医用镊子夹出（或戴一次性无菌手套取出），稍加拧挤至不滴水为度，手背试温后敷于患者皮损处，适当轻压使之与皮损处紧密贴合，纱布边缘超过病变部位1~2cm。及时频淋药液于纱布上，且做好保暖工作。遵医嘱，根据室温，以及患者的体质、年龄，于溻渍部位上方给予TDP灯照射。持续中药溻渍20~30分钟，保证治疗过程中的温度和湿度适宜。

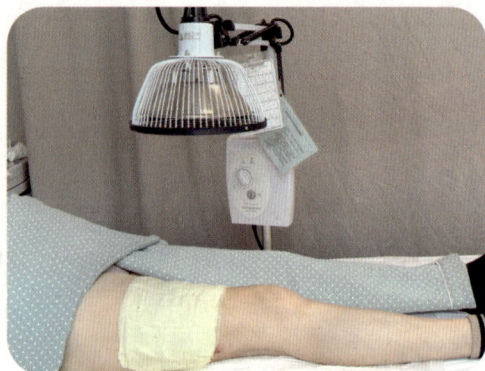

3. 观察、询问及告知　治疗中/后观察患者的皮肤反应，询问患者有无不适。告知患者渍渍过程中出现皮肤瘙痒、红斑等不适时，以及药液温度过高或过低时，立即告知医护人员。若有不适，立即停止治疗，并予以清洁皮肤等对症处理。

4. 渍渍结束　清洁并观察局部皮肤，询问患者有无不适，协助患者取舒适的体位。

⊙ 注意事项

（1）渍渍药液应现配现用，注意药液温度。根据渍渍部位，患者的年龄、体质，以及所处季节等做好温度的调试，防止烫伤或患者受凉。

（2）治疗过程中，随时观察患者局部皮肤的反应，如果出现红斑、水疱、瘙痒、疼痛等现象时，立刻停止治疗，并进行相应的处理。

（3）做好对患者隐私的保护工作和保暖工作，防止患者受凉。

（4）提前告知患者中药渍渍后可能会出现皮肤着色的情况，数日后可自行慢慢褪去，无需过度担心。

✿ 疗效机制

局部外用药物通过中药渍渍进入皮肤腠理，直入经络、脏腑及病所，经过透皮吸收，使得机体的气血阴阳平衡，从而取得疗效。《外科精义·渍渍疮肿之法》载："渍渍疮肿之法，宣通行表，发散邪气，使疮内消也。"

⊙ 不良反应及处理方法

皮肤过敏

临床表现：治疗过程中或治疗后，患者局部皮肤出现瘙痒、红肿、脱皮、过敏等现象。

处理方法：立即停止操作，清洁局部皮肤残余药液，对症使用抗过敏药物等。

预防措施：操作前评估患者的过敏史、用药史，询问患者是否曾做过中药渍渍治疗。过敏体质慎用。治疗过程中，加强巡视，随时观察患者皮肤的反应，并及时询问患者的感受。

▭ 现代研究

1. 减少皮损渗出　渍渍通过湿热刺激使皮肤毛孔扩张，促进药物有效成分渗透。中药渍渍与渗透压作用结合，使皮肤末梢血管收缩，促使皮损充血减轻，皮损渗出减少或停止渗出。

2. 止痒镇痛　通过中药渍渍的传导与辐射作用，减轻局部因炎症引起的灼烧感，并抑制末梢神经的病理性冲动，减轻自觉症状，发挥镇痛、止痒和抑制渗出的作用。中药中的挥发油、生物碱等成分具有止痒、镇痛的作用，可减轻患者的不适感。

3. 抑制炎症介质　中药中的生物碱、挥发油等成分能抑制或杀灭细菌、真菌和病毒。中药成分（如黄酮类、皂苷类）能抑制炎症介质的释放，减轻炎症反应。

4. 提高机体细胞免疫力　中药溻渍通过湿热理疗作用，调节自主神经，改变局部血流和血管、淋巴管的通透性，同时作用于免疫系统，提高机体细胞的免疫力，达到扶正祛邪的治疗目的。

第三节　中药涂药技术

中药涂药技术视频

💡 概述

中药涂药技术是将中药调制成油剂、膏剂、酊剂、水剂等不同的中药剂型涂抹于皮损处或涂抹于纱布外敷于皮损处，起到清热解毒、祛风除湿、润肤止痒等功效，达到治疗疾病之目的。

中药涂药起源于先秦时期，最早见于《黄帝内经》，其中提到用草药外敷治疗疾病，表明当时已有外治法的雏形。汉代张仲景所著的《伤寒杂病论》记载了多种外敷方剂，如用黄连粉敷伤口。魏晋南北朝时期，葛洪所著的《肘后备急方》收录了大量外用方剂，广泛用于皮肤病、创伤等，进一步推动了涂药技术的应用。唐代孙思邈所著的《千金方》和王焘所著的《外台秘要》详细记载了多种涂药方剂。宋元时期，宋代的《太平圣惠方》和元代的《世医得效方》对外用药的配方和使用方法进行了更为细致的分类和总结。明代李时珍所著的《本草纲目》系统整理了多种外用药物及其功效，清代吴谦所著的《医宗金鉴》详细记载了涂药的应用。随着现代药物提取、制剂工艺等方面的进步，中药涂药技术广泛应用于皮肤病、关节炎等疾病的治疗。

✓ 适应证

银屑病、湿疹、神经性皮炎、荨麻疹、带状疱疹、白癜风、烧伤、烫伤、皮肤瘙痒、痤疮等。

✗ 禁忌证

1. 特殊部位　皮肤破损处、开放性伤口、皮肤感染处，皮肤破溃、糜烂处。

2. 特殊人群　过敏体质者、对涂药剂型中所涉中药或介质过敏者、妊娠期及哺乳期女性、儿童、体弱者。

3. 疾病禁忌 脓疱疮、真菌感染、哮喘、过敏性鼻炎。

📝 操作准备

1. 操作者准备

（1）仪表端庄，着装整洁，符合职业要求。

（2）核对医嘱，评估患者的主要症状、皮损情况、过敏史、是否处于妊娠期或月经期，评估操作环境，做好沟通、告知、解释工作。

（3）洗手，戴口罩，戴无菌手套。

（4）备齐用物，携至床旁。

2. 物品准备

（1）遵医嘱准备中药。

（2）治疗盘、治疗碗、弯盘、涂药板（棉签）、医用镊子、0.9% 氯化钠注射液棉球、一次性治疗巾、无菌手套。

（3）必要时备一次性纱布、胶布或弹力绷带。

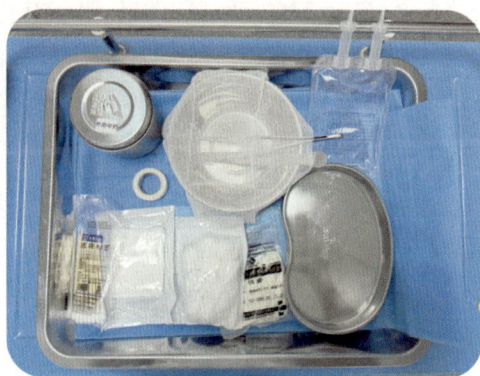

3. 患者准备

（1）告知患者排空二便。

（2）根据操作部位，协助患者取合理舒适的体位，暴露涂药部位，必要时屏风遮挡。

⚙ 操作方法

1. 清洁皮肤 铺一次性治疗巾，0.9% 氯化钠注射液棉球清洁皮损区域，查看皮损情况。

2. 均匀涂抹中药 选取适宜的取材工具，将中药制剂厚薄均匀地涂抹于皮损处，药剂范围以超出皮损处 1~2cm 为宜。根据临床实际情况，如皮损位置和/或药物性质，选择适宜的敷料给予覆盖且进行固定。

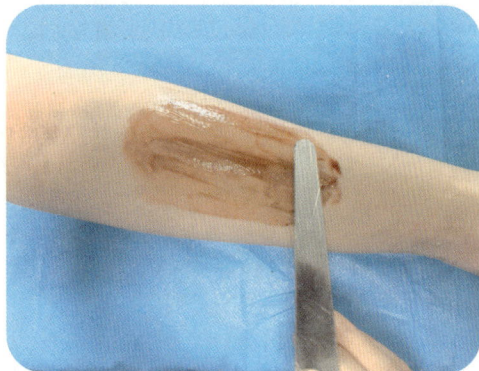

3. 各类剂型用法

（1）水剂、酊剂类：医用镊子夹取一次性棉球蘸取药物进行涂搽，或直接喷于皮损处后予以涂抹均匀，以不滴水为原则。

（2）混悬液：摇匀后用棉签涂抹。

（3）膏类：棉签或涂药板取药膏，薄厚均匀地涂搽于皮损区，厚度以 2~3mm 为最宜。

（4）霜类：戴一次性无菌手套，用手掌或手指反复涂抹，以利于药物渗入肌肤。

4. 观察、询问及告知　观察患者涂药部位的皮肤，询问有无不适。嘱患者勿擅自触碰或抓挠涂药部位的皮肤。告知患者如出现丘疹、瘙痒、水疱或局部肿胀等过敏现象，以及敷料脱落时，及时告知医护人员。

⊘ 注意事项

（1）3 岁以下婴幼儿的面部，以及过敏体质者、妊娠期女性谨慎使用。

（2）对皮损进行清洁后方可涂药。

（3）涂药不宜太厚重，以免堵塞毛孔。

（4）涂药结束后，注意查看皮损局部及全身的情况，如出现丘疹、瘙痒、水疱或局部肿胀等过敏现象，需立即停止涂药，并用 0.9% 氯化钠注射液棉球将药物清洁干净，告知医生，遵医嘱给予对症处理。

（5）中药制剂，尤其是油剂在使用时，颜色可能会污染患者衣服，应提前告知患者穿着合适的衣服。

（6）中药制剂可能会使皮肤着色，但数日后可自行消退。嘱患者不可用碱性较强的清洁剂清洁皮肤。

✳ 疗效机制

皮肤与经络相连，中药涂药通过局部用药，使药物直接作用于病灶。药物透皮吸收，直入经络、腧穴，达到疏通经络、调和气血的功效；同时，协同中药的药理作用，如清热解毒、除湿止痒、敛疮消斑等，以达到改善症状和治疗疾病的目的。

♡ 不良反应及处理方法

药物过敏

临床表现：治疗过程中或治疗后，患者局部皮肤出现瘙痒、红肿、脱皮、过敏等现象。

处理方法：立即停止操作，并将药物擦拭干净或清洗局部，立即报告医生，遵医嘱使用抗过敏药物等对症处理。

预防措施：操作前评估患者的过敏史、用药史，如使用酊剂，需询问患者对酒精是否过敏，过敏体质者慎用。治疗过程中，加强巡视，观察患者皮肤的反应，及时询问患者的感受。

现代研究

1. 透皮吸收　中药涂药通过皮肤渗透使药物直接进入循环，提高生物利用度，治疗皮肤病。

2. 经络与整体　药物通过经络传导调节脏腑功能，实现"局部–整体"的协同治疗。

操作用药及功效

1. 紫草油

（1）组成：紫草、甘草等。

（2）功效：清热疏风，凉血收敛。

2. 苦参酊

（1）组成：苦参、地榆、地肤子等。

（2）功效：清热解毒，祛风止痒。

3. 清热燥湿润肤止痒膏

（1）组成：苦参、川椒、蛇床子等，辅料凡士林。

（2）功效：养血润肤，解毒止痒。

第四节　中药封包技术

中药封包技术视频

概述

中药封包技术是将各种中药按照一定的比例进行调配，制成水剂、酊剂、油剂、膏剂、糊剂等剂型，直接涂抹于患处，再用塑料薄膜包裹以促进吸收，达到清热凉血、祛湿止痒、解毒止痛、活血化瘀、消肿散结作用的一种中医外治技术。

中药封包技术可追溯至远古时期，当时人们通过加热的石头或沙子，用植物叶包裹后敷于患处，缓解疼痛。先秦时期，《黄帝内经》明确记载了热敷疗法。汉代张仲景所著的《伤寒杂病论》详细描述了药熨疗法，即用药物加热后敷于患处。唐代的《千金方》、宋代的《太平圣惠方》、明清时期的《本草纲目》均详细记载了多种外敷药物及其功效，中药封包技术的理论和实践得到了进一步的成熟。

✅ 适应证

斑块型银屑病、慢性湿疹、神经性皮炎等皮损肥厚者，以及足跟部皮肤较厚不易吸收区等。

❌ 禁忌证

1. 特殊部位　有红、肿、热、痛等急性炎症表现的皮肤，以及皮肤破溃处等。

2. 特殊人群　过敏体质者、妊娠期女性。

3. 疾病禁忌　湿疹急性期、红皮病型银屑病、严重心脑血管疾病、高热或虚热证、糖尿病足或末梢循环障碍、急性传染病等。

📝 操作准备

1. 操作者准备

（1）仪表端庄，着装整洁，符合职业要求。

（2）核对医嘱，评估患者的主要症状、皮损情况、用药史及过敏史，以及是否处于妊娠期或月经期，评估操作环境，做好沟通、告知、解释工作。

（3）洗手，戴口罩，戴无菌手套。

（4）备齐用物，携至床旁。

2. 物品准备　遵医嘱备外用中药、治疗盘、医用镊子、0.9%氯化钠注射液棉球、纱布、无菌手套、压舌板、保鲜膜、胶布、治疗巾。

3. 患者准备　告知患者排空二便。根据操作部位，协助患者取合理舒适的体位，充分暴露封包部位，隔帘遮挡。

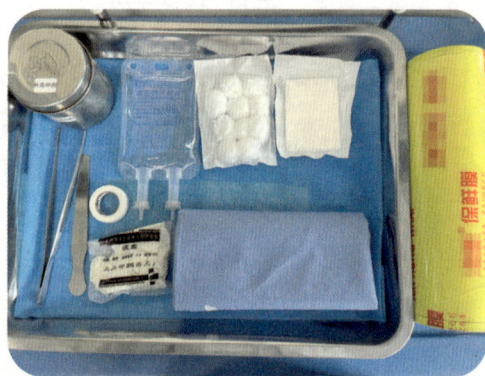

⚙️ 操作方法

1. 清洁皮肤　治疗部位下铺一次性治疗巾，0.9%氯化钠注射液棉球清洁皮损区域，查看皮损情况。

2. 均匀涂抹中药　遵照医嘱，根据操作部位面积的大小，配制或选取药膏、油剂等外用药，戴无菌手套，将外用药均匀涂抹于皮损，范围略大于皮损1~2cm。如需涂抹多种外用药物，则按照先水剂后膏剂的顺序涂抹。保鲜膜包裹涂药部位，松紧应适宜。

3. 涂药区域封包　保鲜膜封裹于涂药区域，松紧适宜。询问患者感受，以患者感到舒适为度。

4. 观察、询问及告知　观察患者封包后皮肤的反应，询问患者有无不适，做好巡视工作，封包后 10 分钟再次询问患者有无不适。封包时间 30~60 分钟。告知患者封包过程中，如出现皮肤灼热、瘙痒等不适时，需立即告知医护人员。若出现不适，应立即停止封包，并予以清洁皮肤等对症处理。

5. 中药封包结束后　取下保鲜膜，0.9% 氯化钠注射液棉球清洁局部皮肤，观察皮肤反应，询问患者感受。

⚠ 注意事项

（1）婴幼儿颜面部、过敏体质者，以及妊娠期女性慎用。

（2）中药封包前需清洁局部皮肤。

（3）中药封包时涂药不宜过厚，以防毛孔堵塞。

（4）中药封包过程中及封包后，观察局部及全身的情况，如出现丘疹、瘙痒、水疱或局部肿胀等过敏现象，应立即停止封包，将药物擦洗干净并报告医生，遵医嘱处理。

（5）一般包裹 30~60 分钟，儿童及易过敏者时间酌减。首次治疗时间缩短，一般为 10~30 分钟，若无不适，再延长封包时间。

（6）封包结束取下敷料后，观察局部皮肤有无变化，并用湿纱布清洁皮肤，防止污染床单及衣物。

✿ 疗效机制

中药封包后局部形成密闭环境提升皮肤温度，类似中医"蒸法"，通过热力作用与药物渗透相结合，达到温经通络，促进气血运行，濡润肌肤的功效。同时，促进封包中药的有效成分在热力作用下直达病变部位，起到清热解毒、活血化瘀、燥湿止痒的功效。

🗓 不良反应及处理方法

药物过敏

临床表现：出现丘疹、瘙痒、水疱或局部肿胀等过敏现象。

处理方法：立即停止治疗，清洁残余药物，同时报告医生，并遵医嘱给予对症处理

（抗过敏药物）。

预防措施：操作前仔细询问患者的用药史、过敏史。

📖 现代研究

1. 促进药物吸收　中药封包治疗过程中，患处局部处于一个封闭的治疗环境中，可使皮肤水合作用提高，提升药物的穿透比率。同时，封包可提高患处温度，使血流增加，可改变表面药物与皮肤间的分配，提高药物经皮吸收率，促进外涂药物的充分吸收。

2. 促进皮损消退　健康皮肤角质层含水量一般为 10%~20%，中药封包可使外敷药物处皮肤构成一个相对封闭的水合微系统，增加皮肤角质层的含水量，皮肤细胞体积增大，细胞间距减少，药物吸收增加。同时，封包可有效减少药物挥发，延长药物作用时间，促进皮损消退，提高临床疗效。

🥣 操作用方及功效

1. 斑块型银屑病中药封包方

组成：黄柏、连翘、苦参等。

功效：清热利湿，祛风止痒。

2. 慢性湿疹中药封包方

组成：黄芩、黄连、黄柏、苦参、荆芥、防风等。

功效：清热燥湿，祛风止痒。

第五节　中药冷敷技术

中药冷敷技术视频

💡 概述

中药冷敷技术是将中药洗剂、散剂、酊剂冷敷于患处，通过中药透皮吸收，同时应用低于皮温的物理因子刺激机体，达到降温、消肿止痛、减轻炎性渗出、抗过敏、舒缓止痒目的的一种外治技术。

先秦时期，中医冷敷技术的雏形已经出现，主要基于古人对自然现象的观察和经验积累。《黄帝内经》虽然未直接提及冷敷技术，但其提到的"寒者热之，热者寒之"的治疗原则为冷敷技术的应用提供了理论基础。汉唐时期，冷敷技术逐渐系统化和理论化。张仲景在《伤寒杂病论》中提到使用冷水或冷敷治疗发热性疾病，如"伤寒发热，可用冷水敷额"。孙思邈所著《千金方》记载了使用冷敷治疗外伤、烧伤。宋元时期，冷敷技术进一步发展，应用范围扩大，并开始与药物结合使用。《太平圣惠方》记载了多种冷敷方剂，如使用薄荷、冰片等具有清凉作用的中药制成冷敷剂，用于治疗发热、头痛和皮肤病。明清时期，李时珍在《本草纲目》中详细记载了多种具有清凉作用的中药（如薄荷、冰片、黄连），并提到这些药物可用于治疗发热、皮肤疾患。

✅ 适应证

急性湿疹、丹毒、药疹、带状疱疹，以及面部各种炎症。

⊗ 禁忌证

1. 特殊部位 皮肤破溃处、开放性伤口处、心前区、腹部、足底部、枕后、耳郭、阴囊。

2. 特殊人群 对冷敷药物过敏者、对冷刺激敏感者、阴寒证者、孕妇、婴幼儿、皮肤感觉减退者。

3. 疾病禁忌 严重的心脑血管疾病、肺功能不全、糖尿病、下肢静脉曲张、感染性皮肤病、关节病变、急性传染病等。

📝 操作准备

1. 操作者准备

（1）仪表端庄，着装整洁，符合职业要求。

（2）核对医嘱，评估患者的主要症状、皮损情况、既往史、过敏史，以及是否处于妊娠期，评估操作环境，做好沟通、告知、解释工作。

（3）洗手，戴口罩，戴无菌手套。

（4）备齐用物，携至床旁。

2. 物品准备

（1）遵医嘱备中药液。

（2）治疗盘、适量中药液剂（温度为8℃~15℃）、0.9%氯化钠注射液棉球、大小适宜的纱布敷料或压缩面膜、水温计、一次性治疗巾，必要时备冰敷袋或冷喷仪。

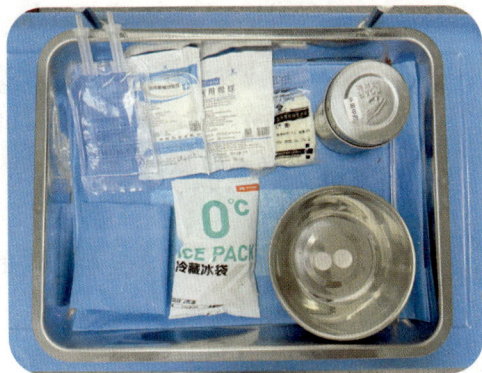

3. 患者准备

（1）告知患者排空二便。

（2）根据操作部位，协助患者取合理舒适的体位，暴露冷敷部位，屏风遮挡。

⚙ 操作方法

1. 清洁皮肤　铺一次性治疗巾，0.9%氯化钠注射液棉球清洁皮损区域，并查看皮损情况。

2. 药液冷敷　据皮损面积准备大小适宜的敷料（一般超过皮损区 1~2cm），测中药液温度，以 8℃ ~15℃ 为宜，敷料浸入中药液中，拧干后敷于皮损区，贴紧皮肤。及时更换敷料或频淋药液于敷料上，保持冷敷部位的湿度及温度，持续时间 15~20 分钟。

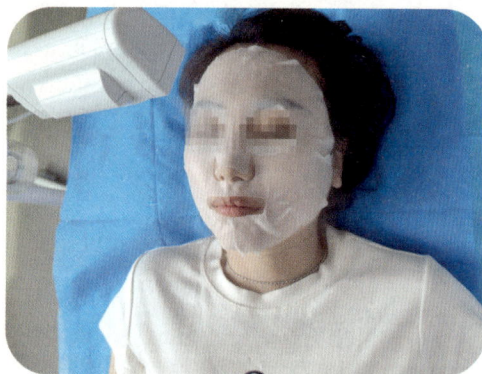

3. 其他冷敷法

（1）中药冰敷：将中药散剂敷于患处，边缘超过病变部位 1~2cm。敷料覆盖，将冰敷袋放置于敷料上保持低温。

（2）中药酊剂凉涂法：将中药喷剂喷涂于患处，喷 2~3 遍，边缘超过病变部位 1~2cm。敷料覆盖，将冰敷袋放置于敷料上保持低温。

（3）中药散剂冷敷法：将中药粉剂揉于患处或均匀撒在具有凉性物理介质的膏贴上，敷于患处，边缘超过病变部位 1~2cm，保留膏贴 1 小时。

4. 观察、询问及告知　治疗中观察局部皮肤有无红肿、过敏，贴敷是否妥帖。询问患者的感受，告知患者局部皮肤出现不适或敷料脱落时及时通知医护人员，中药可能导致皮肤着色，数日后可自行消退，勿用强刺激性物品清洗。如出现皮肤青紫、苍白，应立即停止冷敷。

ⓘ 注意事项

（1）冷敷药物应现配现用，禁止重复使用。

（2）中药制剂容易着色，在使用时可能会对患者衣服造成污染，提前告知患者穿着合适的衣服。

（3）根据皮损面积大小进行冷敷，一般不宜超过身体表面积的 1/3，防止受凉。

（4）定时查看皮肤情况，根据患者的年龄、体质，以及季节等情况制定冷敷时间，以免影响血液循环。

（5）皮损破溃处禁用。

（6）注意保暖，必要时屏风遮挡保护患者隐私。

（7）阴寒证及皮肤感觉功能减退者不宜冷敷。冷敷使用的冰袋不能与患者皮肤直接接触。

（8）冷敷过程中，注意观察皮肤变化，特别是创伤靠近关节、皮下脂肪少的患者，需注意观察患者末梢血运，定时询问患者局部感受，如发生皮肤苍白、青紫，应立即停止治疗。

疗效机制

中药冷敷是引药直达患处，通过皮肤腠理，直入经络、脏腑及病所，同时通过中药的药理作用，如清热解毒、燥湿止痒、收敛消肿等，协同发挥疗效，改善或治疗疾病。

不良反应及处理方法

药物过敏

临床表现：治疗局部皮肤出现红肿、瘙痒、脱屑、丘疹、水疱等异常现象。

处理方法：立即停止用药，清理皮肤残余药液，同时报告医生，对症处理。结合患者的实际情况，必要时给予抗过敏药物治疗。

预防措施：治疗前，询问患者是否曾有中药冷敷中使用的中药成分的过敏史。过敏体质者慎用。治疗过程中，及时询问患者的感受，随时查看皮肤反应，如出现丘疹、瘙痒等过敏现象，应立即停止治疗。

现代研究

1. 抗菌消炎　中药冷敷，低温使局部血管收缩，减少充血和渗出，缓解红肿和炎症。同时，低温可降低局部组织的代谢率，减少炎症介质的释放，抑制炎症反应。

2. 镇痛止痒　通过冷敷的传导与辐射作用，减轻局部因炎症引起的灼热感，抑制神经末梢的敏感性，减轻疼痛和瘙痒。

3. 收敛消肿　冷敷通过收缩血管和减少渗出，缓解组织水肿。

特色中药液

1. 桑叶湿敷液　功效为清热疏风，凉血收敛。

2. 硼酸冷敷液　功效为收敛护肤，清热解毒。

第六节 中药保留灌肠技术

概述

　　中药保留灌肠技术是将中药药液从肛门灌入直肠或结肠，使药液保留在肠道内，通过肠黏膜的吸收，达到清热解毒、软坚散结、泄浊排毒、活血化瘀等作用的一种中医外治技术。

　　汉代张仲景所著《伤寒论》首次记载了类似灌肠的疗法，称为"导法"。"蜜煎导方"用蜂蜜熬制成栓剂纳入肛门以通便，虽非液体灌肠，但开创了肠道给药的思路。隋唐时期孙思邈所著《千金方》记载"以筒吹入肛门"的灌肠工具，并扩展至治疗肠道寄生虫病、痢疾等，药液以清热解毒类为主。宋代《太平圣惠方》系统总结灌肠疗法，提出"药液煮后温灌"的操作规范，并记载"竹管导引"，进行了灌肠工具改良，开始使用散剂、煎剂、膏剂等多种剂型。金元时期李东垣等医家将脾胃学说与灌肠结合，强调"通腑泻浊"以调理中焦气机，用于治疗腹胀、肠滞等症。明清温病学家吴鞠通将灌肠用于治疗高热神昏、热毒内结等急症，体现了"下法"的灵活应用，《医宗金鉴》明确了灌肠操作细节，如药液温度、体位选择（侧卧屈膝），标志着技术规范化。张锡纯所著《医学衷中参西录》提出"直肠给药可避肝首过效应"。20世纪70年代，中药灌肠广泛应用于溃疡性结肠炎、慢性肾功能不全等疾病，疗效获多中心研究支持。21世纪，结合肠镜技术实现靶向给药，并开展药代动力学研究，证实灌肠药物的局部吸收与全身作用机制。基于"肺主皮毛""肺与大肠相表里"的理论，采用保留灌肠方法治疗皮肤病，疗效显著。

适应证

变态反应性皮肤病、银屑病等。

禁忌证

1. 特殊部位 治疗局部肛周皮肤黏膜有破溃、感染处。

2. 特殊人群 对灌肠中药过敏者、年老体弱者、妊娠期及月经期女性、气虚者、阴虚者、极度衰弱者、脱水者。

3. 疾病禁忌 肛门、直肠、结肠术后，重度水肿、大便失禁、严重痔疮、急腹症、下消化道出血。

操作准备

1. 操作者准备

（1）仪表端庄，着装整洁，符合职业要求。

（2）核对医嘱，评估患者主要症状、过敏史、操作部位、进餐时间、是否处于妊娠期或月经期、对疼痛的耐受程度，评估操作环境，做好沟通、告知、解释工作。

（3）洗手，戴口罩。

（4）备齐用物，携至床旁。

2. 物品准备

治疗盘、弯盘、煎煮好的药液、一次性灌肠器、水温计、纱布、一次性手套、中单、液态石蜡油（或凡士林）、棉签、垫枕，必要时备便盆、屏风。

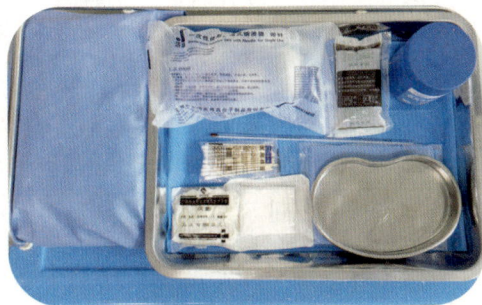

3. 患者准备

（1）告知患者排空二便。

（2）根据操作部位，协助患者取左侧卧位，充分暴露肛门，垫中单于臀下，置垫枕以抬高臀部 10cm。

操作方法

1. 备灌肠液

备好的中药药液，水温计测温度，以 39℃~41℃为宜。将温度适宜的药液灌入一次性灌肠器中备用。

2. 选择体位

患者一般采取左侧卧位，双腿屈曲，褪裤子至膝盖处，臀高与床边相齐，同时抬高臀部。

3. 保留灌肠

将灌肠器悬挂于输液架上，液面距离肛门不超过 30cm，导管头部用液态石蜡油（或凡士林）润滑，插管时分离臀沟，暴露肛门，将导管插入肛门内 10~15cm。滴入药液 100ml，使滴速保持在 100~120 滴 / 分，并以患者下腹部感到温热为宜。

4. 观察询问

滴入过程中，随时观察、询问患者耐受情况，观察灌肠液滴入情况，患者如有不适或便意，及时调节滴入速度，必要时终止滴入。

5. 滴注完毕

夹紧并拔除肛管，协助患者擦干肛周皮肤，用纱布轻揉肛门处，协助患者取舒适卧位，抬高臀部，将药物保留在肠内至少 30 分钟。

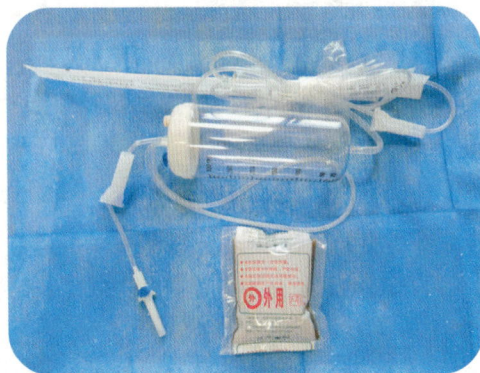

ⓘ 注意事项

（1）肛门、直肠、结肠术后，大便失禁者，患急腹症的妊娠期女性，以及下消化道出血者禁用。

（2）灌肠液温度应在床旁使用水温计测量。

（3）保留灌肠时，药量不宜过多，压力要低（液面距肛门的高度不超过30cm），灌入速度宜慢，以减少刺激。

（4）操作者应动作轻柔，边插管边询问患者的感受。

（5）灌肠过程中，患者如有便意或感觉腹胀时，嘱患者做深呼吸。

（6）灌肠过程中，仔细观察患者的反应，如出现脉搏细速、面色苍白、出冷汗、剧烈腹痛、心慌等临床表现，应立即停止灌肠并报告医生。

🌸 疗效机制

1. 通肠治皮，改善皮损　中医学认为，皮肤病病因以"热毒"多见，临床以清泻热毒为主。清泻热毒法的根本是泻下法，通肠治皮犹如"釜底抽薪"，以达"邪去则正安"之效。在"通肠治皮"法中，中药药液直接作用于肠道，经肠道黏膜吸收中药液，促进肠道蠕动，同时灌肠后将体内"热毒"排出，起到通腑泄热、凉血消斑等功效，从而改善皮损。

2. 健脾运肠，濡养皮肤　中医学认为，皮主一身之表，为气血运行最远端，脾为气血生化之源，脾失健运，影响肠吸收与肠动力，气血不能濡养全身，导致皮肤病日久不愈，通过中药保留灌肠技术及其中药特性，从肠论治，健脾运肠，濡养皮肤。

💬 不良反应及处理方法

1. 肠黏膜损伤

临床表现：腹痛，排便时加剧，伴局部压痛。损伤严重时，可见肛门外出血或粪便带血丝，甚至排便困难。

处理方法：立即停止治疗，遵医嘱给予对症处理。

预防措施：治疗前，评估患者有无肠炎及肠腔溃疡病史。确保药液温度适宜。根据患者的个体差异选择合适的肛管。操作前，用液态石蜡油（或凡士林）润滑肛管前端，插管动作宜轻柔，深度适宜。灌肠过程中，随时观察询问患者的感受，嘱患者如有不适或疼痛，及时告知医护人员。

2. 药物过敏

临床表现：出现红肿、痒感或红疹等皮肤过敏现象；出现腹痛、腹泻等胃肠道反应。

处理方法：立即停止灌肠，通知医生对症处理。

预防措施：操作前评估患者的过敏史。药物要现用现配。

现代研究

1."皮-肺-肠轴"理论 现代研究表明，基于"皮-肺-肠轴"理论，葛根芩连汤加味保留灌肠治疗湿疹、特应性皮炎、慢性荨麻疹等变态反应性皮肤病，可有效改善皮疹状况，降低瘙痒程度，显著降低白介素-4（IL-4）、总免疫球蛋白 E（IgE）、嗜酸性粒细胞（EOS）等变态反应性指标水平，具有较好的临床疗效，不良反应较少且症状轻微，显示出良好的安全性。

2.调节肠道菌群 肠道菌群对维持肠道黏膜屏障完整及正常的免疫功能有着极为重要的作用，如银屑病与炎症性肠病均表现为普拉氏梭杆菌丰富度降低，而大肠杆菌丰富度显著增高；痤疮的发病与肠道双歧杆菌的缺损有着密切关联等。现代研究表明，中药保留灌肠对肠道菌群失调有明显的改善作用。

第七节 中药倒膜美容技术

中药倒膜美容
技术视频

概述

中药倒膜美容技术是将中药粉调成糊状，均匀敷于面部，再在上层涂抹石膏浆，利用石膏凝固成膜产生热能，使毛细血管扩张，血液循环加快，促进药物吸收，达到治疗目的的一种操作方法。

先秦至汉代，中医美容理念初步形成。《黄帝内经》中记载了气血调和与容颜健康的关系，为中药美容奠定了理论基础。唐代，中药美容进入繁荣期，孙思邈的《千金方》中记载了大量美容方剂，如面膜、洗面药等，用于改善皮肤问题。宋代，中药美容进一步发展，宫廷中流行使用中药面膜和膏方，强调内外兼修的美容理念。明清时期，中药美容技术更加成熟，李时珍的《本草纲目》收录了许多具有美容功效的中药材，如白芷、茯苓、珍珠等。20世纪90年代，中药倒膜技术开始推广，主要用于治疗痤疮、黄褐斑等皮肤问题。

适应证

痤疮、黄褐斑、面部激素依赖性皮炎、过敏性皮炎等。

⊗ 禁忌证

1. 特殊部位 皮肤溃疡、感染、炎症处。

2. 特殊人群 过敏体质者、妊娠期及哺乳期女性、近期接受过其他美容治疗者。

3. 疾病禁忌 面部伴有严重皮肤病，如湿疹、银屑病等；免疫系统疾病；心脏病；高血压、糖尿病等慢性病；皮肤癌或有皮肤癌病史。

📝 操作准备

1. 操作者准备

（1）仪表端庄，着装整洁，符合职业要求。

（2）核对医嘱，评估患者主要症状、面部皮肤情况、过敏史，评估操作环境，做好沟通、告知、解释工作。

（3）洗手，戴口罩。

（4）备齐用物，携至床旁。

2. 物品准备

（1）遵医嘱配制的倒膜药物。

（2）治疗碗2个、中药面膜粉、石膏粉、压舌板、一次性软刷、温开水（温度40℃左右）、纱布、发带。

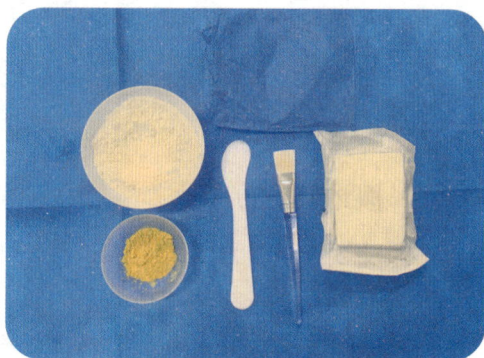

3. 患者准备

（1）清洁患者面部。

（2）协助患者取合理舒适的体位，屏风遮挡。

⚙ 操作方法

1. 配制药物 遵医嘱配制面膜药粉，温水（或蜂蜜）调和均匀，治疗碗内准备好适量的石膏粉及温水。

2. 面部倒膜 为患者佩戴发带，纱布覆盖眼睛给予保护。先将中药调均匀薄涂于患者面部，再温水快速调制石膏粉成浓稠糊状，迅速将其厚涂于药膜上层，厚度5~7mm。涂抹时避开眉毛、眼睛。石膏面膜在5分钟后开始硬化成膜，成膜5~10分钟后，待冷却即可取下。

3. 观察、询问及告知 治疗中观察局部皮肤的反应，询问患者有无不适。告知患者治疗过程中如出现皮肤瘙痒、刺痛或灼热等不适时，立即告知医护人员。若有不适，立即停止操作，并彻底清洁皮肤。

4. 清洁、保湿 操作结束后，协助患者清理鼻翼、眼周药物残渣，温水清洁皮肤，指导患者使用保湿护肤品，做好皮肤日常保湿工作。

ⓘ 注意事项

（1）药物要均匀涂抹于患处，石膏面膜要避开眉毛与眼睛。男性患者胡须过长时，可先刮除，以免影响倒膜效果。

（2）若患者面部有水疱、脓疱、糜烂、渗出、溃疡等，则慎用倒膜。

（3）对石膏或相关倒膜药物过敏者禁用。

✿ 疗效机制

1. 中药活性成分的作用 中药倒膜中的中药成分通过皮肤吸收，发挥多种美容功效。

（1）抗氧化：人参、黄芪、当归等中药富含多酚类、黄酮类物质，能够清除自由基，减少氧化应激。延缓皮肤衰老，减少皱纹和色斑。

（2）抗炎：金银花、黄芩、白芷等中药具有抗炎作用，能够抑制炎症介质的释放。缓解皮肤炎症，改善痤疮、皮肤敏感等问题。

（3）美白：白芷、白术、薏苡仁等中药能够抑制酪氨酸酶活性，减少黑色素生成。淡化色斑，提亮肤色。

2. 物理作用

（1）封闭作用：倒膜在皮肤表面形成一层封闭膜，阻止水分蒸发，增加皮肤水合度；软化角质层，促进中药成分渗透。

（2）温热效应：倒膜在凝固过程中释放热量，使皮肤温度升高，毛孔张开，促进血液循环，增强中药成分的吸收。

（3）深层清洁：倒膜的封闭作用和温热效应使毛孔张开，软化角质层，帮助清除皮肤深层污垢和代谢废物。

（4）营养供给：中药成分通过倒膜的促进作用，深入皮肤底层，为皮肤提供营养。

♡ 不良反应及处理方法

皮肤过敏

临床表现：治疗中／后皮肤出现瘙痒、灼热等不适感。

预防措施：操作前，应仔细询问患者过敏史。首次治疗可缩短时间。操作中，调制药粉水温应适宜。出现皮肤过敏反应时，立即取掉药膜，及时清洗患处，必要时冷喷处理或口服抗过敏药物。

📺 现代研究

物理封闭效应与药物渗透协同　利用石膏倒膜凝固时的温热效应扩张皮肤毛孔，促进中药成分渗透至皮肤深层。同时，石膏固化后形成致密微孔结构，在皮肤表面形成半封闭环境，可使角质层水合度提升 40%~60%，显著增强中药的透皮吸收作用，发挥综合疗效。

🥣 操作用药及功效

1. 金黄散
组成：生大黄、黄柏、姜黄、陈皮、甘草等。
功效：清热解毒，消肿止痛。

2. 玉容散
组成：茯苓、白蔹等。
功效：美白祛斑，润肤养颜。

3. 面膜方
组成：白及、川芎、桃仁、玫瑰花、槐花等。
功效：清热凉血，活血淡斑。

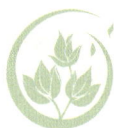

第三章
皮肤科常用针刺类技术

第一节　穴位注射技术

穴位注射技术视频

💡 概述

　　穴位注射技术是将小剂量药物注入腧穴内，通过药物的作用以及对穴位刺激的双重作用，达到治疗疾病目的的一种中医外治技术。

　　穴位注射疗法开始于20世纪50年代，当时我国医学工作者将中医学的整体观念与封闭疗法的治疗手段相结合，形成了新的"神经注射疗法"，促进了封闭疗法的普及和推广。

✅ 适应证

　　多种急、慢性皮肤病，如荨麻疹、银屑病、急性湿疹、慢性湿疹、特应性皮炎、白塞病、结节性红斑、血管炎、连续性肢端皮炎等。

⊗ 禁忌证

　　1. 特殊部位　皮肤破损处，治疗部位的皮肤局部有大面积创伤、溃烂、瘢痕处。

　　2. 特殊人群　药物过敏者，晕针、晕血者，过饥、过饱者，体质虚弱者，妊娠期女性等。

　　3. 疾病禁忌　出血性疾病、感染性疾病、严重器质性疾病、神经系统疾病急性期、重度水肿等。

📝 操作准备

1. 操作者准备

（1）衣着整洁，举止端庄，符合职业要求。

（2）核对医嘱，评估患者的主要症状、既往史、药物过敏史、操作部位、进餐时间、对疼痛的耐受程度，以及是否处于妊娠期，评估操作环境，做好沟通、告知、解释工作。

（3）洗手，戴口罩。

（4）备齐用物，携至床旁。

2. 物品准备　治疗车、基础治疗盘（内有碘伏、棉签、无菌巾）、砂轮、弯盘、注射药物、一次性无菌注射器、手消毒液。

3. 患者准备　协助患者取舒适的体位，暴露注射部位皮肤，隔帘遮挡，注意保暖。

⚙ 操作方法

1. 抽取药物　根据注射部位选择一次性无菌注射器，规范抽取注射药物。

2. 正确取穴　遵医嘱选取穴位，定位准确，通过询问患者是否有"酸胀"感来确定穴位的准确位置。

3. 消毒皮肤　碘伏棉签以穴位为中心进行常规消毒2次，由内向外消毒，消毒范围直径＞5cm。

4. 穴位注射　再次核对选穴部位，排气，一手绷紧皮肤，另一手持注射器，对准穴位快速刺入皮下，然后用针刺手法将针身推至一定深度，上下轻轻提拉至患者有"酸胀"感后，回抽无回血，即可将药物缓慢推入。注射过程中，观察有无晕针、弯针、折针等异常情况。

5. 拔针、按压　注射完毕后，迅速拔针，并用无菌棉签按压片刻。

6. 观察、询问及告知　观察注射部位皮肤，询问患者的感受。告知患者注射部位24小时内避免沾水，以及负重活动。

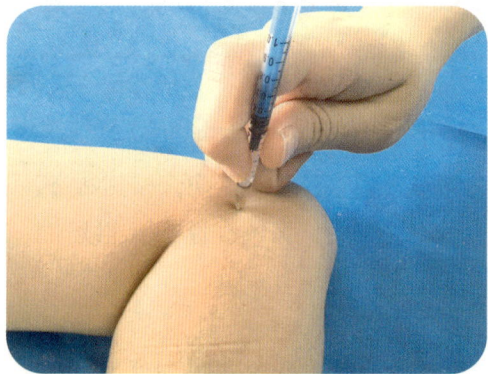

⚠ 注意事项

（1）皮肤局部有大面积创伤者、溃烂者、瘢痕者，以及有出血倾向者、高度水肿者不宜进行注射。

（2）孕妇的下腹部、腰骶部等处的穴位严禁注射。

（3）严格执行"三查十对"及无菌操作规范，预防感染的发生。

（4）遵医嘱配制药物，注意药物的药理作用、不良反应，以及配伍禁忌等情况。

（5）注意针刺角度，观察有无回血。避开血管丰富的部位，进针后回抽有无回血，避免药液注入血管内。

疗效机制

1. 穴位的特异性作用 穴位是脏腑经络之气输注于体表的特定部位，既是脏腑疾病在体表的反应点，又是针刺时疏通气血、调节脏腑功能的刺激点。穴位的持续性刺激能够激发体内经气的运行，达到运行气血、濡养五脏六腑的功效。

2. 穴位与药物相结合的作用 穴位注射疗法集针刺穴位和药物治疗为一体，使药物固有的生物效应与针刺穴位效应紧密结合在一起，药物可沿经络直达病灶，仅需较小剂量，便可产生较强的治疗作用和较长的作用时间。

不良反应及处理方法

1. 晕针

临床表现：注射过程中，患者出现面色苍白、头晕、心慌、胸闷、恶心、出冷汗等不适，甚至丧失意识。

处理方法：立即停止注射。症状轻者，饮温水或糖水，静卧片刻即可恢复；症状重者，应立即遵医嘱给予相应处理。

预防措施：嘱患者注射前切勿空腹。初次注射者，以及有晕针史者，最好采用侧卧位。

2. 疼痛

临床表现：治疗后局部疼痛不适。

处理方法：轻微酸胀、疼痛无需处理，疼痛严重时遵医嘱对症处理。

预防措施：提高注射技术，操作过程中，注射定位需精准，深浅把持需有度。

3. 过敏

临床表现：注射中／后，患者皮肤出现红肿、瘙痒等过敏反应。

处理方法：立即停止注射，通知医生，给予对症处理。

预防措施：操作前准确评估患者过敏史、皮肤情况，并询问患者是否为过敏体质。

4. 注射部位血肿

临床表现：注射部位皮下有血肿样包块。

处理方法：出现皮下血肿，24小时内给予局部冷敷，24小时后给予热敷促进血肿的消散。

预防措施：注射前查看患者凝血功能指标。穴位注射时，先抽回血，确认无回血后再注射药物。注射后，确保按压时间充足。

5. 注射部位硬结

临床表现：注射部位出现硬结。

处理方法：局部予以 50% 硫酸镁湿热敷，或将如意金黄散用食醋调成糊状敷于局部，亦可取新鲜马铃薯切片外敷硬结处。

预防措施：注射时，避免同一部位反复注射。操作者应掌握好进针的深度。

现代研究

通过刺激特定腧穴，以及注射药物本身的作用，协同发挥疗效，治疗皮肤病。

操作用穴及功效

1. **曲池**　手阳明大肠经的合穴，功效为清热解表、散风止痒、调和气血、疏通经络。适用于瘾疹、湿疹、毛囊炎、皮肤瘙痒症、痤疮、玫瑰痤疮等。

2. **足三里**　足阳明胃经的合穴，功效为健脾益气、除湿止痒。适用于湿疹、荨麻疹、结节性痒疹、结节性红斑等皮肤病。

3. **血海**　足太阴脾经之腧穴，功效为健脾祛湿、养血活血、祛风止痒。适用于湿疹、荨麻疹、皮肤瘙痒症等。

第二节　自血疗法技术

自血疗法技术视频

概述

自血疗法技术是从患者自身采集静脉血，即刻注射于选定腧穴，通过针刺、自血、穴位的多重作用，达到调节经气、祛风止痒、调理脏腑功能，提高免疫力，治疗疾病之目的的技术方法。

明代《本草纲目》记载：人血"气味咸、平，有毒，主治羸病患皮肉干枯，身上麸片起，又狂犬咬，寒热欲发者，并刺血热饮之。"20 世纪 60 年代，岭南针灸新学派——"靳三针"创始人靳瑞教授将该疗法与中医针灸学相结合并发展，命名为"经络自血疗法"。

自血疗法集针刺疗法、放血疗法、穴位注射疗法于一体，血液注入穴位后，对其产生持续刺激，达到气血调和、协调脏腑功能、调和营卫、解肌透表等作用。自血疗法技术取穴少而精、安全、简便、疗效显著，在皮肤科临床应用广泛。

✅ 适应证

慢性荨麻疹、皮肤瘙痒症、湿疹、特应性皮炎、银屑病、白癜风、痤疮等。

❌ 禁忌证

1. 特殊部位　皮肤破损处，皮肤局部有大面积创伤、溃烂、瘢痕处。

2. 特殊人群　晕针、晕血者，妊娠期女性，极度疲劳者，饥饿状态者。

3. 疾病禁忌　严重的心血管疾病、出血性疾病、感染性疾病、高热、肝肾功能不全、高度水肿。

📝 操作准备

1. 操作者准备

（1）衣着整洁，举止端庄，符合职业要求。

（2）核对医嘱，评估患者的主要症状、凝血功能、既往史、操作部位、进餐时间、对疼痛的耐受程度，评估操作环境，询问患者是否处于妊娠期，做好沟通、告知、解释工作。

（3）洗手，戴口罩。

（4）备齐用物，携至床旁。

2. 物品准备　治疗盘、止血带、一次性无菌注射器（5ml）、0.5 号一次性针头、无菌棉签、碘伏、治疗巾、皮肤消毒剂、利器盒。

3. 患者准备　协助患者取舒适的体位，暴露注射部位皮肤，隔帘遮挡，注意保暖。

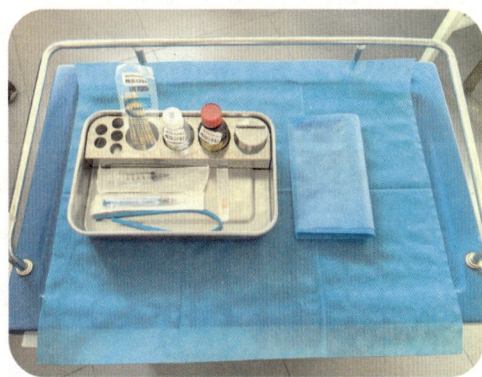

⚙️ 操作方法

1. 正确取穴　遵医嘱准确选取穴位，通过询问患者是否有"酸胀"感来确定穴位的准确位置。

2. 消毒皮肤　碘伏棉签以穴位为中心进行常规消毒 2 次，由内向外消毒，消毒范围直径＞5cm。

3. 静脉采血　用一次性无菌注射器（5ml）静脉采血，采血量以 3~5ml 为宜。

4. 自血疗法　根据所选穴位，选择是否更换 0.5 号一次性针头。一般情况下，四肢及肌肉丰富处用 5ml 注射器，肌肉薄浅部位更换 0.5 号一次性针头。再次核对选穴部位，排空气，左手捏起选定穴位周围皮肤，右手持注射器刺入穴位，回抽无回血，注入静脉血，询问患者有无"酸胀"感，每穴注入 1ml 的静脉血。

5. 拔针、按压　注射完毕后迅速拔针，并用无菌棉签按压片刻。

6. 观察、询问及告知　观察注射部位皮肤，询问患者的感受。告知患者需至少卧床休息 15 分钟后方可离开，注射部位 24 小时内不沾水、不抓挠，避免剧烈运动。

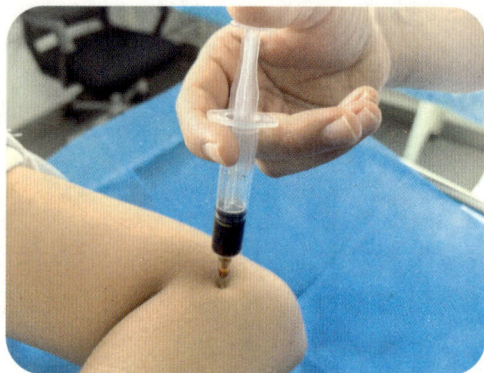

⚠ 注意事项

（1）操作前评估、掌握禁忌证。

（2）严格执行无菌操作，预防感染发生。

（3）进针深度：四肢部位，如足三里等肌肉丰厚处，可直刺；胸背部，如肺俞、中府等邻近胸腹腔的部位，宜 45°~60° 角斜刺并控制深度，以防引起气胸等。

（4）注射时防凝血，静脉血离体至注血治疗完毕的全过程，时间尽量控制在 1 分钟之内。

（5）注射过程中，随时询问患者的感受及观察患者反应，如有不适，立即停止治疗。

（6）注射部位出现轻微疼痛、酸胀的感觉属于正常现象，嘱患者如有特殊不适，及时告知医护人员。

🖱 疗效机制

1. 自血的特异性作用

（1）濡养润燥：血为精微物质，生于脾胃，布于肺，奉心化赤为血，循环于脉内以濡养全身。《本草纲目》记载：人血"气味咸、平，有毒，主治羸病患皮肉干枯，身上麸片起"。

（2）提升正气：人体血液内含有微量元素、抗体、激素、酶类等大量不同种类的微量物质。将血液注入穴位，通过针刺和血液双重刺激的经络传导，以及人体本身对血液的缓慢吸收，特异性地刺激人体产生抗体，从而产生一种特异性脱敏反应，调节机体的免疫功能，提高人体抵御病邪的能力，恢复机体的正常功能。

2. 穴位的特异性作用

腧穴即人体脏腑经络之气输注于体表的特殊部位，自血疗法通过对特定穴位的持续刺激，有效激发经气，调节人体阴阳气血平衡，恢复脏腑功能。

不良反应及处理方法

1. 晕针

临床表现：出现头晕目眩、心慌心悸、冷汗淋漓的症状，甚至晕厥，不省人事。

处理方法：立即停止注射，协助患者取平卧或头低脚高卧位，保暖；给患者饮温水或温糖水；按揉人中、内关、合谷、太阳等穴位；密切注意血压、心率变化，严重时按晕厥处理。

预防措施：患者选择自然舒适的体位。对于精神紧张者，操作者要做好解释工作，消除其恐惧心理。整个操作过程中，随时观察患者的反应。对于空腹或过度疲劳者，应告知进餐后或充分休息后再进行治疗。

2. 疼痛

临床表现：注射部位酸胀感、疼痛感持续数小时至数日不等。

处理方法：轻度酸胀、疼痛不必处理，难以耐受者可热敷缓解。

预防措施：注意患者的体位和姿势，以及进针的深度和角度。注射完毕后，无菌棉签按压针孔片刻。

现代研究

1. 激活机体非特异性免疫　血液中含有微量元素、酶类、激素及抗体等物质，可激活机体非特异性免疫功能，提高机体抗病能力。

2. 抗炎脱敏　自体血作为非特异性抗原，通过对腧穴的持续性刺激，激活机体非特异性免疫功能，阻止组胺等活性物质释放，产生非特异性抗炎、脱敏效果。

3. 抑制变态反应　自血注射疗法可降低机体的敏感程度，促进免疫蛋白的释放，改善微循环，拮抗组胺、5-羟色胺及乙酰胆碱等活性物质，从而抑制变态反应和降低毛细血管通透性。

操作用穴及功效

1. 曲池　手阳明大肠经合穴，功效为疏风清热、调和气血。适用于邪热所致的荨麻疹、湿疹、毛囊炎、皮肤瘙痒症、痤疮、玫瑰痤疮等皮肤疾病。

2. 足三里　足阳明胃经合穴，功效为健脾除湿。适用于湿疹、荨麻疹、结节性痒疹、结节性红斑等皮肤疾病。

3. 风市　足少阳胆经之腧穴，功效为祛风止痒、活血通络。适用于荨麻疹、湿疹、皮肤瘙痒症等皮肤病。

4. 血海　足太阴脾经之腧穴，功效为健脾祛湿、养血活血、祛风止痒。适用于湿疹、荨麻疹、皮肤瘙痒症等。

第三节　火针技术

火针技术视频

概述

　　火针技术是将特定的针具加热、烧红后，采用一定的手法，在局部病变部位或腧穴部位速刺疾出，借"火"之力取效。火针集毫针激发经气、艾灸温阳散寒的功效于一身，起到开门祛邪、以热治热、寒者热之、温通经络、激发阳气、鼓舞气血运行的作用。临床可用于助阳补虚、生肌敛疮、祛腐排脓、祛风止痒等。

　　火针古称"烧针""白针""燔针"等，起源于秦汉时期，《黄帝内经》记载了该疗法的名称、针具、刺法、适应证、禁忌证及施针方法等内容。隋唐宋时期，火针疗法广泛应用于临床实践，同时，火针的选穴、操作、禁忌等问题均已提出，并有了关于火针治疗的医案记载。唐代孙思邈所著《备急千金要方·用针略例第五》最早记载了火针疗法可治疗热证，突破了《黄帝内经》中热证禁用火针的局限，并把火针的治疗范围扩展到外科和急证等多种疾病。明清时期，针灸大师高武的《针灸聚英》系统总结了前人的火针成就，标志着火针疗法的成熟和完善。

适应证

毛囊炎、痤疮、带状疱疹及其后遗神经痛、湿疹、疣、神经性皮炎、银屑病、白癜风、蜂窝织炎、丹毒、结节性痒疹、斑秃、黄褐斑、皮肤瘙痒症等。

禁忌证

1. 特殊部位　治疗局部皮肤破溃、感染、过敏、瘢痕处。

2. 特殊人群　凝血功能障碍者、体质虚弱者、气血亏虚者、妊娠期和月经期女性、瘢痕体质者，以及过饥、过饱者等。

3. 疾病禁忌　严重心脏病、高血压、糖尿病、精神疾病等。

操作准备

1. 操作者准备

（1）仪表端庄，着装整洁，符合职业要求。

（2）核对医嘱，评估患者的主要症状、既往史、凝血功能、操作部位、进餐时间、是否处于妊娠期、对疼痛的耐受程度，评估操作环境，做好沟通、告知、解释工作。

（3）洗手，戴口罩。

（4）备齐用物，携至床旁。

2. 物品准备 治疗盘、一次性火针（根据操作部位选择相应的型号）、酒精灯、打火机、碘伏、棉签、弯盘、手消毒液。

3. 患者准备

（1）告知患者排空二便。

（2）根据操作部位，协助患者取合理舒适的体位，隔帘遮挡。

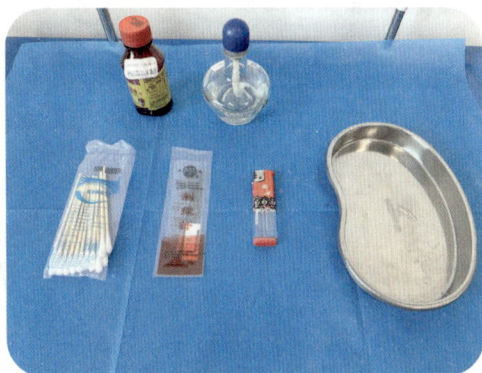

⚙ 操作方法

1. 定位、消毒 遵医嘱选取穴位，定位体表病灶。正确规范选穴，所选择腧穴做好标记。操作部位规范消毒 2 次，消毒区域直径大于点刺周围约 5cm。

2. 烧针 点燃酒精灯，打开一次性火针，左手紧握酒精灯，右手以拇、食、中三指持针（如握笔姿势），针尖及针体前部置于火焰，呈锐角，在外焰上加热，以通红为度，不红则无效。

3. 进针 借助腕力速刺，均匀直下，迅速准确地刺入针刺部位，进针稳、准、快。进针深度根据针刺部位、患者病情、患者体质等调整。四肢、腰腹部，针刺稍深，可刺 0.2~0.5 寸；面部、胸背部，宜浅刺，可刺 0.1~0.2 寸；肥胖者，宜深刺；瘦弱者，宜浅刺。针刺后迅速出针，不留针。

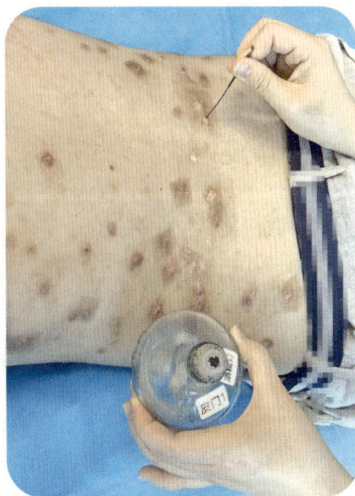

4. 常用火针刺法

（1）点刺法：根据临床辨证和辨证归经，在经络上选择一定的穴位施以火针，或在病灶部位寻找最明显的压痛点，在"阿是穴"上施以火针，均属于点刺法。经络腧穴刺法使用针具以细火针或中粗火针为宜，针刺深度以浅刺为主。阿是穴可选择中粗火针，进针稍深一些。

（2）散刺法：在体表病灶处给予多针疏散刺激，通过火针的温热，改善局部气血运行，温通经络，达到缓解麻木，改善瘙痒及疼痛的效果。散刺法针距 1.5~2cm，宜选用细火针，进针宜浅。

（3）密刺法：在体表病灶处给予多针密集刺激，借助火针热力，改善局部气血运行，促进病灶处组织代谢，缓解病症。一般用于增生、角化性的皮肤病，如神经性皮炎、肥厚性湿疹皮损等，针距1cm左右，皮损厚、硬，选用粗火针，反之则用中粗火针，针刺深度以刚接触到正常组织为佳。

⚠ 注意事项

（1）操作前做好评估，掌握禁忌证。

（2）头面部疾患使用火针要避免刺得过深，以免留下瘢痕。

（3）根据疾病类型及病变部位，选择适宜的火针刺法。火针治疗时，进针稳、准、快。

（4）治疗过程中，及时观察患者的局部皮肤反应，询问患者的感受，如出现头晕、胸闷、面色苍白等不适时，应立即停止治疗。

（5）治疗后，针孔产生的红晕或红肿未完全消失时，应保持创面干燥，切忌用手搔抓，避免洗浴。

✾ 疗效机制

1. 借火温热，疏通经络　火针刺激穴位，能激发经气，调节人体脏腑功能和气血运行。通过经络系统的传导，可使机体的阴阳平衡得到调整，增强人体的自我调节和修复能力，从而达到扶正祛邪的目的，提高机体的抵抗力，治疗各种虚损性疾病和脏腑功能失调性疾病。

2. 开门驱邪，除湿散寒　火针将高温的针体刺入穴位或病变部位，这种温热刺激可使局部血管扩张，促进血液循环，改善局部组织的营养供应，加速代谢产物的排出，从而起到温通经络、散寒除湿的作用，可缓解因寒凝血瘀、经络阻滞引起的疼痛、麻木等症状。

3. 以热引热，开门祛邪　火针快速刺入皮肤可形成微小的通道，使病邪有出路，起到开门祛邪的作用。对于一些外邪侵袭所致的疾病，如风寒湿痹、痈疽肿毒等，火针可使邪气从针孔排出，减轻邪气对机体的损害，促进疾病的康复。

♡ 不良反应及处理方法

1. 晕针

临床表现：注射过程中，患者出现面色苍白、头晕、心慌、胸闷、恶心、出冷汗等不适，甚至丧失意识。

处理方法：立即停止治疗，给患者饮用温水或糖水。轻者卧床休息片刻即可恢复，重者应立即遵医嘱给予相应处理。

预防措施：嘱患者注射前切勿空腹。初次治疗者，以及有晕针史者，治疗时最好采用侧卧位。

2. 局部疼痛

临床表现：治疗后局部疼痛不适。

处理方法：轻微疼痛不必处理，疼痛严重时遵医嘱对症处理。

预防措施：操作过程中，提高火针治疗技术，点刺精准，深浅把持有度。

3. 局部红肿

临床表现：治疗后局部皮肤红肿，或伴有疼痛。

处理方法：一般属于正常反应，嘱患者保持局部皮肤清洁、干燥，避免沾水，通常在数日内可自行缓解。严重时，遵医嘱给予对症处理。

预防措施：治疗前，做好局部皮肤消毒工作。治疗中，询问患者的感受，观察局部皮肤情况。治疗后，针孔产生的红晕或红肿未完全消失时，禁止沾水。

4. 瘢痕形成

临床表现：治疗后局部皮肤形成瘢痕。

处理方法：有瘢痕倾向的患者，可在火针治疗后早期使用抑制瘢痕增生的药物，如硅酮凝胶等。若已形成明显瘢痕，可采用激光等方法治疗。

预防措施：治疗前询问患者是否为瘢痕体质，若是，则谨慎操作。

现代研究

1. **止痒** 火针可通过改善新陈代谢和血液循环，降低局部瘙痒介质，通过疼痛刺激抑制痒觉传导，增加神经递质消耗，以及调节脑网络痒觉表达等减轻痒感。

2. **镇痛** 火针疗法直接刺激局部及反应点，利用热效应高温灭菌破坏周围病变组织，排出皮肤渗液、血液，减少外周疼痛物质（血清白介素、P 物质、炎性因子）的释放，提高痛阈，起到镇痛作用。

3. **消炎** 火针治疗具有排脓去腐、融化皮脂、有效灭活痤疮丙酸杆菌的病原体、促进炎症的吸收作用。火针的高温灼络作用可直接杀死病原体，并快速减轻皮损部位毛细血管扩张，改善局部组织泛红、丘疹、脓疱症状和灼热感，调节局部微生物环境和细胞免疫，促进炎症消退。火针还可促进局部血液循环，促进皮损部位组织修复和细胞再生。

4. **促进毛发再生** 火针疗法能够促进局部血液循环，抑制炎症因子释放和神经细胞凋亡，促进神经细胞修复，改善毛囊血液供应和免疫状态，有助于恢复毛乳头和毛基质功能，促进毛发再生。

5. **调节免疫** 火针高温刺入皮肤后，可使局部组织瞬间受热，促进血管扩张，改善血液循环，加速新陈代谢，同时这种热刺激还能促使局部组织释放多种生物活性物质，如组胺、5- 羟色胺等，这些物质可调节局部免疫功能，增强机体的防御能力。

第四节 穴位埋线技术

穴位埋线技术视频

💡 概述

　　穴位埋线技术是以脏腑气血经络理论为基础，将无菌可吸收的羊肠线借助一次性埋线针埋在相应腧穴和特定部位，利用其对穴位的持续刺激作用，调节脏腑气血功能，祛除致病原因，达到治疗疾病的目的。

　　《灵枢·九针十二原》记载"毫针者……静以徐往，微以久留之"；《素问·离合真邪论》记载"静以久留，以气至为故"。留针技术可谓是穴位埋线的最早雏形。穴位埋线技术是一种有效的中医治疗手段，辨证选穴针对性强，创伤小，作用持久，可用于辅助治疗多种皮肤病。

✅ 适应证

顽固性皮肤疾病，如银屑病、痤疮、湿疹、荨麻疹、黄褐斑、扁平苔藓、黑变病等。同时，穴位埋线还可消除脂肪堆积，促进身体物质代谢。

❌ 禁忌证

1. 特殊部位　治疗局部皮肤溃疡、感染、瘢痕处；关节腔内。

2. 特殊人群　蛋白过敏者、凝血功能异常者、妊娠期女性、月经期女性、瘢痕体质者，以及过饥、过饱者禁用。年老体弱者、儿童、青少年慎用。

3. 疾病禁忌　严重心脏病、糖尿病、肝肾功能不全，以及出血性疾病、血液病、肺结核活动期。

📝 操作准备

1. 操作者准备

（1）衣着整洁，举止端庄，符合职业要求。

（2）核对医嘱，评估患者的主要症状、凝血功能、既往史、操作部位、过敏史、是否处于妊娠期、对疼痛的耐受程度，评估操作环境，做好沟通、告知、解释工作。

（3）洗手，戴口罩。

（4）备齐用物，携至床旁。

2. 物品准备

（1）一次性埋线针、一次性可吸收医用羊肠线。

（2）灭菌镊子、灭菌小罐、灭菌剪刀、75% 乙醇消毒液、碘伏、治疗巾、棉签、创可贴、无菌手套。如需麻醉，备一次性无菌注射器（1ml）、0.9% 氯化钠注射液，必要时备 2% 盐酸利多卡因注射液。

3. 患者准备
协助患者取舒适的体位，暴露埋线部位皮肤，隔帘遮挡，保暖。

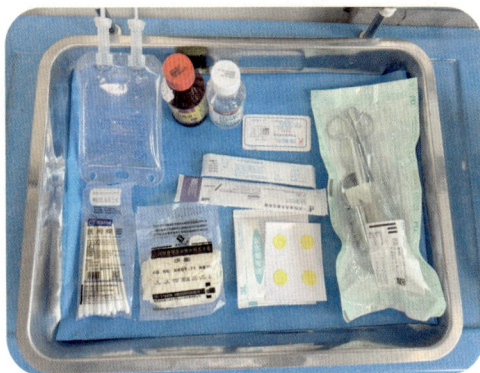

⚙ 操作方法

1. 取穴、消毒
遵医嘱准确选取穴位，通过询问患者是否有"酸胀"感来确定穴位的准确位置。碘伏棉签规范消毒穴位皮肤 2 次，以进针点为中心，由内向外顺时针旋转涂擦，直径应在 5cm 左右，待碘伏干后，再使用 75% 乙醇消毒（范围应大于碘伏消毒的面积）。如需麻醉，遵医嘱给予 2% 盐酸利多卡因局部浸润麻醉。

2. 备线
无菌镊子取出一次性医用羊肠线，根据所选穴位，持无菌剪刀剪取适宜长度及所需数量的羊肠线，置入盛放 0.9% 氯化钠注射液的灭菌小罐内，备用。

3. 穿线
操作者左手持一次性埋线针，右手持无菌镊子夹取羊肠线，置入埋线针的前端，用镊子将线体轻轻推入针管。注意线体要完全置入针内，不可露在针管外。

4. 埋线
再次核对医嘱后，左手绷紧或捏起已消毒好的穴位两侧皮肤，右手持埋线针，对准穴位快速刺入皮下，缓缓推针到穴位相应深度，找到针感，右手示指轻轻推动针芯，将线体完全植入穴位内。确认羊肠线埋入穴位内，针孔处无暴露，立即拔针，用一次性棉签按压针孔直至不出血为止。埋线针眼处贴创可贴。

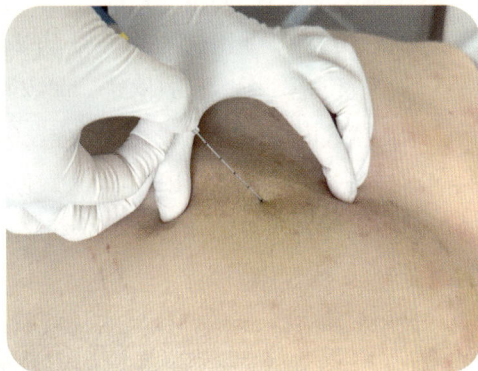

5. 常用进针方法

（1）平刺进针法：即横刺，沿皮刺。针体与皮肤表面呈 15° 左右夹角沿皮刺入。适用于皮薄肉少的部位。

（2）斜刺进针法：针体与皮肤表面呈 45° 左右夹角倾斜刺入。适用于肌肉浅薄处或内有重要脏器，不宜直刺、深刺的腧穴。

（3）直刺进针法：针体与皮肤表面呈 90° 垂直刺入。适用于人体大部分腧穴。

（4）提捏进针法：左手拇、示二指将操作部位皮肤捏起，右手持针于捏起处刺入。适用于皮肤浅薄部位的进针。

6. 埋线后　观察埋线部位皮肤，询问患者的感受。告知患者埋线部位 48 小时内避免沾水，以及负重活动肢体。

⚠ 注意事项

（1）严格落实无菌操作。

（2）选穴准确，埋线过程中边操作边询问患者的感受，注意针刺角度及深度，羊肠线线头不得外露，以防感染。

（3）如需麻醉，操作前需询问患者麻醉药物过敏史。

（4）埋线后，患者休息 10~15 分钟，无不适方可离开。

（5）埋线后，48 小时内针孔处禁止沾水，防止感染。

（6）埋线后，饮食宜清淡，禁食辣椒等辛辣之物，以及海鲜、羊肉等发物，禁饮酒。

（7）埋线后，避免剧烈运动。

（8）埋线后，宜避风寒，做好保暖工作。注意调畅情志。

（9）埋线后，局部出现明显的红、肿、热、痛，或伴红肿、化脓等情况，应及时就诊。

（10）疗程：一般 15 天或 30 天 1 次，3~6 次为 1 个疗程。

✳ 疗效机制

1. 疏通经络，调和气血　皮肤病多与气血失调、湿热内蕴或风邪侵袭有关。中医学认为，穴位是气血运行的枢纽，埋线通过线体对穴位的长期刺激，可调节经络气血运行，纠正"气滞血瘀"或"气血亏虚"等失衡状态，从而疏通经络，调和气血。

2. 扶正祛邪，平衡阴阳　刺激穴位促进内啡肽释放，缓解慢性瘙痒和疼痛。埋线通过刺激穴位调节脏腑功能，增强机体正气（免疫力），驱除外邪（如风、寒、湿等致病因素），平衡人体阴阳。可用于慢性疾病的治疗和亚健康状态的调理。

3. 持续刺激，长效作用　与传统针刺的短暂刺激不同，埋线后线体在穴位内逐渐被吸收（7~15 天），形成长效温和的刺激，类似于"长效针灸"，尤其适合需要长期调理的疾病，如银屑病、荨麻疹、湿疹等。

♡ 不良反应及处理方法

1. 晕针

临床表现：治疗过程中，患者出现面色苍白、头晕目眩、心慌心悸、恶心欲吐、出冷汗等症状。

处理方法：立即停止埋线，使患者平卧，予以吸氧，饮用温水或糖水。可刺激百会、人中、关元、内关、涌泉等穴位。开窗通风。

预防措施：操作前，询问患者是否有晕针史，嘱患者勿空腹治疗。操作中，指导患者放松身体，勿过度紧张。

2. 埋线部位感染

临床表现：治疗后，埋线部位皮肤出现红、肿、热、痛等表现。

处理方法：多属于无菌性炎症反应，一般1周左右可恢复正常。1周后如不改善，则及时就诊，进行对症处理。

预防措施：操作者应严格执行无菌操作。埋线后48小时内，针眼处禁止沾水，以防感染。

3. 埋线部位血肿

临床表现：治疗后，埋线部位皮下有血肿样包块。

处理方法：24小时内先冷敷，72小时后再热敷。如不改善，进行对症处理。

预防措施：治疗时，应准确选穴，进针时稳、准、快。治疗后，按压针眼至不出血，勿揉针眼。

4. 埋线部位结节

临床表现：治疗后，埋线部位皮肤出现硬块或突起。

处理方法：多因个体体质对线体的吸收时间不同，或出现排斥反应所致，一般情况下，数日或数月线体即可自行吸收。如不改善，及时就诊，进行对症处理。

预防措施：操作者在治疗前询问患者对蛋白是否过敏，有无排斥反应史。若存在过敏或排斥反应，谨慎操作。

5. 过敏反应

临床表现：治疗后，埋线部位出现红肿、瘙痒、发热等反应。

处理方法：立即予以对症处理。

预防措施：治疗前，询问患者是否对蛋白过敏。若存在过敏，谨慎操作。

现代研究

1. 调节免疫炎症反应　埋线作为异物刺激可引发局部免疫反应，调节免疫细胞（如巨噬细胞、淋巴细胞）和细胞因子［如白介素-10（IL-10）、肿瘤坏死因子-α（TNF-α）］，减轻炎症反应。对于过敏性皮肤病（如荨麻疹、湿疹），埋线可降低IgE水平，缓解过敏反应。埋线通过抑制促炎性细胞因子［如白介素-6（IL-6）、白介素-8（IL-8）］释放，减轻皮肤炎症。促进局部血液循环，加速炎症介质清除。

2. 改善菌群微环境　埋线可以促进局部血管扩张，血液循环和淋巴回流加快，改善皮肤的营养供应和代谢废物的排出。这种微环境的改善有助于维持表皮菌群的稳态，促进有益菌的生长，抑制病原菌（如金黄色葡萄球菌）的繁殖。同时，调节表皮的 pH 值，使其趋于弱酸性，利于有益菌的生长。

3. 神经 - 内分泌调节　埋线刺激穴位周围神经末梢，通过神经反射调节内分泌功能（如"下丘脑 - 垂体 - 肾上腺轴"），影响神经递质（如内啡肽、5- 羟色胺）和内分泌激素（如皮质醇）的释放，改善激素水平，从而调节"神经 - 内分泌 - 免疫网络"的平衡，缓解皮肤病的症状。

4. 修复皮肤屏障功能　埋线所用的羊肠线分解产生的多肽和氨基酸可为皮肤提供持续营养支持，同时，埋线引起的轻微损伤可激活局部皮肤修复机制，促进胶原蛋白合成和皮肤屏障功能恢复。

◎ 操作用穴及功效

1. 银屑病
（1）急性期

穴位：大椎、肺俞、心俞、曲池、风市等。

功效：凉血解毒，清热祛风。

（2）慢性期

穴位：血海、三阴交、足三里、肾俞、脾俞、膈俞等。

功效：补肝益肾，养血活血。

2. 痤疮
穴位：肺俞、肝俞、心俞、胆俞、脾俞、胃俞、三焦俞等。

功效：解毒凉血，清肺泻热，化湿通腑。

3. 湿疹
穴位：大椎、风门、心俞、肝俞、脾俞、胃俞、三焦俞、足三里等。

功效：健脾除湿，养血润燥，祛风止痒。

4. 荨麻疹
穴位：曲池、合谷、风门、肺俞、心俞、风市等。

功效：清热疏风，通腑泄热，除湿止痒，养血益气。

第五节 梅花针技术

梅花针技术视频

概述

梅花针技术是利用多支短针集合成梅花状丛针浅刺人体经络、局部或腧穴，通过丛针浅刺调整中枢神经，促进新陈代谢，激发、调节脏腑经络功能，达到防病、治病目的的一种治疗方法。

梅花针，皮肤针之一，由5~7根针捆扎在针座一端，露出针尖，样似梅花，且针后皮肤叩刺部位泛起的红晕形状亦像梅花。《黄帝内经》有"毛刺""扬刺""浮刺"及"半刺"等刺法的记载。这几种针刺法均为皮肤表面进行浅刺的疗法，治疗病邪较为表浅的疾病，如毛刺治疗浮痹皮肤（即皮肤麻木不仁），扬刺治疗病位较浅的寒痹，只叩击皮毛而不伤肌肉。梅花针在皮肤科的应用广泛，多用于治疗斑秃、神经性皮炎、湿疹等皮肤病。

适应证

斑秃、雄激素性脱发、神经性皮炎、湿疹、痤疮、皮肤淀粉样变、带状疱疹后遗神经痛等。

禁忌证

1. 特殊部位 治疗部位皮肤局部溃烂、疮疡、瘢痕处，皮肤疖肿处。

2. 特殊人群 凝血功能异常者，晕针、晕血者，妊娠期女性，过饥、过饱者。

3. 疾病禁忌 急性传染病、炎症急性期、严重水肿、严重器质性疾病、重度贫血、严重心脏病、血友病、血小板减少性紫癜、过敏性紫癜等疾病。

操作准备

1. 操作者准备

（1）衣着整洁，举止端庄，符合职业要求。

（2）核对医嘱，评估患者的主要症状、既往史、凝血功能、操作部位、进餐时间、对疼痛的耐受程度，询问患者是否处于妊娠期，评估操作环境，做好沟通、告知、解释工作。

（3）洗手，戴口罩。

（4）备齐用物，携至床旁。

2. 物品准备 治疗盘、一次性梅花针、75% 乙醇消毒液、碘伏、棉签、弯盘、皮肤消毒液。

3. 患者准备 协助患者取舒适的体位，暴露治疗部位皮肤，隔帘遮挡，保暖。

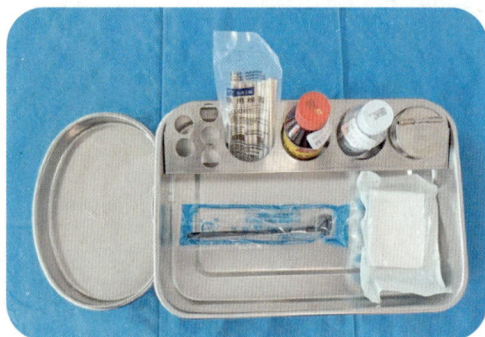

⚙ 操作方法

1. 准确定位 遵医嘱准确定位叩刺部位。

2. 消毒皮肤 碘伏棉签以穴位或部位为中心进行常规消毒 2 次。由内向外消毒，消毒范围直径 > 5cm。

3. 持针手法 叩刺前检查针具，操作者右手握住针柄的尾端，用无名指和小指将针柄末端固定于手掌小鱼际处，针柄尾端露出手掌 1~1.5cm，以中指和拇指夹持针柄，示指按于针柄中段，使针不能向四周摆动。

4. 局部叩刺 针尖对准叩刺部位，利用手腕之力，将针尖均匀而有节奏地弹刺在皮肤上，反复进行数十次，弹刺时落针要稳、准，针尖与皮肤呈垂直接触；提针要快，发出短促而清脆的"哒""哒"声。

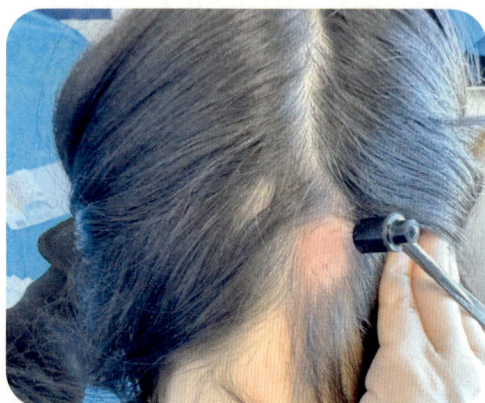

5. 叩刺强度 根据患者的体质、年龄、病情，以及叩刺部位的不同，选择不同的刺激强度。

（1）轻度刺激：叩刺时，腕力较轻，冲力较小，使患者稍有疼痛感，皮肤局部略有潮红，但不出血。适用于老弱妇儿、虚证患者，以及头、面、眼、耳、口、鼻及肌肉浅薄处。

（2）中度刺激：叩刺时，腕力稍大，冲力亦稍大，介于轻刺激和重刺激强度之间。患者有轻度痛感，局部皮肤潮红、有丘疹，但不出血。适用于一般疾病和大多数患者，除头、面等肌肉浅薄处外，大部分均可使用此刺激。

（3）重度刺激：叩刺时，腕力较重，冲力较大，患者有明显痛感，但能忍受。叩刺后，局部皮肤明显发红，并可有轻微渗血。适用于年壮体强者、实证患者，以及肩、背、腰、臀部等肌肉丰厚处。

6. 观察、询问及告知 叩刺过程中及治疗后，观察局部皮肤情况，询问患者的感受。告知患者治疗局部 48 小时内不沾水、不抓挠。

ⓘ 注意事项

（1）操作前认真评估，掌握禁忌证。

（2）治疗前仔细检查针具，查看梅花针针尖有无钩曲，针面是否平齐，针尖与针柄连接处是否牢固。

（3）为减轻患者痛感，叩刺时针尖垂直向下，用力应均匀，避免斜刺或钩挑。

（4）梅花针叩刺局部皮肤，如有出血者，应消毒后用无菌纱布包扎，以防感染。

（5）告知患者梅花针叩刺后，皮肤表面可能出现针刺痕迹或出血点，此为正常表现，数日后即可消失。若局部肿胀疼痛较剧烈，青紫面积较大，可先进行冷敷，并叮嘱患者24~48小时后热敷，以促进局部血肿消散吸收。治疗过程中如果出现不适，及时通知医护人员处理。

✾ 疗效机制

1. 经络皮部理论 《素问·皮部论》曰："凡十二经脉者，皮之部也，是故百病之始生也，必先于皮毛。"梅花针通过在皮肤局部、腧穴或沿经络进行叩刺，可激发并调节脏腑、经络功能，起到活血祛瘀、舒筋通络的作用，改善疾病症状。

2. 经络传感学说 梅花针叩刺皮部或穴位，可产生"痛""小痛""轻痛"的针感。此针感随着针刺部位的不同可驱动和促使相应区域的络脉之气与经脉之气循行，达到局部治疗调节的作用。同时，随着络脉、经脉之气的循行，达到定向性内部治疗调节的作用。作用于局部皮肤可起到疏通经络、透邪外出、消肿止痛、调和气血、调整脏腑阴阳、敛疮生肌等作用。

ⓥ 不良反应及处理方法

1. 出血、水肿

临床表现：叩刺局部皮肤出现青紫、肿胀等现象。

处理方法：症状轻者，一般无需处理，可自行吸收消退。如局部肿胀、疼痛严重，皮肤青紫面积较大，24小时内局部给予冷敷，24~48小时后可给予热敷促进血肿的消散吸收。

预防措施：在治疗过程中，操作者严格掌握叩刺手法、叩刺程度。血管处应避免使用重刺激手法叩刺。

2. 晕针

临床表现：在叩刺过程中，患者出现头晕目眩、心慌心悸、冷汗淋漓的症状，甚至晕厥，不省人事。

处理方法：立即停止治疗，协助患者取平卧位或头低脚高卧位，保暖。给患者饮温水或温糖水。按揉人中、内关、合谷、太阳等穴位。密切注意血压、心率变化，严重时按晕厥处理。

预防措施：患者采用自然舒适的体位。对于精神紧张者，操作时要做好解释工作，消除恐惧心理。操作过程中，避免过强或突然强烈的刺激手法，随时观察患者的反应。对于空腹或过度疲劳的患者，应告知其充分休息后再进行治疗。

现代研究

1.促进头发再生 梅花针叩刺属于物理疗法，直接触及病变部位，促进血液流动，改善局部微循环，可增强细胞活力，促进头发再生。

2.止痒、止痛 梅花针治疗湿疹、神经性皮炎、皮肤淀粉样变等疾病，具有通络、止痒的功效，可调节"神经-内分泌-免疫系统"，促进炎症代谢产物的吸收，利于疾病的恢复。治疗带状疱疹后遗神经痛，叩刺后出血，使病邪有出路，且可改善血液循环，通经活络止痛，祛瘀生新。

3.调节机体免疫 梅花针疗法可直达病所、祛腐生新、开畅气机、宛陈除之、调节气血、改善体质，防止皮肤疾病复发，具有调节机体代谢功能及免疫的作用。

常用叩刺方法

1.循经叩刺 指循经脉进行叩刺的治疗方法。常用于头部、项背部、督脉（腰骶部）和足太阳膀胱经。可治疗相应脏腑、经络的疾病，如失眠、头痛、眩晕等。

2.穴位叩刺 指在穴位上进行叩刺的治疗方法。主要根据穴位的主治作用选择适当的穴位予以叩刺治疗，如腰俞穴。

3.局部叩刺 指在患部进行叩刺的治疗方法，如顽癣、蛇串疮、斑秃、湿疮等。

4.叩刺手法 "一虚一实"循经叩刺，轻度手法为补；"一虚一实"逆经叩刺，中度手法为泻；循经、逆经交替往返"一虚一实"叩刺，为平补平泻。

第六节　放血疗法技术

放血疗法技术视频

概述

　　放血疗法技术是利用采血针、皮肤针、三棱针、梅花针或其他针具，刺破机体特定的穴位和一定部位，如阳性反应点或病灶局部，使其适当出血，而达到活血理气、通络泻热的作用，促进局部新陈代谢、控制炎症反应、调节免疫、止痒、抗过敏，从而起到治疗疾病的目的。

　　放血疗法属于中医传统治疗方法，古代将其称为"刺络""放血疗法"。《五十二病方》记载"引下其皮，以砭穿其旁"。《灵枢》记载"血实宜决之""无令恶血得入于经，以成其疾"，指出放血疗法的治病机制在于除恶血、调血气、通经脉、衡阴阳，改变气血经络运行不畅的病理状态。放血疗法操作简单易行、效果显著、副作用少，广泛应用于治疗临床各种急、慢性疾病。放血疗法可治疗痤疮、黄褐斑、带状疱疹及后遗症、荨麻疹、湿疹、瘙痒症等皮肤疾病。

适应证

　　痤疮、玫瑰痤疮、面部皮炎、银屑病、湿疹、带状疱疹、荨麻疹、结节性红斑、黄褐斑等。

禁忌证

　　1. 特殊部位　皮肤破损处、皮肤发炎处、外伤骨折处、皮肤不明原因包块处等。

　　2. 特殊人群　凝血功能障碍者、血管受损后不易止血者、有出血倾向者、瘢痕体质者，以及妊娠期、哺乳期及月经期女性，过饥、过饱者。

　　3. 疾病禁忌　血小板减少性紫癜、白血病、传染性皮肤病、过敏性皮炎。

操作准备

1. 操作者准备

（1）仪表端庄，着装整洁，符合职业要求。

（2）核对医嘱，评估患者的主要症状、凝血功能、操作部位的皮肤情况、对疼痛的耐受程度、是否处于妊娠期或月经期，评估操作环境、患者合作程度，做好沟通、告知、解释工作。

（3）洗手，戴口罩，戴无菌手套。

（4）备齐用物，携至床旁。

2. 物品准备 基础治疗盘（内置碘伏、棉签）、一次性针头、一次性医用帽子、无菌手套、无菌纱布。

3. 患者准备 治疗前向患者做好解释工作，讲明操作的目的、方法和注意事项，取得患者的配合。

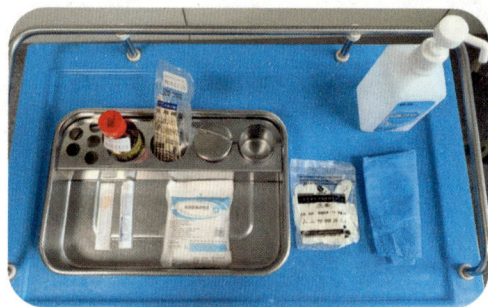

⚙ 操作方法

1. 正确定位 协助患者取平卧位，请患者佩戴一次性医用帽子，操作者遵医嘱正确选取放血部位或腧穴。

2. 皮肤消毒 碘伏棉签以治疗部位或腧穴为中心进行常规消毒2次，由内向外消毒，消毒范围直径＞5cm。

3. 放血疗法 操作者佩戴无菌手套，左手拇指将治疗区皮肤轻轻捏起，右手持一次性无菌注射器针头浅刺治疗部位或选定腧穴，随即出针，频率一般为每秒4~5针，点刺间隔2~3mm，深度0.5~1mm，以少量出血为度。

4. 治疗结束 用棉签或无菌纱布轻轻按压针眼处，直至针眼处止血为止。碘伏棉签或碘伏无菌纱布消毒局部，嘱患者48小时内针刺部位避免沾水。

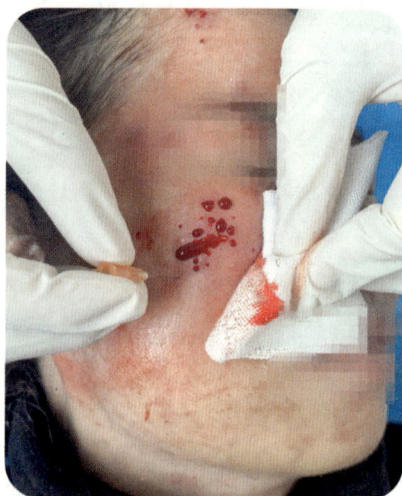

⚠ 注意事项

（1）操作前与患者充分沟通，消除其紧张心理，使其保持平静状态。

（2）严格落实无菌操作规范。

（3）进针准确、熟练，操作过程中注意手法轻、浅、快、准，可适当增加出血量，但不宜过多。

（4）患者治疗后48小时内针刺部位避免沾水，保持创面清洁干燥。

（5）女性治疗时，应注意避开月经期。

（6）治疗后出现瘀点、瘀斑多属正常反应，可不予处理，1~2周内可自行消退。

（7）部分针眼处可出现痂皮，切勿用手剥脱，应待其自然脱落。

疗效机制

1. 除恶血 《灵枢》曰："宛陈则除之，出恶血也"。刺络放血疗法基于"从血论治"的基本治疗原则，通过放血刺激局部经络，达到沟通表里、调和气血、促进皮损消退的作用。

2. 调气血 《素问·至真要大论》云"疏其血气，令其调达，而致和平"。气血经络通畅调达是治疗疾病的基础。放血治疗可以疏通经络、调畅气血，使机体恢复正常的生理状态。

3. 通经络 《灵枢·经脉篇》云："经脉者，能决死生……不可不通"。放血疗法通过刺破脉络或脉络分布区（如孙络、浮络之所在）使之出血，将体内的瘀血、邪气排出体外，疏通经络阻塞处，达到通经络的治疗效果。

4. 衡阴阳 局部放血可以刺激穴位，调节气血运行，使气血重新分布，达到阴阳平衡。

不良反应及处理方法

1. 疼痛

临床表现：放血局部疼痛。

处理方法：对疼痛不耐受的患者，操作前可局部外敷复方利多卡因乳膏。

预防措施：操作前，告知患者操作流程，平复其紧张情绪。操作过程中，注意观察患者的反应，及时询问患者的感受，可给予减压球分散注意力。

2. 晕针

临床表现：患者出现心悸、心慌、面色苍白、头晕、恶心，甚至晕厥。

处理方法：立即停止操作，让患者平躺休息，给予饮温水或糖水，测量生命体征，吸氧。可按揉合谷、内关等穴，必要时迅速采取急救措施。

预防措施：操作前，确保患者为非空腹状态，且与患者进行充分的沟通，告知其操作流程，消除紧张、焦虑的心理状态。

3. 感染

临床表现：治疗后，局部皮肤出现红肿、渗出等炎性反应。

处理方法：遵医嘱给予抗生素软膏局部外用，严重者给予系统性治疗。

预防措施：严格执行无菌操作，操作过程中严格消毒。治疗后48小时内针刺部位勿沾水，勿擅自使用外用药物。

4. 血肿

临床表现：针刺部位出现皮下血肿样包块。

处理方法：局部肿胀疼痛时，先用冰袋间断冷敷，24~48小时后，血肿不再增大，再行热敷。

预防措施：治疗结束后，做好局部按压。

现代研究

1. 抗炎止痒　放血治疗直接作用于血管壁，破坏了局部血管的完整性，刺激内皮细胞并使其活化，产生了既具有循环激素的作用，又可发挥局部激素效应的生物活性物质，起到抗炎的作用。

2. 通络止痛　刺络放血可以增强对中枢神经系统和传入神经的抑制，提高内啡肽、5-羟色胺及其代谢产物水平，从而发挥镇痛作用。

3. 调节免疫　刺血疗法通过直接排出血液，改善局部微循环，调节"神经－内分泌－免疫系统"。放血疗法能调节免疫功能，发挥对神经体液的调节作用，改善血管功能，促使有毒、有害物质的排出，促进机体新陈代谢。

第七节　耳部三联疗法技术

耳部三联疗法
技术视频

概述

　　耳部三联疗法技术是集耳穴刮痧、耳穴放血、耳穴贴压三种疗法为一体，通过刮痧疏通经络、活血化瘀、阳性点出痧；进一步耳穴放血祛瘀、通络除邪；给予阳性点或辨证选取相应耳穴贴压耳豆产生持续刺激，调节神经功能、调节脏腑功能，最大程度地发挥耳穴综合治疗的优势，达到整体调理的一项中医特色外治技术。

　　《黄帝内经》记载"耳者，宗脉之所聚也"，奠定了耳穴疗法的理论基础。明清时期，《针灸大成》等典籍进一步细化耳部反射区。

适应证

过敏性皮肤病，如荨麻疹、湿疹等；面部炎症性皮肤病，如痤疮、玫瑰痤疮、激素性皮炎等；带状疱疹神经痛；失眠；耳鸣等。

禁忌证

1. 特殊部位　耳部溃疡、湿疹、冻疮、破溃等皮损处。

2. 特殊人群　凝血功能异常者、妊娠期女性、有习惯性流产史者，以及过饥、过饱者。

3. 疾病禁忌　严重心脏病、急性传染病、严重器质性病变。

📝 操作准备

1. 操作者准备

（1）仪表端庄，着装整洁，符合职业要求。

（2）核对医嘱，评估患者的主要症状、既往史、凝血功能、耳部皮肤情况、进餐时间、对疼痛的耐受程度、是否处于妊娠期或月经期，以及胶布、乙醇等过敏史，评估操作环境，做好沟通、告知、解释工作。

（3）洗手，戴口罩，戴无菌手套。

（4）备齐用物，携至床旁。

2. 环境准备　操作环境要求安静、整洁。

3. 物品准备　刮痧板（大小适宜）、刮痧油、耳穴探棒、王不留行籽或其他丸状物、75% 乙醇消毒液、无菌纱布、一次性针头、棉签、帽子、无菌手套。

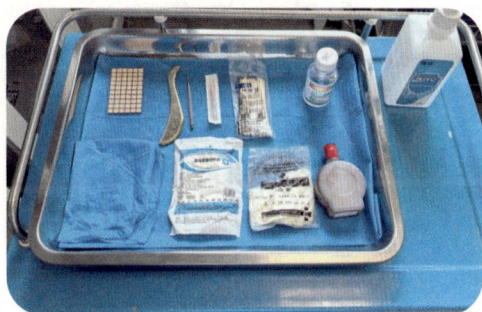

4. 患者准备

（1）操作前与患者充分沟通，告知操作方法与注意事项，取得患者的配合。

（2）协助患者取合理舒适的体位，充分暴露耳部。

⚙️ 操作方法

1. 操作前准备　评估患者全身的情况，望诊和触诊检查耳部皮肤，确定耳部全息铜砭刮痧方案，涂刮痧油循环按摩打开耳郭小周天和大周天，促进全身气血运行。

2. 耳穴按摩

（1）小周天：心血管皮质下 – 脑垂体 – 脑干 – 甲状腺 – 对耳轮内侧缘；颈 – 胸 – 肋缘下 – 腹 – 对耳轮下脚至交感 – 出走外交感 – 沿耳轮升部下降至外耳 – 耳屏前 – 目 – 升压点。

（2）大周天：耳轮颈项部开始，沿轮 4– 轮 3– 轮 2– 轮 1– 耳尖 – 上耳根至耳郭前，耳屏前缘 – 耳垂前缘 – 耳垂下缘向外上方与轮 4 汇合。

3. 耳穴刮痧

（1）涂抹刮痧油：耳穴刮痧在耳郭穴位上涂以刮痧油，左手托住耳郭，右手持刮板以 45° 斜角平面朝下，自下而上、由外而内顺序刮拭。

（2）耳部全息基础刮痧：包括耳前及耳后各个部位。耳前刮痧部位依次是耳垂 – 耳轮 – 耳周 – 对耳轮 – 耳甲腔 – 耳甲艇 – 耳甲 – 三角窝 – 耳前。耳部背面具体刮痧方向依次是耳垂背面 – 耳轮尾背面 – 耳轮背面 – 对耳轮后沟 – 对耳屏后沟 – 耳甲腔后隆起 –

耳轮脚后沟－耳甲艇后隆起－对耳轮下脚后沟－三脚窝后隆起－耳后至胸锁乳突肌。

（3）根据辨证重点选择刮痧部位。

4. 耳穴放血

（1）既可依据病情辨证选择相应耳穴，也可依据症状选定穴位后用耳穴探测器探查阳性反应点作为放血点。

（2）75% 乙醇消毒液擦拭耳郭。

（3）左手固定耳郭，右手持注射针头或采血针，拇指、示指两指捏住针柄，中指指腹抵住针身上端，露出少许针尖，以控制针刺深浅度，避免针刺过深。对准耳穴迅速刺入 0.1~0.2cm，随即将针退出。轻轻挤捏针孔周围，使之出血，用 75% 乙醇棉签或蘸取 75% 乙醇消毒液的无菌纱布擦拭。放血量：少量为 3~5 滴，中量为 6~8 滴，多量为 10 滴以上。根据病情需要，最多可放血 1~2ml。放血量的多少应根据患者病情及身体情况综合考虑。

（4）放血部位及功效

耳轮各穴放血：消炎、退热、止痛。

耳尖放血：退热、消炎、镇静、止痛。

结节放血：平肝潜阳、消炎止痛。

屏尖放血：退热、消炎镇静、止痛。

耳背沟放血：清泻肝火、降血压。

耳背放血：消炎、消肿、止痒。

5. 耳穴压豆

根据疾病选择相应的耳穴，如肺、肝、脾、神门、风溪、交感、内分泌等。耳穴探棒寻找穴位敏感点，贴压耳豆。贴压过程中，询问患者的感受。酸、麻、胀、痛为正常

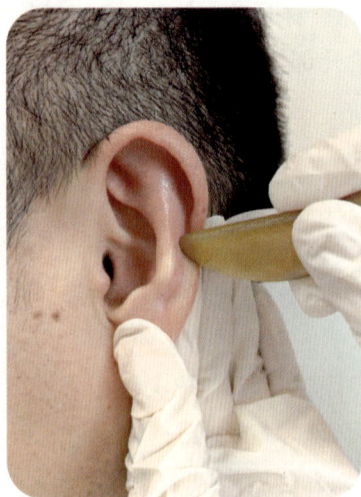

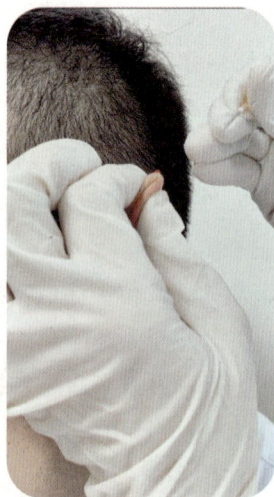

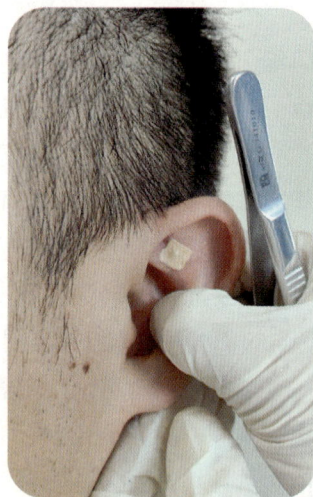

得气的表现。指导患者正确按压（具体按压方法参见"耳穴压豆技术"）。

⚠ 注意事项

（1）进行耳部三联疗法前，应对患者的身体状况进行全面评估，掌握禁忌证。耳部疼痛、耳心痛、耳心红、耳肿流脓者不宜刮痧。

（2）耳穴放血时，严格遵守无菌操作规范，避免感染。

（3）耳部皮肤破损、感染者，以及有出血倾向者，禁止进行此疗法。

（4）刮痧动作要轻柔，力度适中，以略有热胀感、微痛感为佳。刮痧油不宜过多，防止滑入耳内。

（5）刮痧后1周，耳部有少许水肿属于正常现象，1周左右水肿可自行消退。刮痧频次应根据患者的具体情况而确定。

耳部三联治疗后，48小时内不宜沾水，保持局部皮肤干燥。

✳ 疗效机制

1. 耳部刮痧

（1）疏通经络：通过物理刮擦推动气血运行，改善皮肤营养供应，加速代谢产物（如角质细胞、毒素）排出。

（2）调节免疫：刺激皮肤神经末梢，释放内啡肽等物质，缓解瘙痒和变态反应，适用于慢性荨麻疹、湿疹。

2. 耳部放血

（1）清热解毒：放血可快速降低局部血流量，减少炎症因子［如白介素–6（IL–6）、肿瘤坏死因子–α（TNF–α）］的聚集，缓解红、肿、热、痛。

（2）祛瘀生新：排除瘀积的血液和代谢废物，促进新生组织修复，适用于毛囊炎、疖肿等感染性疾病。

3. 耳穴压豆

（1）经络调节：耳部穴位与人体脏腑经络相连，刺激耳穴可调节气血、平衡阴阳，改善局部微循环。

（2）免疫调节：通过神经–内分泌反射，激活免疫细胞（如巨噬细胞、T淋巴细胞），增强皮肤抗炎及修复能力。

（3）内分泌调节：部分耳穴（如内分泌点）可影响"下丘脑–垂体–肾上腺轴"，调节激素水平，适用于痤疮、黄褐斑等皮肤病。

不良反应及处理方法

1. 晕针

临床表现：患者出现面色苍白、头晕、胸闷、心慌、恶心、出冷汗等症状。

处理方法：立即停止操作，协助患者躺平休息，饮温水或糖水，按揉人中、太阳穴等穴位，密切观察生命体征，遵医嘱做好相应处理。

预防措施：嘱患者勿空腹时、过度疲劳时接受治疗。有晕针史者慎做。

2. 耳部血肿

临床表现：治疗后，耳部皮肤出现血肿。

处理方法：有血肿发生时，要及时按压，使用干棉签按压出血点 1 分钟左右，以防止血肿扩大。一般情况下，血肿在 2 天左右可消失。

预防措施：耳穴放血时，挤压方法要注意，不得在点刺耳穴局部挤压，要从远端向近端慢慢地轻轻挤压，以防血肿发生。

3. 感染

临床表现：耳朵胀痛，针尖处发红。

处理方法：局部涂抹碘伏消毒，或涂抹抗生素药膏治疗。

预防措施：操作时，严格规范消毒，注意无菌操作，防止感染。

4. 耳贴过敏

临床表现：耳穴粘贴部位皮肤出现红、肿、痒等不适。

处理方法：立即取下耳贴，做好消毒、观察工作，必要时遵医嘱使用抗过敏药物。

预防措施：治疗前询问患者是否对胶布过敏，若过敏，改用脱敏胶布。

现代研究

1. **调节"神经－免疫－皮肤轴"** 耳部刺激通过迷走神经和"脊髓－丘脑"通路影响中枢神经系统，调节皮肤免疫反应（如抑制 NF-κB 炎症通路）。耳穴与内脏器官的反射联系（耳部"全息理论"）可能通过体表－内脏反射调节皮肤状态。

2. **内分泌调节** 耳穴（如内分泌穴）刺激可影响皮质醇、性激素水平，间接治疗痤疮、多毛症等激素相关性皮肤病。

3. **局部微循环改善** 耳穴综合治疗可增加耳部血流量，通过神经反射改善面部或全身皮肤循环。

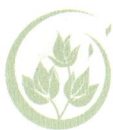

第四章
皮肤科其他外治技术

第一节　刮痧技术

刮痧技术视频

概述

　　刮痧技术是在中医经络腧穴理论指导下，应用边缘钝滑的器具，如牛角类、砭石、铜砭类等刮板，蘸上刮痧油或润滑剂等介质，在体表一定部位反复刮动，使局部皮肤出现痧点、痧斑，通过其疏通腠理，驱邪外出；疏通经络，通调营卫，调和脏腑功能，达到防治疾病目的的一种中医外治技术。

　　以砭石治疗疾病在春秋战国时期便有文字记载。元代医家危亦林所著《世医得效方》较早地对痧证作了明确记载。清代刮痧疗法盛行，清代医家郭志邃所著《痧胀玉衡》一书对痧证作了较为详细的论述。吴尚先所著《理瀹骈文》是一部外治法专著，总结了不少刮痧疗法的运用，如"阳痧腹痛，莫妙以瓷调羹蘸香油刮背，盖五脏之系，咸在于背，刮之则邪气随降，病自松解。"

适应证

湿疹、特应性皮炎、荨麻疹、皮肤瘙痒症、神经性皮炎、带状疱疹、痤疮、黄褐斑、斑秃等皮肤病。

禁忌证

1.特殊部位　皮肤破损、溃烂、出血、感染处。

2.特殊人群　凝血功能异常者、月经期女性、贫血者、过饥者、过饱者、过度劳累者等。

3.疾病禁忌　严重心血管疾病、肝肾功能不全、传染性皮肤病、出血性疾病（如血小板减少性紫癜）、白血病等。

📑 操作准备

1.操作者准备

（1）仪表端庄，着装整洁，符合职业要求。

（2）核对医嘱，评估患者的主要症状、凝血功能、操作部位的皮肤情况、对疼痛的耐受程度、是否处于妊娠期或月经期，评估操作环境、患者合作程度，做好沟通、告知、解释工作。

（3）洗手，戴口罩，戴无菌手套。

（4）备齐用物，携至床旁。

2.物品准备
治疗盘、刮痧板（铜砭，以及牛角类、砭石类等刮痧板）、介质（刮痧油、清水、润肤乳等）、毛巾、纱布、手套，必要时备浴巾、屏风等物品。

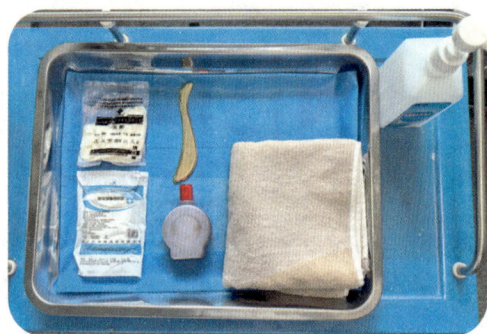

3.患者准备

（1）告知患者排空二便。

（2）根据刮痧部位，协助患者取舒适的体位。

（3）暴露刮痧部位，保暖。

⚙️ 操作方法

1.确定刮痧部位 核对医嘱，评估患者，遵医嘱确定刮痧部位。

2.准备刮痧板 根据刮痧部位准备适宜的刮痧板，检查刮具边缘有无缺损。

3.实施刮痧治疗 刮痧板蘸取适量介质涂抹于刮痧部位。单手握板，将刮痧板放置于掌心，用拇指和示指、中指夹住刮痧板，无名指、小指紧贴刮痧板边角，从三个角度固定刮痧板。刮痧时利用指力和腕力调整刮痧板角度，使刮痧板与皮肤之间的夹角约为45°，以肘关节为轴心，前臂做有规律的移

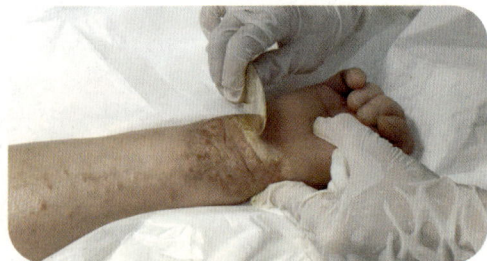

动。刮痧顺序一般为先头面后手足，先腰背后胸腹，先上肢后下肢，先内侧后外侧。逐步按顺序刮痧，刮痧时用力要均匀，由轻到重，以患者能耐受为度，注意单一方向，不要来回刮。一般刮至皮肤出现红紫为度，或出现粟粒状、丘疹样斑点，或条索状斑块等形态变化，并伴有局部热感或轻微疼痛为宜。对于不易出痧者或出痧较少者，不可强求出痧。

4.观察刮痧部位 观察病情及局部皮肤颜色变化，询问患者有无不适，调节手法

力度；每个部位一般刮 20~30 次，局部刮痧时间一般为 5~10 分钟。

5. 常用刮痧手法

（1）轻刮法：刮痧板接触皮肤下压刮拭的力量小，被刮者无疼痛及其他不适感。轻刮后皮肤仅出现微红，无瘀斑。本法宜用于疼痛敏感部位，以及老年体弱者、虚证者。

（2）重刮法：刮痧板接触皮肤下压刮拭的力量较大，以患者能承受为度。本法宜用于腰背部脊柱两侧、下肢软组织较丰富处、青壮年体质较强者及实证、热证、痛证者。

（3）直线刮法：又称直板刮法，是用刮痧板在人体体表进行具有一定长度的直线刮拭。本法宜用于身体比较平坦的部位，如背部、胸腹部、四肢部位。

（4）弧线刮法：刮拭方向呈弧线形，刮拭后体表出现弧线形的痧痕，操作时刮痧方向多循肌肉走行或根据骨骼结构特点而定。本法宜用于胸背部肋间隙、肩关节和膝关节周围等部位。

（5）摩擦法：将刮痧板与皮肤直接紧贴，或隔衣布进行有规律的旋转移动，或直线式往返移动，使皮肤产生热感。此法宜用于麻木、发凉或绵绵隐痛的部位，如肩胛内侧、腰部和腹部；也可用于刮痧前，使患者放松。

（6）梳刮法：使用刮痧板或刮痧梳从前额发际处，即双侧太阳穴处向后发际处做有规律的单向刮拭，如梳头状。此法宜用于斑秃、头痛、头晕、失眠和精神紧张等病症。

（7）按揉法：刮痧板在穴位处做点压按揉，点压后做往返或顺逆旋转。操作时，刮痧板应紧贴皮肤不滑动，每分钟按揉 50~100 次。此法宜用于太阳、曲池、足三里、内关、太冲、涌泉、三阴交等穴位。

（8）角刮法：使用角形刮痧板或让刮痧板的棱角接触皮肤，与体表成 45° 夹角，自上而下或由里向外刮拭。此法宜用于四肢关节、脊柱两侧、骨骼之间和肩关节周围，以及风池、内关、合谷、中府等穴位。

（9）边刮法：用刮痧板的长条棱边进行刮拭。此法宜用于面积较大的部位，如腹部、背部和下肢等。

（10）平推法：刮痧板与体表成 5°~15° 的夹角，单方向推动皮肤，用于额部、颈部等部位刮痧，如推鱼尾纹等可应用平推法。操作时，可单手持板，推动过程中另一只手固定被推皮肤，防止牵拉皮肤，注意手法柔和，力量一致。

6. 刮痧定经选穴原则

刮痧的定经、选穴主要依据经络辨证。选穴、配穴是在分析病因、病机后，明确病因、病机、辨证立法的基础上，选择适当的腧穴和刮痧手法、补泻手法组合而成，是刮痧治病的关键步骤。选穴原则有：

（1）局部取穴：即在患病肢体、脏器、组织、器官的周围局部选取相关腧穴，是根据"腧穴所在，主治所在"的治疗规律而选穴。多用于治疗病变部位比较明确、比较局限的疾病，以及某些器质性病变，如神经性皮炎、节段型白癜风、带状疱疹、循经发作的皮肤病等。

（2）临近取穴：在距离病变部位比较接近的范围内取穴，如皮损临近处选穴实施刮痧治疗。前后对应选穴法亦属于临近选穴，除可以取腧穴之外，也可以取对应的阿是穴。方法是先在胸腹（或腰背）部探明阳性反应点，然后向腰背（或胸腹）部划一水平弧线，在与阳性反应点相对之处定穴，此法多用于治疗胸腹或腰背部疼痛性疾病。皮肤科常用于治疗带状疱疹等疾病。

（3）远端选穴：在距离病变部位较远的地方选穴。《黄帝内经》称之为"远道刺"。此种选穴方法紧密结合经脉的循行，体现了"经脉所通，主治所及"的治疗规律。特别适用于在四肢肘膝关节以下选穴，用于治疗头面、五官、躯干、内脏疾病。《四总穴歌》之"肚腹三里留，腰背委中求，头项寻列缺，面口合谷收"就是远端选穴的典范。

（4）辨证选穴：临床中有许多疾病，如发热、失眠、健忘、多梦、贫血、月经不调等，均属于全身性疾病，单纯应用按部位选穴的方法施治有所局限，需根据疾病的性质进行辨证分析，将病证归属于某一脏或某条经脉，然后按经取穴。例如，湿疹属脾虚湿蕴者，选取足太阴脾经穴位；带状疱疹属肝胆湿热者，选取足厥阴肝经和足少阳胆经穴位。

7. 刮痧完毕 清洁局部皮肤，协助患者穿好衣物，安置舒适的体位，整理床单位。

⊙ 注意事项

（1）操作前应详细了解病情，特别注意不宜进行刮痧治疗的疾病，如严重心血管疾病、肝肾功能不全、有出血倾向的疾病、感染性疾病，以及皮肤疖、肿、包块。此外，极度虚弱者、皮肤过敏者也不宜进行刮痧术。

（2）空腹及饱食后不宜进行刮痧术。

（3）急性扭挫伤、皮肤出现肿胀破溃者不宜进行刮痧术。

（4）刮痧不配合者，如醉酒者、精神分裂症患者、抽搐者，均不宜进行刮痧术。

（5）孕妇的腹部、腰骶部不宜进行刮痧术。

（6）刮痧前，检查刮痧器具是否光滑，是否有损伤和锐角，避免划伤患者。

（7）首次刮痧时，取穴宜少不宜多，手法要柔和、有序，时间易短，但应保证治疗效果。

（8）刮痧以出痧为度，不可强求出痧。需了解影响出痧多少的因素，选经、选穴是否准确是影响出痧的主要因素。一般情况下，虚证、寒证出痧较少，实证、热证出痧较多；阴经相比阳经不易出痧；室温过低不易出痧；肥胖者和肌肉丰厚者不易出痧。

（9）刮痧过程中，应注意询问患者的感受，根据病情调节刮痧的力度、时间频次。刮痧过程中，若出现头晕、目眩、心慌、出冷汗、面色苍白、恶心欲吐，甚至神昏仆倒等晕刮现象，应立即停止刮痧，取平卧位，通知医生进行相应处理。

（10）刮痧部位皮肤出现风疹样反应，伴轻微疼痛、蚁行感，属于正常现象，可自然消退。

疗效机制

1. 疏通经络，调和气血 刮痧疗法可通过刮痧、出痧过程形成一种刺激素，通过经络、络脉传导至相关经脉，乃至相关脏腑，来调节气血运行，疏通经络，从而改善脏腑功能，使阴阳趋于平衡。

2. 泻火解毒，祛湿化浊 通过刮痧，可将外感火热之邪、体内郁火通过皮毛腠理排出体外。同时，刮痧可增强局部血液循环，调动全身的机能状态，加快新陈代谢，达到祛湿化浊的功效。

3. 活血化瘀，祛瘀生新 刮痧能增强局部血液循环，改变毛细血管的通透性，增加局部组织的血流量，祛除血液中的瘀结及毒素，达到活血化瘀、祛瘀生新的功效。

4. 行气止痛，调畅气机 刮痧疗法通过局部治疗可调畅气机、改善血液运行，同时，可刺激末梢神经，通过经络信息的传递，调节人体机能，达到镇痛的作用。

不良反应及处理方法

1. 晕痧

临床表现：患者出现头晕、面色苍白、心慌、冷汗、恶心呕吐，甚至意识丧失的症状。

处理方法：立即停止刮痧，让患者卧床休息，饮用温水或糖水。按压人中、内关、足三里、涌泉等穴位，密切观察患者血压、心率的变化。严重者，按晕厥做出相应处理。

预防措施：对于初次刮痧治疗者，做好告知、解释工作。嘱患者切勿在空腹或过度疲劳状态下接受治疗。刮痧过程中，操作者要注意观察患者的反应，随时询问患者的感受，发现异常及时处理。

2. 皮肤破损

临床表现：患者皮肤出现破损、出血、疼痛。

处理方法：如出现皮肤破溃，应向患者做好解释工作。破溃区域较小者，基本可自行痊愈；破溃区域较大者，遵医嘱给予对症处理。

预防措施：治疗前，评估患者皮肤的情况，以及对疼痛的耐受程度。刮痧前，操作者确保刮具边缘光滑无缺损，同时充分润滑操作部位皮肤。刮痧时，操作者需用力均匀，以患者能耐受为度。对于不易出痧或出痧少的患者，不可强求出痧。

3. 刮痧介质过敏

临床表现：治疗部位皮肤出现红肿、灼热、瘙痒等表现。

处理方法：出现皮肤过敏反应，应立即温水冲洗并擦拭干净过敏处皮肤。如局部红肿、灼热明显，可给予3%硼酸溶液冷湿敷。待急性期的皮肤红肿、灼热消退，局部皮肤紧绷伴脱屑时，给予弱效糖皮质激素乳膏外用，或医用保湿剂外涂，以缓解局部紧绷、干燥等不适。

预防措施：治疗前，详细询问患者过敏史，若存在介质过敏，则谨慎操作。过敏体质者慎做。

🖥 现代研究

1. 抗炎排毒　刮痧可使血液循环增强，血管的紧张度与黏膜的渗透性改变，使新陈代谢旺盛，使组胺、5-羟色胺、白介素等致痒物质加速排除，充血部位血液交换增加，杀菌能力与炎性渗出物的吸收得以加强。

2. 止痒止痛　刮痧可降低血清组胺和IgE水平，减轻皮肤炎症。刮痧能通过激活皮肤神经末梢释放内啡肽，缓解皮肤瘙痒症状。刮痧刺激可通过C类神经纤维传递信号，影响中枢神经系统对皮肤状态的调控，降低皮肤瘙痒或疼痛敏感性。

3. 减少渗出　刮痧产生的机械刺激可激活皮肤中的免疫细胞（如巨噬细胞、树突状细胞），释放抗炎细胞因子（如IL-10），抑制促炎性细胞因子（如TNF-α、IL-6）的过度表达，缓解局部红、肿、热、痛。同时，刮痧疗法可改善血管通透性，通过降低毛细血管扩张和渗出，减少炎症介质堆积，适用于急性皮炎、湿疹渗出期。

4. 皮肤屏障功能　刮痧机械力可加速表皮角质细胞脱落，抑制过度角化。通过刺激真皮成纤维细胞分泌胶原蛋白和透明质酸，增强皮肤韧性及水合度，改善干燥、脱屑症状。

5. 免疫功能调节　刮痧使局部皮肤毛细血管扩张渐至部分破裂，血流外溢，给皮肤局部造成瘀点、瘀斑，化为一种刺激源，形成一种反馈信息，以活跃的生理机能，改善血液循环，促进细胞代谢，增强机体免疫力，从而产生非特异性脱敏、抗炎等综合作用。

🦶 刮痧选穴

1. 湿疹

主经：手太阴肺经、手少阴心经、足太阴脾经。

主穴：阿是穴（发疹区、无渗出处）、大椎、肺俞、曲池、脾俞、足三里。

2. 荨麻疹

主经：手太阴肺经、手少阳三焦经、足太阴脾经、足阳明胃经。

主穴：大椎、曲池、风市、血海、足三里、膈俞、心俞、肺俞。

3. 痤疮

主经：手太阴肺经、足太阴脾经、足太阳膀胱经、督脉。

主穴：肺俞、心俞、膈俞、肝俞、脾俞、胃俞、大椎、血海、足三里、丰隆、三阴交。

第二节　面部美容刮痧技术

面部美容刮痧
技术视频

💡 概念

面部美容刮痧技术是将人体面部经络走向和穴位分布与皮肤淋巴和纹理走向相结合，在面部涂抹刮痧油或刮痧乳作为介质，用刮痧板配合一定的手法进行治疗的特色中医美容技术。不同刮痧板及刮痧介质的作用效果各有不同。

面部刮痧是根据刮痧原理派生而来的。面部美容刮痧有轻柔点按手法、特定穴位及经络刮拭法等方法。通过体表经络、腧穴刺激调节气血，增强新陈代谢，达到美容之目的。

✓ 适应证

黄褐斑、雀斑、日晒斑、老年斑、面部色素沉淀等；眼角鱼尾纹、额头皱纹等皮肤皱纹；嘴角下垂等面部松弛；毛孔粗大、肤色暗黄；面部痤疮。

✕ 禁忌证

1. 特殊部位　皮肤破损、发炎处；面部溃烂、出血处；皮肤敏感处；严重痤疮处。

2. 特殊人群　凝血功能异常者、妊娠期女性、月经期女性、严重贫血者、面部进行角质治疗者、过度疲劳者、皮肤容易过敏者、过饥者、过饱者等。

3. 疾病禁忌　严重心血管疾病、肝肾功能不全、出血性倾向疾病（如血小板减少性紫癜、白血病等）、传染性皮肤病。

📝 操作准备

1. 操作者准备

（1）衣帽整洁，洗手，戴口罩，保持手部温暖。

（2）核对医嘱，评估患者的主要症状、凝血功能、过敏史、面部皮肤情况、是否处于妊娠期或月经期，评估操作环境，做好沟通、告知、解释工作。

2. **物品准备**　洗面巾、刮痧油、刮痧板（铜砭、玉石、砭石等）、一次性发带。

3. **患者准备**　治疗前向患者做好解释工作，介绍治疗目的、方法及意义，取得患者配合。告知患者清洁面部皮肤，需无任何化妆品及清洗剂残留。

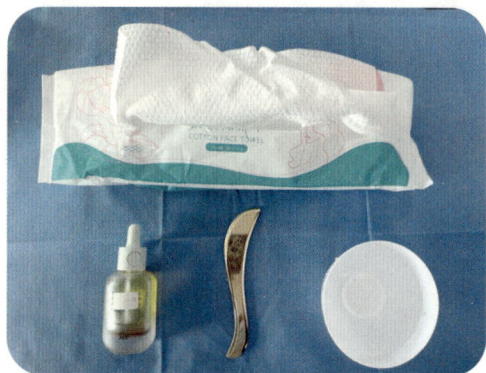

⚙️ **操作方法**

1. **操作前准备**　清洁患者面部，协助患者佩戴一次性发带，给患者面部涂抹刮痧油，选择适宜的刮痧板。

2. **面部刮痧**　力度均匀，角度适宜，以皮肤出现微红为宜，不可强行出痧，每条线路进行9次，具体线路步骤如下：

第一步：面颊

①承浆→听宫

②地仓→听宫

③迎香→耳门

④鼻通→耳门

第二步：眼周

①睛明→太阳

②睛明→瞳子髎

第三步：额头

①攒竹→太阳

②额头分三段→太阳穴

按上述刮痧路线，刮痧提拉另一侧脸颊。

第四步：口周　打圈式刮9次。

第五步：鼻部　由鼻尖、鼻根、印堂向神庭刮9次。

第六步：额头　向上刮至微红。

第七步：从发际至耳后再至锁骨轻刮，向下排颈部淋巴液。

3. **刮痧后**　刮痧板轻轻按抚全脸。

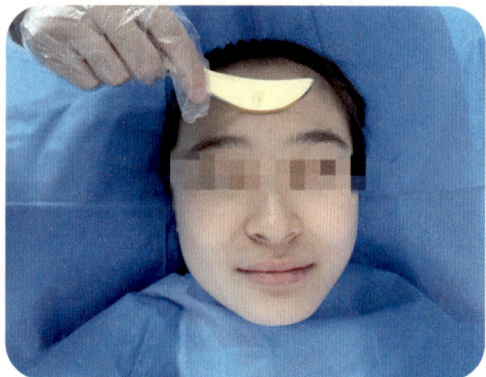

⚠️ **注意事项**

（1）刮痧时应避风，保持室温适宜，避免冷风直吹。

（2）采取卧位刮痧时，注意身体保暖。

（3）刮痧前清洁面部皮肤时，严禁使用有去角质层或软化角质层功能的洁面用品。

（4）一定要先涂刮痧油后再进行面部刮痧，严禁在未涂润滑剂时直接刮痧面部皮肤。

（5）按照肌肉纹理走向进行刮痧，刮痧时要注意时刻保持向上提升的方向及刮痧力度。

（6）做过角质层治疗者治疗后 28 天内不可面部刮痧。

（7）面部有红血丝处酌情轻刮或禁刮。

（8）面部刮痧结束后，如需敷面膜，应先用温水洁面。

（9）刮痧结束后，可饮适量温水补充水分，并促进代谢产物排出。

（10）面部刮痧结束半小时后，方可室外活动。

🌿 疗效机制

1. 疏通经络，调和气血　刮痧作用于面部经络及穴位（如足阳明胃经、足少阳胆经、手少阳三焦经等），可促进气血运行，缓解因气滞血瘀导致的皮肤暗沉、痤疮、皱纹等问题。《痧胀玉衡》记载，刮痧可"通阳散郁"，改善面部"痧毒"积聚引起的色斑。

2. 扶正祛邪，平衡阴阳　刮痧产生的"痧象"（红紫色瘀点）被视为体内邪气外排的标志，通过排出湿热、痰浊等"毒素"，恢复肌肤阴阳平衡。

🩹 不良反应及处理方法

皮肤过敏

临床表现：皮肤出现红、肿、热、痛等过敏症状。

处理方法：立即停止刮痧。如过敏严重，遵医嘱给予抗过敏治疗。

预防措施：严格掌握禁忌证。刮痧过程中，密切观察患者皮肤的情况。

🖥 现代研究

1. 养颜嫩肤，延缓衰老　面部刮痧可调节皮脂腺、汗腺的分泌，增强毛孔的自洁功能，清洁皮肤，促进新陈代谢，使皮肤洁净、毛孔细腻，延缓衰老。刮痧可使局部皮肤的纤维遭受一定破坏后重组，增加皮肤弹性，有效淡化皱纹。

2. 美白祛斑，改善色沉　面部刮痧治疗可给予皮肤良性刺激，改善面部血液循环，使气血调和。同时，面部刮痧可开通玄府，透邪外出，清除血液中的代谢产物，改善面部皮肤色泽，淡化黄褐斑、雀斑，焕发皮肤原本的清透洁净。

3. 提升面部，紧致肌肤　面部刮痧通过改善血液和淋巴液的循环，排掉多余的水分，对面部有明显的紧致作用。面部刮痧可增强面部肌肉的弹性、筋膜的柔韧性，达到紧致、提升面部肌肤的目的，改善和预防面部下垂的问题。

◎ 常用穴位与定位

神庭　头部，前发际正中直上 0.5 寸。

印堂　额头，两眉头中间。

攒竹　面部，眉头凹陷中，额切迹处。

鱼腰　额部，瞳孔直上，眉毛中。

瞳子髎　面部，眉头凹陷中，额切迹处。

睛明　面部，目内眦内上方，眶内侧壁凹陷中。

四白　面部，目正视，瞳孔直下，眶下孔凹陷处。

太阳　颞部，眉梢与目外眦之间，向后约 1 横指的凹陷处。

承泣　面部，瞳孔直下，眼球与眶下缘之间。

迎香　鼻翼外缘中点旁，鼻唇沟中。

地仓　面部，目正视，瞳孔直下，口角旁约 0.4 寸。

听宫　面部，耳屏正中与下颌骨髁突之间的凹陷中，张口时呈凹陷处。

耳门　面部，耳屏上切迹的前方，下颌骨髁状突后缘，张口凹陷处。

承浆　面部，颏唇沟正中凹陷处。

人中（水沟）　鼻唇沟上 1/3 与下 2/3 交界处。

✿ 特色中药剂型

三七中药精油

组成：三七、橄榄油等。

功效：活血化瘀、美容养颜。

第三节　耳穴压豆技术

耳穴压豆技术视频

💡 概述

　　耳穴压豆技术是采用一次性磁珠或菜菔子等丸状物，贴压于耳郭上的穴位或反应点，通过揉、按、压等手法，使局部出现热、麻、胀、痛等得气感觉，起到疏通经络，调和脏腑气血功能，促进机体阴阳平衡，达到治病、防病效果的一项中医适宜技术。

　　耳穴压豆技术归属于耳穴疗法，是针灸学的一个重要组成部分。《黄帝内经》对耳的生理、病理，以及耳郭的诊治有较详细的记载。《灵枢·口问》记载："耳者，宗脉之所聚也"。

✅ 适应证

湿疹、荨麻疹、银屑病、带状疱疹等皮肤病；痤疮、玫瑰痤疮、黄褐斑、面部衰老等面部问题；内分泌失调、肥胖等。

❌ 禁忌证

1. **特殊部位**　皮肤破损处，耳部溃疡、湿疹、冻疮、破溃等皮损处。
2. **特殊人群**　敏感体质者、年老体弱者、妊娠期女性。
3. **疾病禁忌**　严重心脏病、严重器质性病变。

📝 操作准备

1. 操作者准备

（1）仪表端庄，着装整洁，符合职业要求。

（2）核对医嘱，评估患者的主要症状、既往史，询问对胶布有无过敏史、对疼痛的耐受程度、是否处于妊娠期，查看耳部皮肤情况，做好沟通、告知、解释工作。

（3）洗手，戴口罩。

（4）备齐用物，携至床旁。

2. 物品准备　治疗盘、耳穴贴、弯盘、75% 乙醇消毒液、一次性棉签、探棒、镊子、耳模型。

3. 患者准备　协助患者取舒适的体位，暴露耳部皮肤。

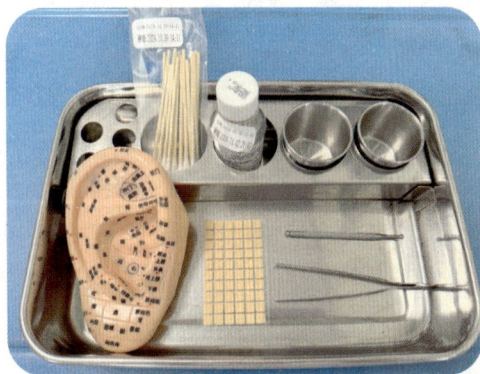

⚙️ 操作方法

1. 探查、选穴　根据患者的症状及中医辨证，持探棒依次探查患者耳朵敏感点，询问患者有无酸、麻、痛等得气的感觉，以寻找及选取最佳敏感点（耳穴贴压区）。

2. 消毒、贴压

（1）75% 乙醇棉签自上而下、由内到外、从前到后消毒耳部皮肤，待干。

（2）手持镊子夹取耳穴贴，压于相应穴位，询问患者的感受，以出现得气感受为最佳。

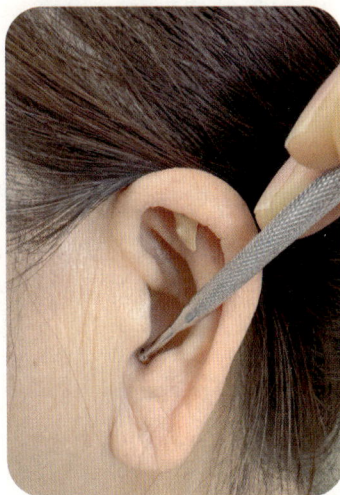

3.耳穴选穴原则

（1）根据相应部位取穴：根据人体的患病部位在耳郭的相应部位取穴，这是最基本、最常用的取穴原则。人体患病时，耳郭上相应部位会出现阳性反应，如变形、变色、压痛、丘疹、脱屑、血管充盈等。相应部位是诊断和治疗疾病的特定点，如头面部带状疱疹患者偏头痛取颞穴，前头痛取额穴，颠顶痛取顶穴，后头痛取枕穴，面部皮肤病取面颊穴。

（2）根据藏象学说和经络学说取穴：脏腑辨证是中医辨证治疗的核心，也是耳穴治疗的特点。如皮肤病，藏象学说认为"肺主皮毛"，故取"肺"；湿疹，藏象学说认为"诸湿肿满，皆属于脾"，故取"脾"健脾利湿；脱发，藏象学说认为"肾其华在发"，故取"肾"治疗；瘙痒性皮肤病，藏象学说认为"诸痛痒疮，皆属于心"，故取"心"清热凉血、安神止痒。中医经络理论也是耳穴贴压疗法的理论核心，如痤疮，中医学认为是肺胃郁热上熏于面而致，且患者多伴便秘，根据肺与大肠相表里的理论，取"肺、胃、大肠"等。

（3）根据西医学理论取穴：耳穴定位的形成是以遗传学、解剖学、胚胎学等为基础，以生理学、病理形态学为反映，以免疫学说、神经体液学说、神经反射学说为作用机制的一门多方位、多层次的医学。耳穴中许多穴名是以西医学名称命名的，如内分泌、肾上腺、皮质下、交感等，这些穴位的功能与西医学理论相一致，如肾上腺穴具有调节肾上腺和皮质激素的功能。肾上腺所分泌的激素有抗过敏、抗炎、抗风湿、抗休克的作用，故过敏性疾患、炎性疾病、风湿病、低血压，以及抢救休克时，均取肾上腺穴治疗。交感穴是内脏止痛要穴，内脏疼痛的传入神经主要是交感神经，是来自交感神经中的 C 类纤维传导的，刺激交感穴可对伤害性刺激传入信息产生抑制，使机体对疼痛刺激引起的感觉和反应受到抑制，内脏平滑肌痉挛状况得到缓解，提高疼痛阈值，带状疱疹、过敏性紫癜、急性荨麻疹引起的急性内脏疼痛均可取本穴治疗。

（4）根据临床经验取穴：临床发现，当取肾上腺、过敏区、耳尖、内分泌等抗过敏穴治疗过敏性皮肤病时，随着皮疹好转，过敏性鼻炎及哮喘亦明显好转；神门、枕二穴都有镇静安神、止痒的作用。

（5）根据穴位功能取穴：每个耳穴都各有其功能和主治，在选穴组方时，还要根据穴位功能考虑选取穴位。如屏尖、耳尖都有退热之功，故发热时常选取此二穴治疗。过敏区（风溪）有祛风止痒、抗过敏之效，故凡皮肤瘙痒症、荨麻疹等过敏性疾患均取此穴。过敏区、肾上腺、内分泌、耳尖（放血）是抗过敏四大要穴。

4.指导按压方法

（1）对压法：示指和拇指的指腹置于患者耳郭的正面和背面，相对按压至出现热、麻、胀、痛等感觉，持续对压 20~30 秒。本法对内脏痉挛性疼痛、躯体疼痛有较好的镇痛作用。

（2）直压法：指尖垂直按压耳穴至患者产生胀痛感，持续按压 20~30 秒，间隔少许，重复按压，每次按压 3~5 分钟。

（3）点压法：指尖一压一松地按压耳穴，每次间隔 0.5 秒，以患者感到胀而略沉重刺痛为宜，用力不宜过重。一般每次每穴可按压 27 下，具体可视病情而定。

5. 观察、询问及告知 贴压过程中，注意观察局部皮肤的情况，询问患者有无不适等。告知患者耳穴贴压期间，每日自行按压 3~5 次，每穴每次 1~2 分钟，若耳贴脱落，需及时通知医护人员。

⚠ 注意事项

（1）耳郭局部有炎症、冻疮或表面皮肤有溃破者不宜施行。

（2）有习惯性流产史的孕妇不宜施行。

（3）针对患者疾病的症状，结合中医辨证，探查寻找敏感点。

（4）棉签蘸取乙醇不可过于湿润，以不滴落为度，以免酒精流入患者耳道。

（5）患者侧卧位耳部感觉不适时，可给予适当调整。

（6）贴压后患者自行按摩时，以按压为主，手法宜从轻到重，切勿揉搓或过度重按，以免皮肤破损造成局部感染。

（7）对于过度饥饿、疲劳、精神高度紧张、年老体弱者，手法应轻柔，刺激量不宜过大。严重心脏病患者、高血压患者不宜进行强烈刺激。急性疼痛性疾病，如带状疱疹神经痛，宜重手法强刺激。

（8）贴耳贴时，每次选择一侧耳穴，双侧耳穴轮流使用。夏季易出汗，留置时间 1~3 天；冬季留置时间 3~7 天。

✻ 疗效机制

1. 整体调节，以表通里 中医认为，耳为"宗脉之所聚"，通过耳穴与全身经络、脏腑的对应关系（如肺穴对应皮肤、风溪穴祛风止痒、神门穴镇静止痛），刺激耳穴可激发经气，调节脏腑功能。皮肤病的发生多与肺（主皮毛）、脾（主运化湿浊）、肝（疏泄情志）等功能失调相关，耳穴压豆通过经络传导实现"脏腑 – 体表"的双向调节。

2. 调和气血，祛邪扶正 "气行则血行，血行则风自灭"，通过耳穴（如肝穴、膈穴）可改善气血运行，达到凉血解毒、润燥止痒的目的。临床研究显示，耳穴刺激可降低血清 IgE 水平，改善过敏体质。

3. 祛风除湿，透邪外出 针对湿热蕴结型湿疮等，刺激耳穴（如三焦穴、脾穴）可增强脾运化水湿的功能，配合神门穴镇静安神，可有效缓解瘙痒。

🗯 不良反应及处理方法

1. 耳贴疼痛

临床表现：耳豆贴压处疼痛不适。

处理方法：适当移动耳贴位置，或将耳贴取下。

预防措施：贴压过程中，随时询问患者的感受，调整好耳贴位置。

2. 皮肤过敏

临床表现：局部皮肤出现发红、发热、瘙痒、皮疹等过敏反应。

处理方法：立即取下耳贴。若为胶布过敏，选用粘贴纸或脱敏胶布代替。过敏严重者，遵医嘱内服或外用抗过敏药物对症治疗。

预防措施：治疗前，仔细询问患者的过敏史。

3. 耳豆掉入耳道

临床表现：耳贴松动，耳豆掉入耳道。

处理方法：立即请耳鼻喉科医生对症处理。

预防措施：耳穴贴压前，将耳部皮肤使用乙醇消毒，待干燥后方可贴压。耳穴贴压期间，局部应避免沾水，做好防水处理，以防耳豆贴脱落而掉入耳道。

🖥 现代研究

1. 神经－免疫调节　耳穴刺激可激活"迷走神经－胆碱能"抗炎通路，抑制促炎性细胞因子（如 IL-6）释放，减轻皮肤炎症反应。实验研究表明，耳穴治疗可调节人体免疫系统，降低 IgE 含量，增强人体免疫能力。

2. 抗炎、抗过敏　耳穴压豆可抑制肥大细胞脱颗粒，减少组胺释放，显著降低血清或局部皮肤中促炎性细胞因子水平，缓解红斑、肿胀、瘙痒。临床研究发现，耳穴压豆可降低特应性皮炎患者血清中 Th2 型细胞因子［白介素–4（IL-4）、白介素–13（IL-13）］水平，抑制 IgE 过度表达，减轻过敏反应。

3. 止痒与镇痛　刺激耳穴"风溪""耳中"等可促进内源性阿片肽（如 β– 内啡肽）释放，阻断瘙痒信号传导量；减少肥大细胞脱颗粒，缓解荨麻疹、湿疹等疾病的瘙痒症状。

4. 皮肤屏障修复　通过调节表皮脂质代谢相关基因，促进角质层完整性恢复，促进修复，改善特应性皮炎患者的皮肤屏障功能。

◎ 常见疾病选穴

1. 湿疹

主穴：过敏区、肺、肾上腺、内分泌。

配穴：湿热浸淫证，加肝、耳尖；脾虚湿蕴证，加脾、大肠、膈；血虚风燥证，加心、膈、枕。

2. 荨麻疹

主穴：肺、过敏区、内分泌、肾上腺、神门、膈、枕。

配穴：风寒证，加耳尖；气血两虚证，加心、肝；胃肠湿热证，加脾、大肠、小肠。

3. 银屑病

主穴：神门、内分泌、肺、耳尖、肾上腺。

配穴：血燥证，加肝、脾；气虚证，加交感、皮质下；湿热瘀阻证，加脾、大肠。

4. 带状疱疹

主穴：耳尖、神门、肝、肺、内分泌、阿是穴（根据疱疹部位选择相应的穴位）。

配穴：肝经郁热证，加胆；脾虚湿蕴证，加脾、大肠；气滞血瘀证，加皮质下、肾上腺。

5. 黄褐斑、面部衰老

主穴：肝、肺、肾上腺、内分泌、面颊。

配穴：脾虚痰湿证，加脾；肝肾不足证，加肾；气滞血瘀证，加皮质下。

◎ 操作用穴及功效

神门 降压点与盆腔穴连线的中、下 1/3 交界处。具有镇静安神、降压、止痛、止痒、消炎的功效，可治疗失眠、多梦、疼痛等。

耳尖 在耳轮顶端，耳郭向前对折的上部尖端处。耳尖放血有消炎、止痛、退热、降压、抗过敏等作用，可治疗发热、高血压、急性炎症（各种类型皆可）、皮肤病（各种类型皆可）。

过敏区（风溪） 在耳舟，指、腕两穴区之间。具有抗过敏、抗感染、抗风湿、提高免疫力的作用，可治疗荨麻疹、皮肤瘙痒症、过敏性皮肤病等。

心 在耳甲腔中心凹陷处。具有宁心安神、清泻心火的功效，可治疗口舌生疮、心脏疾患等。

肺 在耳甲腔内，心区下方。具有宣肺平喘、通调水道、疏风解表的功效。肺主皮毛，调节肺气，濡养皮肤，可治疗痤疮、皮肤瘙痒症、荨麻疹、扁平疣等。

肝 在耳甲艇的后下方。具有疏肝利胆、健脾和胃、疏泄祛风的功效，可治疗胁痛、带状疱疹等。

脾 在耳甲腔外上方，耳轮脚消失处与轮屏切迹连线的中点。"诸湿肿满，皆属于脾"，脾主运化及统血，可调节脾气，祛湿止痒，补益中气。

胃 在耳轮脚消失处。具有健脾益气、和胃降逆的功效。

肾　在对耳轮上下脚分叉处直下方的耳甲艇处。具有益肾降火、强腰壮骨、聪耳明目，滋补先天之本，提升自身免疫力的功效。

胰胆　在肝、肾两穴之间，胰在左耳，胆囊在右耳。可治疗带状疱疹、耳鸣、中耳炎、听力减退等。

内分泌　在耳甲腔底部，屏间切迹内 0.5cm 处。具有抗过敏、抗感染、抗风湿、利湿消肿的功效，可治疗过敏性疾病、痤疮、黄褐斑、痛经、月经不调等。

交感　在对耳轮下脚内 1/3 的内上方处。可用于内脏止痛（腹胀时禁用），对腺体有抑制作用。

皮质下　在对耳屏内侧面前下方，分为三区。可调节大脑皮层功能，治疗消化系统疾病及心血管系统疾病等。

枕　对耳屏外侧面外上方下缘中点。为止晕要穴，可止痒、安神、止痛、止咳、止吐，能治疗头晕、头痛、神经衰弱、皮肤瘙痒等。

肾上腺　在耳屏下部隆起的尖端。可抗过敏、抗感染、退热，解痉镇痛，治疗过敏性疾病等。

面颊　在耳垂 3、5、6 区交界周围。为美容要穴，可治疗痤疮、扁平疣等。

便秘点　与坐骨神经、交感呈等边三角形的对耳轮下脚的上缘处。可治疗便秘。

第四节　艾灸疗法技术

艾灸疗法技术视频

概述

艾灸疗法技术，又称"灸法"或"灸疗"，是将艾绒制成的艾条或艾炷，或与其他药物共同制成的药艾炷和穴位皮肤间隔，借间隔物的药力和艾的特性发挥协同作用，达到温中散寒、祛风止痒、调和气血等目的的一种中医外治技术。

《五十二病方》记载："以艾裹，以艾灸癫者中颠，令烂而已"。《伤寒论》记载了"阳证宜针，阴证宜灸"，并论述了应用灸法治疗疾病的方法，以及灸法的禁忌。

艾灸通过"热－药－穴"协同作用，实现"神经－内分泌－免疫网络"的动态调节。

✅ 适应证

带状疱疹后遗神经痛、亚急性及慢性湿疹、斑块型银屑病、荨麻疹、足癣、神经性皮炎、皮肤瘙痒症、虫咬皮炎、黄褐斑、斑秃、慢性溃疡、肥胖症等。

❌ 禁忌证

1.特殊部位 施灸部位皮肤破溃、感染、瘢痕处。

2.特殊人群 对艾叶等施灸材料过敏者，阴虚内热、邪热内炽、热毒旺盛者，妊娠期女性（腹部及腰骶部），过饱、过饥、过劳者。

3.疾病禁忌 高热、高血压危象、肺结核活动期等。

📝 操作准备

1.操作者准备

（1）仪表端庄，着装整洁，符合职业要求。

（2）核对医嘱，评估患者的主要症状、皮损情况、既往史、过敏史、进餐时间、是否处于妊娠期或月经期，评估操作环境，做好沟通、告知、解释工作。

（3）备齐用物，携至床旁。

2.环境准备 操作环境要求无风、安静、整洁。

3.物品准备 艾条、治疗盘、打火机、镊子、弯盘、广口瓶、纱布，必要时准备浴巾、屏风。

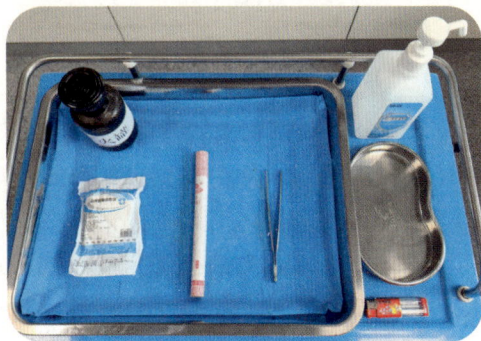

4.患者准备

（1）操作前与患者沟通，告知操作方法与注意事项，取得患者配合。

（2）协助患者取合理舒适的体位，充分暴露艾灸部位，必要时屏风遮挡。

⚙️ 操作方法

1.操作前准备 核对医嘱，评估患者，做好解释。确定施灸部位，充分暴露操作部位，注意保护患者的隐私，注意保暖。

2.艾灸治疗 根据患者的病情、体质，遵医嘱选择适宜的施灸方法进行治疗。

3. 常用施灸方法

（1）艾条温和灸：将点燃的艾条对准施灸部位，距离皮肤 2~3cm，以患者局部有温热感为宜。一般每处灸 10~15 分钟，以皮肤出现红晕为度。

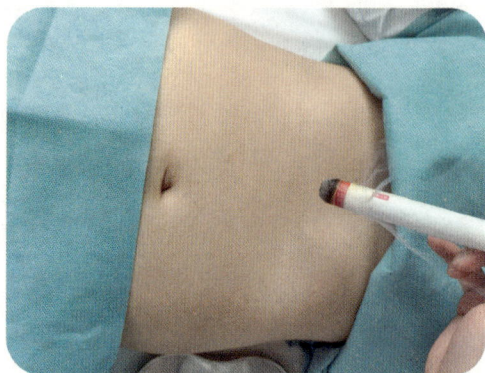

（2）艾条雀啄灸：将点燃的艾条对准施灸部位，距离皮肤 2~3cm，一上一下进行施灸，如此反复。一般每穴灸 10~15 分钟，以皮肤出现红晕为度。

（3）艾条回旋灸：将点燃的艾条悬于施灸部位上方约 2cm 处，反复旋转移动，范围约 3cm，每处灸 10~15 分钟，以皮肤出现红晕为度。

（4）艾灸盒灸：用特制的盒形木制灸具，内装艾条，并把温灸盒固定在一个部位进行施灸的一种灸器灸法。施灸时，点燃艾条（艾卷）后，置铁纱上，盖上盒盖，放置纱布，放于选定施灸部位的皮肤上，每次可灸 15~30 分钟。具有多经、多穴同治、火力足、施灸面广、作用强、安全方便等优点，适用于较大面积的灸治，对于慢性、虚寒性疾病，以及病变部位广泛者尤为适宜。

（5）隔姜灸：取直径 2~3cm，厚度 0.2~0.3cm 的姜片，用针点刺小孔若干，放在施灸的部位，将艾炷放置在姜片上，从顶端点燃，待燃尽时接续一个新的艾炷，一般灸 5~10 壮。

（6）隔蒜灸：取厚度 0.2~0.3cm 的蒜片，用针点刺小孔若干，将艾炷放置在蒜片上，从顶端点燃艾炷，待燃尽时接续一个新的艾炷，一般灸 5~7 壮。

（7）隔盐灸：多用于神阙穴灸。用干燥的食盐填平肚脐，上放艾炷，从顶端点燃艾炷，待燃尽时接续一个新的艾炷，一般灸 3~9 壮。

（8）隔附子饼灸：取直径约 2cm，厚度 0.2~0.5cm 的附子饼，用针点刺小孔若干，将艾炷放置在药饼上，从顶端点燃，待燃尽时接续一个新的艾炷，一般灸 5~7 壮。

4. 施灸过程中

随时观察施灸部位皮肤的表现，询问患者的感受，若有不适，立即给予相应处理。如为艾灸施灸，及时将艾灰弹入弯盘，防止掉落灼伤皮肤。

5. 施灸后

规范灭掉艾火，注意用火安全。清洁施灸部位皮肤，观察皮肤反应。协助患者穿好衣物。酌情开窗通风，但需注意保暖，避免对流风。

⊙ 注意事项

（1）颜面部、心区、大血管、关节处、妊娠期女性腹部和腰骶部，以及有出血倾向者、有瘢痕者不宜施灸。

（2）一般情况下，施灸顺序自上而下，先头身，后四肢。

（3）防止艾灰脱落烧伤皮肤或引燃（烧破）衣物。

（4）注意皮肤情况，对糖尿病患者，以及有肢体感觉障碍的患者，需谨慎控制施灸强度，防止烧伤。

（5）施灸过程中，发生头晕、大汗淋漓等现象，称为晕灸。一旦发生晕灸，要立即停止施灸，协助患者取平卧位或头低脚高卧位，保暖，饮温水或温糖水，并按揉人中、内关、合谷、太阳等穴位。

（6）施灸后，如果局部出现小水疱，则无需处理，可自行吸收；如水疱较大，则用一次性无菌注射器抽出疱液，并以无菌纱布覆盖。

❋ 疗效机制

1. 温通经络，散寒除痹　艾叶性温，味芳香，艾灸通过燃烧艾绒产生的温热刺激，沿经络传导至全身，有温通局部经络，驱散寒湿、瘀滞之邪，改善气血运行的功效。

2. 温阳补虚，补中益气　艾灸治疗产生的温热刺激有补中益气、升阳举陷的功效，可治疗中气不足、阳气不足、阴寒内盛所致的疾病。

3. 祛风解表，拔毒泄热　艾灸疗法具有清泄火热、引热外泄的作用，借灸热之力，以热引热，引邪外出，可使火热毒邪外散而清解热毒。

4. 调和气血，平衡阴阳　艾灸可促进气机调畅，推动血液运行，改善气滞血瘀。通过特定穴位的刺激，调节阴阳偏盛、偏衰，促进机体阴阳平衡。

♡ 不良反应及处理方法

1. 烫伤

临床表现：局部皮肤轻度泛红、红肿、疼痛明显，无水疱；或局部皮肤红肿、疼痛，有大小不等的水疱。

处理方法：局部皮肤泛红者，立即予以冷敷（时间30~60分钟），并涂抹湿润烧伤膏，一般1周左右可自行消退。如出现水疱，若水疱较小，可涂抹湿润烧伤膏，等待自行吸收；若水疱较大，应消毒后使用一次性无菌注射器抽出水疱内液体，并遵医嘱外用抗生素药膏或使用生长因子，覆盖无菌敷料，保护好表皮，防止感染。

预防措施：根据患者的病情、体质合理选择操作方法，控制好施灸时间，以及施灸时艾条与皮肤的距离。操作过程中，注意观察施灸部位皮肤的情况，随时询问患者的感受，如有不适，及时予以调整。操作中，避免艾灰脱落。

2. 过敏

临床表现：患者出现全身性的风团样丘疹、瘙痒等。

处理方法：立即停止治疗，开窗通风，对症处理。必要时，遵医嘱给予抗组胺药物或激素类药物治疗。

预防措施：治疗前，详细询问患者过敏史，特别是对艾草有无过敏史。过敏体质者慎用。艾灸过程中，随时询问患者的感受，密切观察患者的反应，如有不适，立即停止治疗。

3. 灸后不适

临床表现：患者艾灸后出现口干舌燥、牙龈红肿、头晕、咽痛等不适症状。

处理方法：一般无需特殊处理，嘱患者灸后多饮温水，必要时停止治疗。

预防措施：施灸时，选择品质较好的艾绒，根据患者的体质及感受，控制艾灸的火力和施灸时间。嘱患者灸后补充水分，艾灸期间清淡饮食、规律作息。

💻 现代研究

1. 改善循环 艾灸燃烧释放的远红外线（波长 4~14μm）可直接渗透深部组织，并可经毛细血管网到达更广泛的部位被人体吸收，促进线粒体 ATP 生成，增强细胞代谢效率，改善局部血液循环，促进皮损的修复。

2. 免疫调节 研究显示，艾灸"温补"的特性可激发人体正气，抑制邪气。艾灸时的红外线辐射，不仅为细胞代谢活动、免疫功能提供必要的能量，还可产生"得气感"，通过机体反馈调节机制，调节免疫功能。

3. 抗炎抗菌 艾绒的主要有机成分为挥发油、樟脑、黄酮类化合物，具有抗炎、抗菌的作用；燃烧产生的艾烟含有多酚类物质，可通过呼吸道或皮肤吸收，发挥全身性抗氧化效应。

4. 镇痛 现代研究发现，艾灸刺激穴位后，大脑释放内啡肽，可缓解慢性疼痛。

第五节　铺棉灸技术

铺棉灸技术视频

💡 概述

铺棉灸，是利用优质医用脱脂棉花制成薄如蝉翼的薄棉片，平铺于患病皮肤的表面，以燃媒点燃，使薄棉片一燃而尽的一种灸法，具有开门泻邪、以热引热、解毒止痛的功效，兼具借火助阳、运行气血的功效。

铺棉灸，又称棉花灸、薄棉灸、贴棉灸。清代医家邹存淦所著《外治寿世方》卷二《诸疮》记载铺棉灸治癣："用新棉花扯如纸薄一层，量癣宽大，将棉花铺贴，用火向花上一点，顷刻燃尽，当即止痒，且并不焦痛，不须用药，极简、极效，棉花须用弹过者，倘再发，照治一回，断根。"铺棉灸广泛用于皮肤科疾患，有止痛、止痒之效，疗法简便，不良反应少。

✅ 适应证

带状疱疹及其后遗神经痛、神经性皮炎、日光性皮炎、过敏性皮炎、痤疮、顽固性湿疹、手足癣、银屑病、老年性皮肤瘙痒等。

❌ 禁忌证

1. 特殊部位 皮肤破损处、术后未愈合的伤口处、烧伤瘢痕处。

2. 特殊人群 极度疲劳、过饥、过饱、酒醉、大汗淋漓者，情绪不稳定者，对灸法恐惧者，月经期女性，某些传染病患者，高血压未控制者、高热者、昏迷者、抽搐者、身体极度消瘦衰竭者、精神疾病患者。

3. 疾病禁忌 出血性疾病、凝血功能障碍、严重心脑血管疾病、活动性肺结核、恶性肿瘤等。

📝 操作准备

1. 操作者准备

（1）仪表端庄，着装整洁，符合职业要求。

（2）核对医嘱，评估患者的主要症状、既往史、皮损情况、过敏史、进餐时间、是否处于妊娠期或月经期，评估操作环境，做好沟通、告知、解释工作。

（3）洗手，戴口罩。

（4）备齐用物，携至床旁。

2. 环境准备 操作环境要求无风、安静、整洁。

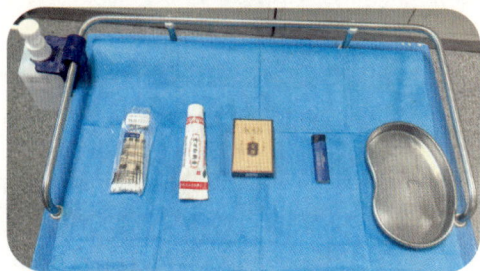

3. 物品准备 铺棉灸专用棉片、打火机或火柴、湿润烧伤膏、棉签、治疗巾。

4. 患者准备

（1）操作前与患者充分沟通，告知操作方法及注意事项，取得患者配合。

（2）协助患者取合理舒适的体位，暴露铺灸部位，必要时屏风遮挡。

⚙️ 操作方法

1. 棉片制备 根据患者的病变部位，取面积大小适宜的棉片，以 3cm × 3cm 左右为宜，薄如蝉翼，轻薄而不透，有连续性，中间无破洞。若皮损较大，可制作数个棉片依次铺灸。

2. 铺棉灸治疗 将棉片铺于病变部位皮肤上，一手将棉片一角边缘稍向上翻起，另一手持打火机从翻起处点燃，可辅助吹或手扇动，使棉片一燃而尽。用棉签将棉花燃尽后的黑色灰烬轻轻涂抹皮肤局部。操作过程中，随时询问患者的感受，并查看治疗局部皮肤的情况。临床中，多在同一部位施灸2~5壮（3壮者居多），以皮肤微微发红为度。

⊘ 注意事项

（1）操作前仔细评估，掌握禁忌证。

（2）棉片需薄如蝉翼，大小适宜，不宜过大、过厚。

（3）操作者保持手部干燥，防止手指粘起棉片。治疗时，操作者尽量平稳呼吸，以防止吹起棉片。告知患者不可躲闪，以防灼伤。

（4）操作过程中，随时询问患者的感受，并观察治疗部位的皮肤情况，如有异常，及时处理。

（5）面部灸后要在局部轻轻涂抹一薄层湿润烧伤膏，防止烫伤和肤色改变。

（6）不可在眼睑、乳头、阴部等部位施灸。

（7）施灸时注意关闭门窗，减少空气流动，以防棉片被吹起，引起患者烫伤或火灾等不良事件的发生。

（8）治疗结束后，嘱患者注意保暖，避免过度劳累。

❋ 疗效机制

1. 温以散寒　铺棉灸属于直接灸的一种。大小适宜的药棉铺贴后点燃，一燃而尽，产生较强的温热刺激，温阳散寒之力较强，起到温通经络、调畅气血的功效。铺棉灸燃烧产生的温热作用能温经散寒，以助血行，血行则风自灭，故可达祛风之目的，遂皮肤疾患自除。

2. 灸以助阳　铺棉灸属于灸法，有补火助阳的功效。铺棉灸作用于皮部，灸以温热，火热助阳，其性升散，给邪以出路，引邪外出，故内郁之火毒自散。在治疗皮肤病方面，尤其是止痒方面，疗效显著。

3. 火郁发之　《医学入门》云："热者灸之，引郁热之气外发"。铺棉灸应用于热证方面体现了"火郁发之，以热引热"的原理。通过以热引热，使内在郁热升散透达，因势利导，引邪外出腠理，透达于肌表，则郁热自散。

♡ 不良反应及处理方法

烧伤

临床表现：铺灸部位皮肤出现烧伤。

处理方法：如局部出现小水疱，可不必处理，待自行吸收；如水疱较大，应消毒后用一次性无菌注射器吸出液体，并覆盖无菌敷料。

预防措施：操作前评估患者肤质，治疗过程中做好观察及询问，合理把握铺灸次数。连续操作时，注意观察治疗部位皮肤情况，根据实际情况做好棉片位置的更换。

🖥 现代研究

1. 止痒、止痛　临床中，使用铺棉灸治疗多种皮肤病，正是利用其在燃烧时所产生的瞬时温度（温度＞43℃）刺激皮损处皮肤，从而产生类似于辣椒素的反应，使患者皮损处皮肤感觉神经脱敏，达到减轻炎症、缓解或治愈瘙痒及疼痛的效果。

2. 抗菌消炎　通过药棉的充分燃烧，将药物制炭，最大程度地增加药物的有效成分，且增加皮温，扩张毛细血管，使药物有效成分快速且更大程度地经皮肤吸收，从而达到收湿敛疮生肌、止痒、止痛的功效。

3. 免疫调节　研究表明，铺棉灸能够调节局部免疫功能，增强皮肤抗病能力。

第六节　穴位贴敷技术

穴位贴敷技术视频

💡 概述

　　穴位贴敷技术是将中药药物研磨成细粉状，通过蜂蜜、水等介质调制成均匀的糊状，贴于相应的穴位，通过药物透皮吸收，对穴位产生刺激，以激发经气，达到通经活络、温阳散寒、行气止痛的功效。

　　《黄帝内经》提出的经络学说和"外治"理念，强调"内病外治"，为穴位贴敷提供了理论依据。唐代孙思邈在《千金要方》中系统整理了外治法，提出"穴位药敷"的概念，并记载了贴敷涌泉穴降火的案例。明代李时珍在《本草纲目》中收录了大量外敷药物，如吴茱萸贴足心引火归元，丰富了穴位贴敷的实践。清代吴师机被誉为"外治之宗"，其著作系统总结了穴位贴敷的理论，提出"外治之理即内治之理"，强调辨证选穴与药物配伍的结合。20世纪以后，穴位贴敷与透皮给药技术（TTS）结合，研究药物经皮吸收机制及穴位刺激效应，通过临床试验验证其治疗哮喘、过敏性疾病、慢性疼痛等疾病的疗效。

　　穴位贴敷以中医整体观念和经络学说为基础，通过药物对穴位的刺激和透皮吸收，调节气血，平衡阴阳，达到"内病外治"的目的。

✅ 适应证

带状疱疹伴患处疼痛；湿疹、银屑病伴全身瘙痒；皮肤疾病伴大便秘结。

❌ 禁忌证

1. **特殊部位** 贴敷穴位处皮肤有炎症、破溃。
2. **特殊人群** 妊娠期女性、对药物或调和介质过敏者。
3. **疾病禁忌** 脓疱型银屑病、大疱类皮肤病、荨麻疹急性期、接触性皮炎、药疹等。

📝 操作准备

1. 操作者准备

（1）仪表端庄，着装整洁，符合职业要求。

（2）核对医嘱，评估患者的主要症状、既往史、敷药部位的皮肤情况，以及询问有无药物及敷料过敏史、是否处于妊娠期，做好沟通、告知、解释工作。

（3）洗手，戴口罩。

（4）备齐用物，携至床旁。

2. 物品准备 治疗盘、中药药粉、一次性穴位贴膜、棉纸、0.9% 氯化钠注射液、一次性棉签、弯盘、压舌板（调和药物使用）、一次性治疗单、调和介质。

3. 患者准备 协助患者取合理舒适的体位，暴露贴敷部位皮肤。

⚙️ 操作方法

1. 调和药物 遵医嘱用蜂蜜 / 水 / 醋等介质将药粉调成均匀的糊状。

2. 选穴、清洁 根据医嘱，规范正确选择相应穴位，用 0.9% 氯化钠注射液清洁局部皮肤，且清洁范围大于贴敷面积。

3. 涂抹贴敷药物 将调和好的药物均匀平摊于一次性穴贴贴膜中央，厚度适中，一般为 0.2~0.5cm，上可覆盖一次性棉纸。

4. 穴位贴敷 将做好的药粘贴于选定

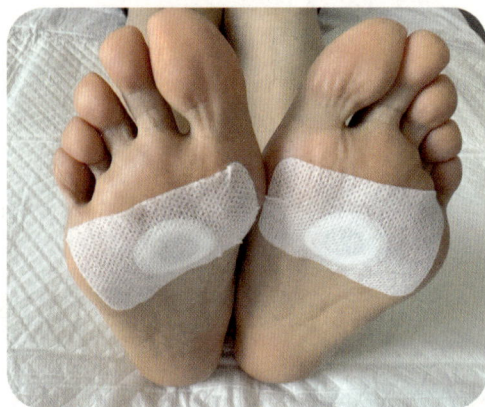

的穴位上，按压至与皮肤紧密贴合，固定牢固，使之美观，避免药物溢出污染衣物。

5. 观察、询问及告知　治疗时观察贴敷部位皮肤反应，询问患者有无不适感，告知贴敷期间若有药贴脱落或贴敷部位疼痛、瘙痒、丘疹等情况时，及时告知医护人员，贴敷后皮肤上可能会有淡淡的中药着色，属正常现象，不宜采用肥皂或刺激性物品擦洗。

6. 贴敷后　取下敷贴，清洁并观察局部皮肤，询问患者有无不适感。

⚠ 注意事项

（1）调和均匀的药物借助压舌板涂抹于一次性穴位贴膜上，厚薄宜均匀。

（2）根据不同的穴位功效，采用相应的贴敷时间。

（3）贴敷中期、后期，出现红疹、瘙痒、水疱等，应立即停止使用，并取下敷贴，密切观察。

（4）治疗过程中，饮食宜清淡，避免食用寒凉、腥发、辛辣刺激之物。

✳ 疗效机制

1. 穴位刺激效应　中医学认为，皮肤病多因风、湿、热、毒等邪气侵袭，或气血失和、脏腑功能失调所致。穴位贴敷通过刺激特定穴位（如涌泉、血海、足三里等），疏通经络气血，驱邪外出，恢复脏腑平衡。

2. 药物透皮吸收　穴位贴敷可借助穴位透皮吸收，使药性直达病所。协同敷贴中药本身的药理作用，达到治疗的目的。例如，治疗荨麻疹时，贴敷风池、大椎等穴位，配合祛风止痒药物（如荆芥、防风等），可增强疗效。

♡ 不良反应及处理方法

过敏

临床表现：贴敷局部皮肤有烧灼感、红疹、瘙痒，甚至起疱等异常表现。

处理方法：立即揭去敷贴，用生理盐水清洁干净局部，密切观察皮肤情况。必要时，遵医嘱予以内服或外用抗过敏药物治疗。

预防措施：操作前，询问患者对贴敷治疗中所涉中药有无过敏史。过敏体质者慎用。贴敷中药需现配现用。

🖥 现代研究

1. 调节免疫及抗炎作用　研究显示，地肤子、白鲜皮等贴敷药物可降低 IgE 水平，抑制肥大细胞脱颗粒，缓解瘙痒。穴位刺激通过神经反射调节交感－副交感神经，缓解瘙痒、疼痛等症状。

2. 药物透皮吸收改善皮肤屏障功能　某些中药所含的物质能够促进角质层脂质合成，修复皮肤屏障，减少水分流失。如甘草酸、马齿苋提取物对干燥性皮肤病（如银屑病）有效。

🪷 常用处方

1. 带状疱疹止痛贴
药物组成：吴茱萸、延胡索等。
贴敷穴位：涌泉穴、阿是穴。

2. 通便贴
药物组成：厚朴、淡豆豉等。
贴敷穴位：神阙穴（外加 TDP 照射）。

3. 止痒安眠贴
药物组成：朱砂等。
贴敷穴位：涌泉穴。

4. 引火归元贴
药物组成：吴茱萸、肉桂等。
贴敷穴位：涌泉穴。

第七节　面部美容推拿技术

面部美容推拿
技术视频

💡 概念

　　面部美容推拿技术是通过对面部穴位进行点、按、揉、提、拉等手法，起到疏通经络、祛黄淡斑、紧致肌肤、美容养颜的一种操作方法。

　　唐代孙思邈在《千金方》中记载了面部按摩的方法，用于改善皮肤状态和延缓衰老。宋代宫廷中流行面部推拿，结合中药面膜和膏方，形成了内外兼修的美容理念。

✅ 适应证

毛孔粗大，面部暗黄、黄褐斑、雀斑、皮肤松弛，眼袋、黑眼圈。

⊗ 禁忌证

1. 特殊部位 面部皮肤破溃、破损处，脓疱处，毛细血管潮红、充血处。

2. 特殊人群 面部刷酸后角质层被严重破坏者、晒伤脱皮者、严重过敏反应者、妊娠期女性。

3. 疾病禁忌 严重心血管疾病、出血性疾病、肝肾功能不全、传染性皮肤病。

📝 操作准备

1. 操作者准备

（1）仪表端庄，着装整洁，符合职业要求。

（2）核对医嘱，评估患者的主要症状、过敏史、面部皮肤情况、是否处于妊娠期或月经期，评估操作环境，做好沟通、告知、解释工作。

（3）洗手，戴口罩。

（4）备齐用物，携至床旁。

2. 物品准备
治疗单、洁面用品、介质（精油、润肤乳等）、洁面巾。

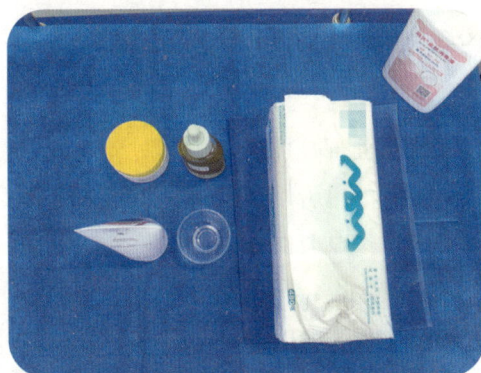

3. 患者准备

（1）告知患者卸妆，保持面部清洁。

（2）协助患者取合理舒适的体位，屏风遮挡。

⚙ 操作方法

1. 涂抹介质 给患者面部涂抹适合的面霜或精油。

2. 开天门（眉心－百会） 双手拇指指腹从眉心（印堂）历经神庭、上星、囟会、前顶至百会交替直推按摩。

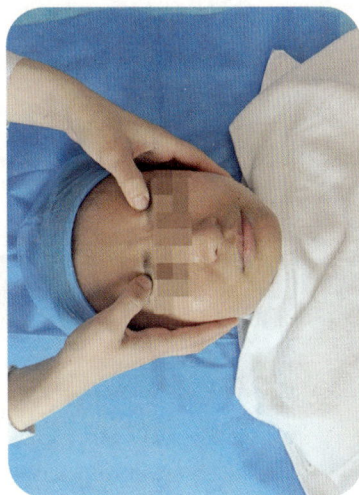

3. 推坎宫（眉头－太阳） 双手拇指从眉头（攒竹）历经眉中（鱼腰）、眉梢（丝竹空）至太阳分推按摩。

4. 揉太阳 双手拇指指腹按、揉两侧太阳穴。

5. 点、按、揉面部美容穴位

（1）口鼻部：承浆、地仓、人中、鼻通等穴位。

（2）面部：四白、听宫、颧髎、听会、巨髎、翳风、大迎、颊车、下关等穴位。

（3）眼周：攒竹、鱼腰、丝竹空、太阳穴、瞳子髎、球后、承泣、晴明等穴位。

（4）额头：神庭、眉冲、阳白、头维等穴位。

6. 面颊提拉按摩（打圈按、揉3遍）

（1）承浆－颊车－翳风。

（2）地仓－颧髎－听宫。

（3）迎香－四白－太阳。

（4）鼻通－四白－太阳。

（5）起点穴位和止点穴位停留点按揉。

7. 额头紧致按摩

（1）双手手指在额头上打圈往太阳穴的方向按摩，按压太阳穴3遍。

（2）双手手指交替左右横向"Z"字形按摩额头。

8. 脸颊弹拨按摩 双手四指向上弹拨脸颊15下。

9. 按风池、压安眠 按揉风池穴、安眠穴。

10. 涂抹面霜 按摩结束后，涂抹面霜，并告知患者注意日常皮肤补水、防晒。

ⓘ 注意事项

（1）面部皮肤特别干燥时，不可直接按摩，应先涂抹滋润的按摩霜后再进行按摩。油性皮肤的患者，在按摩后需擦拭面部多余油分，避免对毛孔造成额外负担。

（2）按摩时面部肌肉要向上提拉，不可下推，动作要轻柔有节奏，手法要适宜，力度要适中。

（3）按摩时的走向不能与肌肉的走向相反，应顺着肌肉生长方向。

（4）按摩眼角处的肌肉时，注意力度轻柔，不可过大。

❀ 疗效机制

1. 疏通经络，调和气血 面部推拿疗法通过点、按、揉、弹、摩等多种手法作用于面部皮肤，刺激经络腧穴，激活经气，达到疏通经络、调和气血、通郁闭之气、滋养面部皮肤的功效。

2. 调节脏腑功能，改善面色 面部穴位众多，推拿按摩可通达脏腑，促进气血运达，濡养脏腑，起到改善面色、美容养颜的功效。

♡ 不良反应及处理方法

1. 精油、面霜等介质过敏

临床表现：按摩推拿过程中，面部出现红、肿、热、痛、瘙痒等表现。

处理方法：立即停止按摩，彻底清洁面部，必要时口服抗过敏药物。

预防措施：操作前严格询问过敏史，选用温和的精油或面霜，并先在耳前区涂抹试验，无异常后再进行操作。

2. 疼痛

临床表现：按摩推拿过程中，面部出现疼痛。

处理方法：立即停止按摩，查明疼痛原因，做出相应处理。

预防措施：操作者确保指甲长度适中，以防在按摩时划伤患者。操作时，动作要轻柔有节奏，手法适宜，力度适中。

🖥 现代研究

1. 美容养颜，延缓衰老 面部推拿手法能引起大脑皮层对全身机体功能的调节作用，改善面部微循环，加快面部皮肤的新陈代谢，调节皮脂腺的分泌，促进面部皮肤的血液循环，从而使皮肤光滑水润，延缓衰老。

2. 美容祛斑，提升面部 推拿手法可放松面部肌肉，缓解肌肉紧张；刺激胶原蛋白、弹性纤维生成；刺激淋巴系统，促进淋巴液流动，帮助排除面部多余的水分和毒素。面部推拿可改善皮肤状态，提升面部轮廓，缓解皮肤松弛、皱纹、黄褐斑。

◎ 操作用穴及功效

穴位名称	归经	定位	功效
印堂	督脉	两眉毛内侧端中间的凹陷中	明目醒脑，祛除皱纹，提升面部光泽
神庭	督脉	前发际正中直上 0.5 寸	提亮肤色，改善气色，舒缓额头皱纹
上星	督脉	前发际正中直上 1 寸	改善肤色暗沉，减少额头皱纹，减轻眼周浮肿
囟会	督脉	前发际正中直上 2 寸	调节面部气血，提亮肤色，缓解额头皱纹和松弛
前顶	督脉	前发际正中直上 3.5 寸	改善前额皱纹/凹陷，减轻头皮水肿/面部浮肿
百会	督脉	前发际正中直上 5 寸	提升面部轮廓，亮泽肤色，抗暗沉
攒竹	足太阳膀胱经	眉头凹陷中，额切迹处	明目健脑，防止眼部衰老、长皱纹
鱼腰	经外奇穴	瞳孔直上，眉毛中	改善黑眼圈，促进眼部血液循环，防止眼皮松弛、皱纹
丝竹空	手少阳三焦经	眉梢凹陷处	改善头痛、目眩、目赤
太阳	经外奇穴	眉梢与目外眦之间，向后约 1 横指的凹陷处	淡化眼袋和黑眼圈，醒脑提神
承浆	任脉	颏唇沟的正中凹陷处	通络美白，改善面部松弛

穴位名称	归经	定位	功效
地仓	足阳明胃经	目正视，瞳孔直下，口角旁约 0.4 寸	改善面部法令纹及其他细纹
人中 （水沟）	督脉	鼻唇沟上 1/3 与下 2/3 交界处	醒神开窍，神昏急救，改善面部浮肿
鼻通 （上迎香穴）	经外奇穴	鼻翼两侧，鼻唇沟上端凹陷处	改善鼻周血液循环，提亮肤色，淡化法令纹，紧致鼻唇沟
四白	足阳明胃经	目正视，瞳孔直下，眶下孔处	美白淡斑，改善暗沉，美容养颜
听宫	手太阳小肠经	耳屏正中与下颌骨髁突之间的凹陷中	通经活络，提亮肤色
颧髎	手太阳小肠经	颧骨下缘，目外眦直下凹陷中	提拉面部轮廓，改善松弛，促进面部血液循环
听会	足少阳胆经	耳屏间切迹与下颌骨髁状突之间的凹陷中	改善下颌轮廓，紧致脸部线条，提拉面部皮肤
巨髎	足阳明胃经	面部，瞳孔直下，与鼻翼下缘水平线交点的凹陷处	清热祛风，消肿明目
翳风	手少阳三焦经	耳垂后方，乳突下端前方凹陷中	祛风通络，缓解耳鸣，治疗面瘫
大迎	足阳明胃经	下颌角前方 1.3 寸，咬肌附着部前缘	消肿止痛，改善颊肿
颊车	足阳明胃经	下颌角前上方约 1 横指（中指），咀嚼时咬肌隆起最高点处	消除面部水肿，改善色斑
下关	足阳明胃经	耳屏前，颧弓下缘中央与下颌切迹之间凹陷中。合口有孔，张口即闭，宜闭口取穴	去除皱纹，改善色斑，提亮肤色
瞳子髎	足少阳胆经	目外眦外侧 0.5 寸凹陷中	清热疏风，清泻肝火，明目止痛
球后	经外奇穴	眶下缘外 1/4 与内 3/4 交界处	消除眼袋水肿，淡化黑眼圈
承泣	足阳明胃经	目正视，瞳孔直下，眼球与眶下缘之间	祛风散热，防止眼袋下垂
睛明	足太阳膀胱经	目内眦内上方眶内侧壁凹陷中	消除黑眼圈，去除眼部浮肿
眉冲	足太阳膀胱经	眉头直上入发际 0.5 寸（神庭穴旁）	清利头目，明目，安神开窍
阳白	足少阳胆经	眉上 1 寸，瞳孔直上	改善眼皮松弛，淡化额头动态纹，明亮眼周肤色
头维	足阳明胃经	额角发际直上 0.5 寸，头正中线旁 4.5 寸	提升太阳穴饱满度，淡化额角皱纹，紧致面部轮廓
迎香	手阳明大肠经	鼻翼外缘中点旁，鼻唇沟中	加快面部新陈代谢，提亮肤色
风池	足少阳胆经	胸锁乳突肌与斜方肌上端之间的凹陷中	淡化颧部色斑，消除眼袋、面部水肿
安眠	经外奇穴	翳风穴与风池穴连线的中点	改善眼部微循环，提升面部轮廓

临床篇

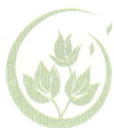

第五章
感染性皮肤病

第一节　带状疱疹

带状疱疹是一种疼痛性的急性病毒性皮肤病。临床特点是皮肤红斑上出现簇集水疱，累累如串珠，呈带状分布，痛如火燎，春秋季节多发。中医称之为"蛇串疮""缠腰火丹""火带疮"等。

中医学认为，本病多属情志内伤，肝气郁结，久而化火；或形劳伤脾，脾失健运，蕴湿化热，湿热内蕴，又外感毒邪，内外之邪相合，外发肌肤而致。邪阻经络，局部气血瘀滞不通则疼痛。年老体弱者，气虚血行不畅，经络阻滞致疼痛剧烈，持续不能缓解。

西医学认为，带状疱疹是由水痘－带状疱疹病毒感染所致。病毒进入人体后，长期潜伏，当免疫力下降时，病毒沿神经走向顺行性感染，使受侵犯的神经发炎或坏死，产生疼痛。同时，活动的病毒沿着周围神经纤维移动至皮肤，在皮肤上产生节段性、簇集性水疱疹。

临床实践发现，治疗带状疱疹时，使用中医适宜技术能显著提高疗效。临床常采用刺络拔罐技术、毫针针刺技术、火针技术、中药溻渍技术、铺棉灸技术等中医适宜技术治疗带状疱疹。

一、刺络拔罐技术

【穴位选择】以局部阿是穴、夹脊穴为主。

【作用机制】局部阿是穴直接作用于患处，促进局部血液循环，缓解疼痛；夹脊穴与疱疹所在的神经节段相对应，调节神经功能，缓解神经痛。大椎穴清热解毒，适用于疱疹伴有发热的患者；肺俞穴清热解毒，适用于疱疹初期的患者；肝俞穴疏肝理气，适用于情绪波动剧烈的患者；脾俞穴健脾化湿，适用于湿邪较重的患者；曲池穴清热解毒，适用于疱疹伴有热毒症状的患者；合谷穴镇痛、清热解毒，适用于全身疼痛的患者；血海穴活血化瘀，适用于疱疹伴有血瘀症状的患者；足三里穴健脾益气，增强免疫力。

【现代研究】刺络拔罐能显著缓解带状疱疹的疼痛和皮损，缩短病程；调节免疫功能，增强抗病毒能力；调节神经递质和炎症因子，有效镇痛。

【操作方法】具体操作方法参见理论篇。每周不超过 3 次。

二、毫针针刺技术

毫针针刺技术是指运用不同的毫针针具，通过一定的行针手法，刺激人体特定部位（腧穴），激发经气以鼓舞人体正气，疏泄病邪以防治疾病的方法。带状疱疹的治疗以泻火解毒、通络止痛为主，主要采用局部围刺、平刺手法。

【穴位选择】

循经选穴　以局部阿是穴、夹脊穴、手足少阳经穴（支沟、阳陵泉、行间）为主。

局部选穴　疱疹带的头、尾处局部阿是穴。

【作用机制】阿是穴皮损局部围刺及平刺，可活血通络、祛瘀泻毒；夹脊穴调畅患部气血，促进血液循环；支沟、阳陵泉清泻少阳之邪热；行间为足厥阴肝经荥穴，具有疏肝泻热之功。

【现代研究】针刺特定穴位，调节气血运行，改善局部血液循环，缓解疼痛和炎症；针刺可疏通阻滞的经络，促进病邪排出，加速皮损愈合；针刺通过刺激神经系统，调节神经递质释放，缓解神经痛；针刺可增强机体免疫功能，提高抗病毒能力。

【操作方法】

（1）根据腧穴部位，选择合适规格的针具。

（2）皮损局部围针、浅刺，在疱疹带的头、尾各刺一针，两旁则根据疱疹带的大小选取数点，向疱疹带中央沿皮平刺，夹脊穴向脊柱方向斜刺 1.5 寸。

（3）留针 20~30 分钟，间隔 5 分钟行针 1 次，行捻转补泻手法，可用电针。

三、火针技术

【穴位选择】局部阿是穴。

【作用机制】在疱疹周围疼痛明显的部位进针，直接作用于患处，能够促进局部血液循环，缓解疼痛，以热治热，加速疱疹结痂。

【现代研究】火针可抑制痛觉传导，降低神经敏感性，调节神经递质（5- 羟色胺、内啡肽）的释放从而缓解疼痛；促进局部血液循环，降低炎症因子（IL-6、TNF-α）的水平，加速炎症介质的清除，减轻炎症反应；激活免疫系统，增加 CD4+T 细胞和 NK 细胞的活性，提高机体对病毒的抵抗和清除能力；促进局部组织新陈代谢，改善局部微循环，加速疱疹结痂和皮肤修复，降低后遗神经痛的发生率。

【操作方法】

（1）在疱疹起止的两端及中间选定治疗部位，根据疱疹簇的大小确定针刺针数，针数以簇中疱疹数量的 1/3~1/2 为宜。

（2）进针深度以针尖刺破疱疹，达到其基底部为度。对于较大的脓疱或血疱（即直径＞0.5cm者），用粗火针点刺。疾进疾退，也可刺入后留针5~15分钟再出针。

（3）前3天每日治疗1次，之后隔日治疗1次，适用于疱疹期、后遗神经痛期。

四、中药溻渍技术

【常用药物】
疱疹期 黄芩、黄柏、连翘、大黄、苦参、金银花、蒲公英等。
后遗神经痛期 桃仁、红花、三七、血竭、乳香、没药、冰片等。

【作用机制】
疱疹期 黄芩、黄柏清热燥湿，泻火解毒；连翘清热解毒，消肿散结；大黄泻火解毒，活血化瘀；苦参清热燥湿，杀虫利尿；金银花清热解毒，疏散风热；蒲公英清热解毒，消肿止痛。

后遗神经痛期 桃仁、红花活血通经，散瘀止痛；三七散瘀止血，消肿定痛；血竭活血定痛，化瘀止血，生肌敛疮；乳香活血行气，消肿生肌；没药散瘀定痛，消肿生肌；冰片活血，通络，止痛。

【现代研究】
黄芩苷和连翘苷对水痘-带状疱疹病毒有显著抑制作用，且能抑制病毒复制，减轻病毒感染引起的症状；增强免疫力，提高机体抗病能力；刺激免疫系统，增强巨噬细胞吞噬功能。黄芩、连翘、桃仁、红花能降低局部炎症介质（如IL-6、TNF-α）水平，减轻炎症反应，通过抑制环氧合酶（COX）和脂氧合酶（LOX）活性，减少前列腺素和白三烯的生成。桃仁中的桃仁苷与红花中的红花黄色素协同抑制血小板聚集，改善受损区微循环，降低神经水肿及缺氧状态；三七中的三七皂苷调节血管通透性，血竭中的血竭素促进毛细血管新生，加速代谢产物清除，修复神经末梢微环境；乳香中的乳香酸与没药中的没药酮降低TNF-α、IL-6等炎症因子表达，阻断痛觉神经敏化；冰片抑制瞬时受体电位通道异常激活，降低神经源性炎症反应，协同增强阿片类受体镇痛效应；冰片通过破坏角质层脂质有序排列，提升组方中脂溶性成分的经皮吸收率；血竭多酚促进表皮生长因子（EGF）表达，加速受损神经鞘修复。体现"外治透络-活血消斑-通痹止痛"的中医治疗逻辑。

【操作方法】
具体操作方法参见理论篇。如有破溃时，应注意预防感染。

五、铺棉灸技术

【作用机制】
铺棉灸通过短暂高温打开腠理，引邪外出，解除局部热毒壅滞；温热能够改善气血运行，缓解"不通则痛"；通过激发卫阳之气，增强机体驱邪能力，同时亦可促进营血化生。

【现代研究】铺棉灸通过激活辣椒素受体（TRPV）后诱导脱敏，减少 P 物质和降钙素基因相关肽（CGRP）释放，降低外周伤害性信号传入，抑制 Nav1.7/Nav1.8 钠通道，阻断异常电信号传导；下调脊髓背角 c-Fos 和 N- 甲基 -D- 天［门］冬氨酸（NMDA）受体表达，减轻中枢敏化，促进神经元活性，增强中枢抑制性调控；降低血清及局部组织中的 TNF-α、白介素 -1β（IL-1β）、IL-6 水平，同时上调抗炎细胞因子 IL-10，平衡免疫微环境；抑制脊髓小胶质细胞活化，阻断神经炎症恶性循环；通过热刺激促进神经生长因子（NGF）和脑源性神经营养因子（BDNF）分泌，加速受损神经纤维再生；增强神经元存活能力，刺激皮肤感觉神经传入，促进 β- 内啡肽释放，发挥内源性镇痛作用。

【操作方法】具体操作方法参见理论篇。隔日 1 次，10 次为 1 个疗程，以患者耐受为度，避免灼伤。

第二节　扁平疣

扁平疣是一种由人乳头瘤病毒（HPV）感染引起的皮肤赘生物。好发于面部、手背、前臂等部位，表现为米粒至黄豆大小，略高于皮肤的扁平丘疹，呈淡红色、皮色或褐色，表面光滑，可密集分布。进展期搔抓皮损可出现同形反应，即沿抓痕出现条状或串珠状排列。多无明显不适，偶有瘙痒。病程呈慢性，可自愈，部分患者也可复发。中医称为"扁瘊"。

中医学认为，本病多因外感风热毒邪蕴结肌肤，或肝经郁热、脾虚湿蕴、气滞血瘀导致局部气血不和，壅滞于肌肤而发。

西医学认为，扁平疣系人乳头瘤病毒（HPV）感染引起，主要由 HPV-3、HPV-10 所致，其次由 HPV-28、HPV-41 所致。多与皮肤外伤、感染病毒有关，或因接触传染或搔抓而自身传播接触而发。

临床中，对扁平疣的治疗多联合使用外治法以提高疗效，常采用中药涂药技术、火针技术、穴位埋线技术、穴位注射技术等中医适宜技术。

一、中药涂药技术

【作用机制】改善局部血液循环，增加局部组织的营养供应和代谢废物的排出；增强机体的免疫力，提高对病原体的抵抗力；抑制病原体生长，减轻感染症状；缓解疼痛和瘙痒。

【常用药物】板蓝根、败酱草、露蜂房、马齿苋、赤芍、香附、木贼、牡蛎、五倍子等。

【涂药方法】将药物煎汤外洗，轻轻擦洗疣体，以使之微红为度，每日 2~3 次。

【药物功效】板蓝根、败酱草、马齿苋清热解毒凉血；赤芍清热凉血，活血散瘀；香附疏肝解郁，理气活血；木贼疏风散热；牡蛎软坚散结；五倍子酸敛固涩，兼能解毒。

【现代研究】板蓝根中的靛玉红、板蓝根多糖可抑制人乳头瘤病毒（HPV）复制，干扰病毒早期癌蛋白 E6/E7 表达；败酱草黄酮类化合物可干扰人乳头瘤病毒（HPV）吸附宿主细胞；露蜂房中的蜂毒肽可破坏人乳头瘤病毒（HPV）衣壳蛋白；马齿苋多糖可抑制人乳头瘤病毒（HPV）早期基因转录；芍药苷可抑制人乳头瘤病毒（HPV）早期癌蛋白 E6/E7 表达；牡蛎多糖可增强巨噬细胞吞噬功能。诸药合用，可增强细胞免疫，减轻应激反应；减轻炎症反应、促进皮肤修复。木贼、五倍子、露蜂房可软化角质，腐蚀疣体，促进疣体脱落；五倍子收敛固涩，可减少局部渗出，形成蛋白膜保护创面，降低自体接种风险。

【操作方法】具体操作方法参见理论篇。每日 1 次，10 次为 1 个疗程。

二、火针技术

【穴位选择】

主穴 阿是穴、曲池、合谷。

配穴 血海、膈俞、足三里、三阴交、丰隆。

【作用机制】火针刺疣体局部阿是穴并放血可泻火解毒；合谷疏风解表，清热；曲池清热解表，调和气血；血海、膈俞活血化瘀，调经止痛；足三里健脾和胃，扶正培元；三阴交健脾利湿，调和肝肾；丰隆健脾，化痰，和胃。

【现代研究】针刺能显著提高机体的免疫功能，增强抗病毒能力；调节免疫系统，抑制人乳头瘤病毒（HPV）的复制；改善局部微循环，促进疣体脱落；调节神经内分泌系统，增强机体的自我修复能力。

【操作方法】

（1）在患部阿是穴中心快速进针至疣底部，大幅度捻转提插 30 次左右，然后摇大针孔，迅速出针，放血 1~2 滴，再压迫止血。

（2）若疣体较大，于疣体上下左右四面与正常皮肤交界处各刺 1 针，以刺穿疣体对侧为度，再施用同样手法，每 3 日针刺 1 次。

（3）穴位火针针刺的具体操作方法参见理论篇。

三、穴位埋线技术

【穴位选择】

进展期 肺俞、风门、心俞、大杼、曲池等。

静止期 膈俞、天枢、脾俞、血海、三阴交等。

【作用机制】

进展期 肺俞能调节肺气，改善皮肤症状；风门能疏风解表，兼有风热者尤宜；心俞能调节心血，改善血液循环；大杼能调节气血，兼有血瘀者尤宜；曲池能清热解表，调和气血。

静止期 膈俞、血海能活血化瘀，改善血液循环；天枢、脾俞能调理脾胃；脾俞、三阴交能健脾利湿；三阴交还能调和肝肾。

【现代研究】穴位埋线能显著提高机体的免疫功能，增强机体的抗病毒能力；减轻局部炎症反应，缓解症状；改善局部微循环，促进疣体脱落；调节神经内分泌系统，增强机体的自我修复能力。

【操作方法】具体操作方法参见理论篇。每 2 周 1 次，3~4 次为 1 个疗程。

四、穴位注射技术

【穴位选择】阿是穴、足三里、曲池、血海、合谷等。

【作用机制】阿是穴位于疣体周围，直接作用于病灶；合谷调节气血，增强免疫力；曲池清热解毒，活血化瘀；血海调节血分，活血化瘀；足三里增强免疫力，调节脾胃功能。

【现代研究】药物直接作用于疣体，破坏人乳头瘤病毒（HPV）感染的细胞，促进疣体脱落。通过穴位刺激，调节经络气血，改善局部血液循环，增强免疫力。穴位注射可激活机体免疫系统，增强对病毒的清除能力。药物通过穴位吸收，发挥抗炎作用，减轻局部炎症反应。

【操作方法】具体操作方法参见理论篇。

第三节　寻常疣

寻常疣是人乳头瘤病毒（HPV）引起的一种常见的病毒性赘生物。按照发病部位及形状的不同，可分为指状疣、丝状疣、甲周疣、跖疣等类型。中医称之为"疣目""枯筋箭""千日疮""瘊子"。

中医学认为，本病由肝失荣养，失其藏血之功，血不养筋，导致血枯生燥，筋气不荣，复感风热邪毒，凝聚肌肤所致；皮肤外伤或搔抓染毒，风毒之邪相乘，致血瘀、肌肤不润而生"枯筋"。

西医学认为，寻常疣为人乳头瘤病毒（HPV）感染所致，与机体免疫力及外伤有关。

临床中，联合外治法治疗寻常疣多疗效显著。常采用自血疗法技术、火针技术、艾灸疗法技术、推疣技术等中医适宜技术。

一、自血疗法技术

【穴位选择】血海、曲池、足三里、风市等。

【作用机制】血海是脾经穴位，具有活血化瘀、调经止痛的作用；曲池是大肠经合穴，具有清热解表、调和气血的作用；足三里是胃经合穴，具有健脾和胃、扶正培元的作用；风市是胆经穴位，具有祛风除湿、通络止痛的作用。

【现代研究】刺激血海能显著改善微循环，促进炎症吸收，调节免疫系统，增强抗病能力。曲池具有抗炎、退热的作用，能抑制炎症介质的释放，增强抗感染能力。足三里能显著提高免疫功能，增强抗病能力。风市具有抗炎、镇痛的作用，能减轻局部炎症反应，调节神经系统，缓解疼痛。

【操作方法】具体操作方法参见理论篇。每次选择 1~2 个穴位，交替进行，每周1~2 次。

二、火针技术

【穴位选择】阿是穴。

【作用机制】火针通过高温直接作用于疣体，使疣体组织凝固、坏死，从而达到去除疣体之目的。火针具有针刺和艾灸的双重作用，可通过刺激穴位激发经气，调节气血运行，增强机体的免疫力和抵抗力，从而有助于消除疣体并防止复发。火针的温热刺激作用可使局部气血壅滞、火郁而毒生的情况得到改善，通过灼烙人体腧穴而开启经脉脉络之外门，给病邪以出路，使热毒外泄，达到治疗的效果。

【现代研究】火针治疗后，局部会出现炎症反应，可增强局部非特异性防御功能，增加巨噬细胞的数量，提高巨噬细胞的吞噬能力，从而有助于清除病毒和防止疣体复发。

【操作方法】具体操作方法参见理论篇。将火针迅速刺入疣体根部或局部阿是穴，一般不留针，迅速拔出，每周 1~2 次。

三、艾灸疗法技术

【穴位选择】疣体局部阿是穴。

【作用机制】艾灸通过温热刺激，促进局部气血运行，疏通经络，改善局部微循环，从而增强机体对疣体的清除能力；增强机体正气（免疫力），提高机体对病毒（如HPV）的抵抗能力，促进疣体脱落。艾灸的温热作用还可软化疣体，促使其自然脱落。

【现代研究】多项临床研究表明，艾灸治疗寻常疣的有效率较高，尤其适用于顽固性疣体。艾灸可显著提高血清中免疫球蛋白（如 IgG、IgM）水平，增强机体免疫功能；艾灸通过激活 Toll 样受体（TLR）和干扰素（IFN）通路，抑制人乳头瘤病毒（HPV）的复制。艾灸的温热效应可促进局部组织代谢，增强细胞修复能力，同时诱导疣体细胞凋亡。

【操作方法】

1. 直接灸　将艾条点燃后近距离灸疣体，灸之有热痛至不能忍受方可停止，休息片刻后继续灸，每次 10~15 分钟，每日 1 次。

2. 间接灸　在疣体上放置姜片或蒜片后再施灸，以减少直接灸的热刺激。

3. 艾灸联合疗法　结合中药外敷、针灸或激光治疗，可提高疗效。

四、推疣技术

推疣技术是一种物理治疗方法，即通过外力（如刮匙、针具或直接推挤）将疣体从皮肤表面剥离。适用于疣体较小、根部较浅的寻常疣。通过直接推除疣体、破坏血供、刺激免疫等机制达到治疗目的。具有操作简单、疗效显著的特点。中医学认为，疣体是气血瘀滞、外感毒邪所致，推疣法可疏通局部经络，调和气血。

【作用机制】推疣通过外力推除疣体，清除局部病变组织。推除疣体时，破坏其基底部的毛细血管，阻断营养供应，防止复发。推疣后局部组织修复过程中，可激活机体免疫反应，清除残留的病毒。

【操作方法】

（1）用碘伏或乙醇消毒疣体及周围皮肤。若疣体较大或疼痛敏感，可局部涂抹麻醉药膏（如复方利多卡因乳膏）。

（2）使用消毒后的刮匙或针具，沿疣体边缘轻轻推挤，使疣体与正常皮肤分离。推除疣体时，尽量将根部完全清除，避免残留。若疣体较小，可直接用手指推挤。

（3）用碘伏或乙醇再次消毒创面，防止感染。涂抹抗生素药膏（如红霉素软膏）并覆盖无菌纱布，保持创面干燥清洁，避免沾水。

第四节　丹毒

丹毒是一种多由 A 组 β 型溶血性链球菌感染引起的累及皮肤深部组织的急性感染性皮肤病。主要累及网状淋巴管，多由外伤及感染所致。中医学又称为"丹熛"，发无定处，根据其发病部位的不同，病名亦有所不同。发于躯干者，称"内发丹毒"；发于头面者，称"抱头火丹"；发于小腿足部者，称"流火"；新生儿多发生于臀部，称"赤游丹毒"。

西医学认为，丹毒多由溶血性链球菌感染引起，病原菌主要为 A 组 β 型溶血性链球菌，偶有 C 型或 G 型链球菌，主要累及网状淋巴管。细菌可通过皮肤或黏膜细微损伤侵入，亦可由血行感染引起，通常足癣、趾甲真菌病、小腿溃疡、鼻炎、慢性湿疹等均可诱发，机体抵抗力低下（如患糖尿病、慢性肝病，以及营养不良等）亦可成为促发因素。

临床实践中，单独使用或配合使用中医适宜技术治疗丹毒可显著提高疗效。临床常采用火针技术、刺络拔罐技术、中药溻渍技术等中医适宜技术。

一、火针技术

【穴位选择】

局部选穴 阿是穴。

循经取穴 大椎、合谷、曲池、足三里、委中。

【作用机制】阳盛则热，热甚为火，火极为毒，清火毒必当泻阳气。大椎为督脉与诸阳经的交会穴，合谷、曲池均归属于手阳明大肠经，三穴同用，可泻阳气而清火毒；委中又称"血郄"，凡血分热毒壅盛之急症，用之最宜；足三里、阴陵泉健脾化湿。点刺大椎、委中、阿是穴至出血，既可清泻诸阳之热，又可清泄血分郁热，凉血解毒，寓"宛陈则除之"之意。

【现代研究】针体高温可瞬间破坏局部病原微生物（如链球菌）；刺破皮肤释放炎性渗出物，降低组织张力；高温促进毛细血管扩张，改善微循环，加速局部代谢，清除炎症介质（如 IL-6、TNF-α）；火针刺激可上调 Toll 样受体（TLR），增强巨噬细胞吞噬能力，促进 β- 内啡肽释放，兼具镇痛和抗炎作用；通过刺激穴位（如足三里），可调节"下丘脑 – 垂体 – 肾上腺轴"（HPA 轴），抑制过度炎症反应；高温可灭活皮肤表面的 β- 溶血性链球菌（丹毒的主要病原体）；火针后局部释放生长因子［如血管内皮生长因子（VEGF）、表皮生长因子（EGF）］，加速组织修复。

【操作方法】具体操作方法参见理论篇。每周 1~2 次。

二、刺络拔罐技术

【穴位选择】局部阿是穴。

【作用机制】通过刺络拔罐，排出体内热毒，减轻炎症；拔罐能改善局部血液循环，促进瘀血排出；通过刺激穴位，疏通经络，调和气血；通过调节机体免疫功能，增强机体抗感染能力。

【现代研究】刺络拔罐能显著提高机体的抗菌能力，抑制病原菌的繁殖；减轻局部炎症反应，缓解症状；改善局部微循环，促进炎症吸收；调节免疫 – 神经 – 内分泌网络，增强机体的自我修复能力。

【操作方法】

（1）用三棱针或采血针在丹毒局部及周围点刺，深度 2~3mm，覆盖红肿范围，每针间隔 1~2cm，刺后轻挤出血 3~5 滴。

（2）在点刺部位拔罐，留罐 5~10 分钟，吸出瘀血或淋巴液。

（3）取罐后用无菌棉球擦拭局部皮肤，再次消毒，覆盖敷料（防止感染）。

三、中药溻渍技术

【常用药物】

急性丹毒　大黄、芒硝、金银花、马齿苋、虎杖等。

慢性丹毒　熟大黄、芒硝、炮姜、姜黄、桃仁、路路通、葱段等。

【作用机制】

急性丹毒　马齿苋、金银花、虎杖等药物所含有效成分具有清热解毒的作用，能抑制细菌，减轻炎症反应；大黄与芒硝外用，通过抗菌、抗炎、调节渗透压、改善微循环等多途径协同起效，既清热解毒、软坚散结，又显著缓解局部红、肿、热、痛，促进组织修复。冷敷的低温效应可降低局部组织温度，抑制炎症介质的释放，缓解红、肿、热、痛；局部血管收缩，减少渗出和水肿，缓解肿胀；低温还能降低神经末梢的敏感性，减轻疼痛；冷敷的低温环境不利于细菌生长，可进一步抑制感染。

慢性丹毒　熟大黄、芒硝、炮姜、姜黄、桃仁、路路通、葱段热敷通过温热效应促进局部气血运行，化解残留瘀毒；热力可助阳气布散，加速组织间湿浊的吸收代谢。中药成分通过皮肤吸收，改善局部微循环，促进组织修复。中药中的活性成分具有抗菌、抗病毒的作用，能抑制病原微生物的繁殖。中药中的某些成分具有修复皮肤屏障、促进组织再生的作用。

【现代研究】金银花、马齿苋、虎杖破坏细菌细胞膜，抑制链球菌增殖；熟大黄、葱段、姜黄中分别含有的大黄素、大蒜素、姜黄素，可协同抑制链球菌；大黄、虎杖、芒硝、熟大黄、姜黄、炮姜抑制核因子 κB（NF-κB）、环氧合酶 II 型（COX-II），降低 TNF-α 和 IL-6，抗炎消肿；芒硝具有高渗作用，可吸收组织液，缓解水肿；马齿苋、大黄上调血管内皮生长因子（VEGF），加速表皮再生；桃仁、路路通、炮姜促进 VEGF 分泌，增强淋巴回流；炮姜、葱段含有姜辣素可扩张血管，硫化物可促进药物渗透。

【操作方法】

1. **急性丹毒**　水煎冷敷，可持续敷 20~30 分钟，2~3 次 / 日，敷后，醋调或水调珍黄丸、如意金黄散、紫金锭外涂。

2. **慢性丹毒**　水煎热敷，每次 20~30 分钟，敷后，酒调七厘散外用，2 次 / 日。

具体操作方法参见理论篇。

注：临床中，蜂窝织炎的中医外治法可参考本节。

第五节　毛囊炎

毛囊炎是一组侵犯毛囊及其周围组织的细菌感染引起的急性化脓性皮肤病。临床表现特点是红、肿、热、痛。

中医学认为，毛囊炎的病因病机主要有：内郁湿火，外感风邪，内外相合，两相搏结，蕴阻肌肤发为疖；夏秋之时，感受暑湿热毒，气候闷热，暑湿蕴蒸于肌表，复经搔抓，破溃染毒而成疖；阴虚火旺，或脾虚便溏，染毒发病，反复发作，缠绵难愈。

西医学认为，毛囊炎多由凝固酶阳性金黄色葡萄球菌感染引起，部分由表皮葡萄球菌、链球菌、假单胞菌属、大肠埃希菌等单独或混合感染引起。此外，真菌性毛囊炎继发细菌感染也可引发毛囊炎。毛囊炎常见的诱发因素有高温汗出、特应性皮炎反复搔抓、过食辛辣食物、嗜烟酒、不注意个人卫生、全身性慢性疾病、器官移植、长期应用糖皮质激素等。

临床治疗时，配合使用中医适宜技术，可缩短病程，提高疗效。常用的中医适宜技术有中药封包技术、刺络拔罐技术、穴位埋线技术、切开引流技术等。

一、中药封包技术

【常用药物】大黄、芒硝、蒲公英、赤芍、乳香、金银花等。

【配制方法】将中药药粉用冷开水调匀后外敷。

【作用机制】大黄苦寒，能泻实热，化瘀血；芒硝、蒲公英软坚散结，清热消肿；赤芍清热凉血，散瘀止痛；乳香活血行气，消肿生肌；金银花清热解毒，疏散风热。

【现代研究】大黄中的大黄素、大黄酸，蒲公英中的多糖和黄酮类化合物，乳香中的乳香酸，金银花中的绿原酸和木犀草苷对毛囊炎常见病原菌有显著抑制作用；芒硝抑制 P 物质释放，降低神经末梢敏感性，加速毛囊内炎性渗出物的引流；赤芍中的芍药苷抑制 NF-κB 和 RTK-Ras-MARK［信号］通路，降低 IL-1β、TNF-α，扩张局部血管，增强免疫细胞浸润。

【操作方法】具体操作方法参见理论篇。中药研末调成糊状，外敷患处，每日1~2 次。

二、刺络拔罐技术

【穴位选择】阿是穴、合谷、曲池、委中、大椎、尺泽等。

【作用机制】阿是穴（压痛点）直接作用于病灶，泻热解毒，消肿排脓；合谷清热解毒，通经活络；曲池清热泻火，消肿止痛；委中清热解毒，活血化瘀；大椎、尺泽清热泻火，通过经络传导，调节全身气血，增强疗效。

【**现代研究**】刺络拔罐能显著改善局部微循环，增加血流量，促进炎症吸收。拔罐产生的负压可扩张毛细血管，加速代谢产物的清除。刺络拔罐能降低局部炎症介质（如IL-6、TNF-α）的水平，减轻炎症反应；通过机械刺激，激活局部免疫反应，增强抗炎能力。刺络拔罐能促进局部组织再生，加速伤口愈合；增加局部成纤维细胞活性，促进胶原蛋白合成。刺络拔罐通过刺激神经末梢，释放内源性镇痛物质（如内啡肽），缓解疼痛；抑制痛觉传导，减轻疼痛感。

【**操作方法**】具体操作方法参见理论篇。每周2次。

三、穴位埋线技术

【**穴位选择**】曲池、三焦俞、肺俞、心俞、胆俞等。

【**作用机制**】曲池清热泻火、消肿止痛，是大肠经的合穴，能清泻阳明热毒，治疗热毒炽盛引起的疖肿、痈疽。三焦俞通调三焦、清热利湿，能调节三焦气机，治疗湿热蕴结引起的皮肤病。肺俞宣肺解表、清热解毒，能调节肺气，治疗肺热引起的皮肤病。心俞清心安神、活血化瘀，能清心火，治疗心火亢盛引起的疖肿、痈疽。胆俞疏肝利胆、清热解毒，治疗肝胆湿热引起的皮肤病。

【**现代研究**】穴位埋线可使血液中的白细胞总数下降，淋巴细胞升高，中性粒细胞下降，从而起到消炎、退热的作用。同时，穴位埋线还可调节血液中 K^+、Na^+、Ca^{2+} 等电解质的含量，改善血液的理化性质。穴位埋线直接刺破血管，使血液流出，起到行气活血的作用。穴位埋线可提高人体的免疫功能，激发人体内的防御机能。

【**操作方法**】具体操作方法参见理论篇。每2周埋线1次，根据病情调整治疗频率。

四、切开引流技术

切开（药线）引流是中医传统外治法之一，主要用于治疗化脓性皮肤病，如毛囊炎、疖、痈。通过切开排脓、药线引流、清热解毒、活血化瘀等，达到清除脓毒，促进愈合的目的。切开引流操作简便，疗效显著，是重要的中医外治法之一，主要用于成脓期。

【**药线用药**】黄连、黄柏、大黄、白芷、乳香。

【**作用机制**】黄连清热解毒，抗菌消炎；黄柏清热燥湿，抗菌消炎；大黄泻热通便，凉血解毒；白芷祛风散寒，消肿排脓；乳香活血行气，消肿生肌，止痛。

【**现代研究**】药线中的中药成分（如黄连、黄柏、大黄等）对金黄色葡萄球菌、链球菌等常见致病菌有显著抑制作用；可持续释放抗菌成分，抑制细菌生长，防止继发感染；能抑制炎症介质的释放（如 IL-6、TNF-α），减轻局部炎症反应。

切开排脓后，局部炎症反应迅速减轻，疼痛缓解；局部微循环改善，促进肉芽组织生长；药物成分能促进成纤维细胞增殖，加速胶原蛋白合成。持续引流和药物作用能减少瘢痕组织的形成，调节胶原代谢，减少瘢痕增生。

【操作方法】

1. **切开排脓** 在脓肿最软处切开，排出脓液，彻底清洗创面。
2. **放置药线** 将药线（如黄连药线、黄柏药线）插入创口，保持引流畅通。
3. **更换药线** 每日或隔日更换药线，直至脓液排尽，清洁创面。
4. **包扎固定** 用无菌纱布包扎固定，保持创面清洁干燥。

注：临床中，疖、痈的中医外治法可参考本节。

第六节　穿掘性毛囊炎

穿掘性毛囊炎一般是指头部脓肿性穿掘性毛囊周围炎，以结节、脓肿、瘘孔、皮下组织被侵蚀破坏，伴毛发脱落、相互穿通为特点，呈慢性病程，缠绵难愈，预后常留瘢痕。中医学对本病的论述大多散见于"疖""疮疡""痈疽"的范畴内。以丘疹、脓疱为主者，称为"发际疮"；以囊肿、结节为主者，称为"蝼蛄疖""蟮拱头"；硬结性瘢痕疙瘩者，称为"肉龟疮"；造成秃发者，称"火珠疮"等。

中医学认为，本病多为外感暑湿，或因嗜酒，嗜食辛辣刺激之味，湿热蕴结与外受热毒之邪，熏蒸肺系，或热盛肉腐而化结成脓，脓毒流窜，相互贯通，湿、热、毒三邪相合，郁于肌肤而发病；或素体虚弱，腠理失司，复感风热邪所致；或患病后处理不当，疮口过小引起脓毒潴留；或搔抓染毒，导致脓毒旁窜，头顶皮肉较薄处蔓延、窜空而成"蝼蛄疖"。

西医学认为，穿掘性毛囊炎与金黄色葡萄球菌、表皮葡萄球菌、链球菌，以及双球菌感染有关。本病是否为原发性细菌感染性疾病，尚且存疑，但由于内服皮质类固醇有效，因此推测可能是由于抗原-抗体反应而引起的组织破坏。病理提示毛囊口角栓形成、毛囊闭锁，有肉芽肿反应。

临床中，采用中医适宜技术治疗穿掘性毛囊炎效果显著。常采用切开引流技术、中药涂药技术、刺络拔罐技术、穴位埋线技术等中医适宜技术。

一、切开引流技术

【常用药物】黄柏、黄连、大黄、丹参、红花、桃仁、炉甘石、石膏、硼砂、乳香、没药、冰片等。

【作用机制】黄柏、黄连、大黄具有清热燥湿、泻火解毒的功效，可有效清除体内的湿热毒邪，减轻炎症反应；丹参、红花、桃仁具有活血化瘀、消肿止痛的作用，可改善局部的血液循环，促进瘀血的消散和组织的修复；炉甘石、石膏、硼砂具有去腐生肌、收敛创口的作用，可促进创口内坏死组织的脱落和肉芽组织的生长；乳香、没药、冰片具有消肿止痛、清热解毒的作用，可缓解创口的疼痛和肿胀。

【现代研究】切开药线引流可有效降低局部炎症介质的水平，如白细胞介素、肿瘤坏死因子等，从而减轻炎症反应；药线引流可促进创口内肉芽组织的生长和上皮细胞的增殖，加速创口的愈合；药物中的活血化瘀成分可改善局部的血液循环，为组织修复提供充足的营养物质；去腐生肌成分可促进坏死组织的清除和新组织的生成；部分药物具有一定的抗菌作用，可抑制创口内细菌的生长和繁殖，防止创口感染。

【操作方法】

（1）用碘伏或乙醇消毒患处及周围皮肤，在脓肿周围注射利多卡因局部麻醉。

（2）用手术刀在脓肿最隆起处或波动感最明显处作切口，切口方向应与皮纹一致，长度与脓肿直径相当，注意避免损伤重要血管和神经。

（3）用止血钳或镊子轻轻撑开切口，排出脓液，探查脓腔，清除坏死组织和分隔。

（4）用生理盐水或稀释的碘伏溶液冲洗脓腔，确保彻底清洁。

（5）在脓腔内放置药线引流条，以保持引流通畅，引流条一端留在切口外，便于更换。

（6）用无菌纱布覆盖切口，并用胶布固定。根据渗出情况定期更换敷料。

二、中药涂药技术

【常用药物】大黄、黄柏、姜黄、苍术、厚朴、白芷、陈皮、天花粉等。

【作用机制】大黄、黄柏、天花粉清除体内热毒，抑制细菌感染；苍术、厚朴、陈皮祛除湿邪，减轻湿热引起的炎症；姜黄、大黄改善局部血液循环，促进炎症消散；白芷、天花粉促进脓液排出，缓解疼痛和肿胀。

【操作方法】具体操作方法参见理论篇。每日 2~3 次。

三、刺络拔罐技术

【穴位选择】大椎、风门、大杼、曲池、梁丘、足三里。

【作用机制】大椎、曲池清热解表、解毒，可清除体内的湿热毒邪，减轻炎症反应；风门、大杼疏风解表、宣通肺气，调节人体的气机，使湿热毒邪得以排出体外；梁丘、足三里调理脾胃、补中益气，增强脾胃的运化功能，促进水湿的代谢，清热解毒利湿。

【操作方法】具体操作方法参见理论篇。每周 2 次。

四、穴位埋线技术

【穴位选择】大椎、心俞、肺俞、膈俞、肾俞、曲池、血海、足三里等。

【作用机制】通过刺激大椎、曲池等穴位，清除热毒，减轻局部红、肿、热、痛。刺激膈俞、血海等穴位，改善局部血液循环，消散瘀滞，缓解疼痛。刺激肺俞、足三里等穴位，增强机体免疫力，提高抗病能力。通过持续刺激穴位，加速伤口愈合，减少瘢痕形成。

【操作方法】具体操作方法参见理论篇。每2周1次。

第七节　手足癣

手足癣是指由皮肤癣菌引起的手足部浅表皮肤真菌感染，主要累及指（趾）间、手掌、足跖及侧缘，严重时可波及手背、足背、腕部、踝部，具有一定的传染性。可归属于中医学"脚湿气""鹅掌风"的范畴。

中医学认为，素体虚弱或起居不慎，感受风湿邪气，蕴积于皮肤，与气血相搏，发为水疱，郁而化热，而致焮红肿痛，糜烂渗液；或病久湿热内蕴，煎熬阴津，伤及气血，皮肤不荣，湿热化燥，血虚生风，而致皮肤干燥、皲裂、脱屑。本病初发之时多属实证，病久常为虚证或虚实夹杂证。

西医学认为，手足癣的病原菌有毛癣菌属、小孢子菌属、表皮癣菌属，其中，以毛癣菌属为主，包括红色毛癣菌、须癣毛癣菌等。皮肤癣菌可以在人与人、动物与人、污染物与人之间传播，在患者不同部位之间也会自体传播。

临床治疗手足癣，常采用中药溻渍技术、中药药浴技术、中药涂药技术等中医适宜技术，具有疗效好、安全性高、副作用小的特点。

一、中药溻渍技术

【常用药物】黄柏、龙胆、马齿苋、枯矾、花蕊石、硼砂等。

【适用范围】手足癣属湿热蕴盛，毒热外感者。

【作用机制】黄柏清热解毒，燥湿止痒；龙胆清热燥湿，泻火解毒；马齿苋清热解毒，凉血止血；枯矾收敛止血，燥湿止痒；花蕊石收敛止血，解毒消肿；硼砂清热解毒，消肿防腐。中药中的有效成分能直接抑制或杀灭真菌，减轻局部炎症反应，缓解红肿、瘙痒等症状；通过抗炎、抗过敏的作用，缓解皮肤瘙痒，促进皮肤细胞再生，加速伤口愈合。

【**现代研究**】黄柏含小檗碱，具有抗菌、抗炎的作用，能抑制真菌生长；龙胆含苦苷，具有抗菌、抗炎的作用，能抑制多种病原微生物；马齿苋含多种生物碱和黄酮类化合物，具有抗菌、抗炎、促进伤口愈合的作用；枯矾具有收敛、抗菌的作用，能减少渗出，抑制真菌生长；花蕊石具有收敛、抗菌的作用，能促进伤口愈合；硼砂具有抗菌、抗炎的作用，能抑制真菌和细菌生长。

【**操作方法**】具体操作方法参见理论篇。水煎溻渍，每次 30 分钟，每日 2~3 次。

【**注意事项**】溻渍时，药液温度保持在 35℃~40℃，切忌水温过热。

二、中药药浴技术

【**常用药物**】五倍子、大风子、黄精、赤芍、火麻仁、桃仁等。

【**适用范围**】手足癣属血燥生风、肌肤失养者。

【**作用机制**】五倍子收敛止血，解毒消肿；大风子祛风除湿，杀虫止痒；黄精滋阴润燥，补气养阴；赤芍清热凉血，活血化瘀；火麻仁润燥滑肠，滋阴养血；桃仁活血化瘀，润肠通便。药物中的有效成分，如鞣酸、大风子油等，能直接抑制或杀灭真菌；减轻局部炎症反应，缓解红肿、瘙痒等症状；具有抗炎、抗过敏作用，缓解皮肤瘙痒。五倍子具有收敛作用，能减少渗出，促进伤口愈合；黄精、火麻仁具有滋润皮肤的作用，可改善皮肤干燥、脱屑。

【**现代研究**】五倍子含鞣酸，具有收敛、抗菌作用，能抑制真菌生长；大风子含大风子油，具有抗真菌、抗炎作用，能抑制皮肤真菌；黄精含多糖类化合物，具有增强免疫力、抗炎的作用；赤芍含芍药苷，具有抗炎、抗菌的作用，能抑制真菌生长；火麻仁含脂肪酸，具有抗炎、滋润皮肤的作用。桃仁含苦杏仁苷，具有抗炎、促进血液循环的作用。

【**操作方法**】具体操作方法参见理论篇。水煎浸泡，每次 30 分钟，每日 1 次。

三、中药涂药技术

【**常用药物**】百部、蛇床子、土荆皮、威灵仙、白鲜皮、地肤子、苦参、透骨草等。

【**适用范围**】各种类型的手足癣。

【**作用机制**】百部杀虫止痒，润肺止咳；蛇床子燥湿杀虫，祛风止痒；土荆皮祛风除湿，杀虫止痒；威灵仙祛风除湿，通络止痛；白鲜皮清热解毒，祛风燥湿；地肤子清热利湿，祛风止痒；苦参清热燥湿，杀虫止痒；透骨草祛风除湿，活血止痛。诸药合用，能直接抑制或杀灭真菌；减轻局部炎症反应，缓解红肿、瘙痒等症状；抗炎、抗过敏，缓解皮肤瘙痒；祛风除湿，改善湿热引起的皮肤症状；活血化瘀，改善局部血液循环，缓解疼痛。

【现代研究】百部含百部碱，具有抗菌、抗真菌的作用，能抑制皮肤癣菌；蛇床子含蛇床子素，具有抗真菌、抗炎的作用，能抑制多种皮肤真菌；土荆皮具有抗真菌、抗炎的作用，能抑制皮肤癣菌；威灵仙含皂苷类化合物，具有抗炎、镇痛的作用；白鲜皮含白鲜碱，具有抗菌、抗炎的作用，能抑制真菌生长；地肤子具有抗炎、抗过敏的作用，能缓解皮肤瘙痒；苦参含苦参碱，具有抗真菌、抗炎的作用，能抑制多种皮肤真菌；透骨草具有抗炎、促进血液循环的作用。

【操作方法】具体操作方法参见理论篇。水煎外涂，每日 1~2 次。

注：临床中，甲真菌病的中医外治法可参考本节。

附：甲真菌病在中医外治结束后，应搓去病变部分的指甲，配合涂抹抑菌药物（如萘替芬酮康唑乳膏、阿莫罗芬搽剂等），以提高疗效。

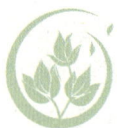

第六章
变态反应性皮肤病

第一节　荨麻疹

荨麻疹是一种由于皮肤、黏膜小血管扩张及渗透性增加出现的局限性水肿反应。临床表现为大小不等的白色或红色风团，骤起骤落，发无定时、发无定处，皮疹消退后无痕迹。中医称为"瘾疹"，俗称"风疙瘩"。

中医学认为，瘾疹发病的原因主要是素体禀赋不耐，外加六淫之邪侵袭；或饮食不节，肠胃湿热；或平素体弱，气血不足，卫外不固。

西医学认为，荨麻疹是一种多种因素共同作用而导致的过敏性皮肤病。引起荨麻疹的外源性因素包括药物、感染、食物、花粉、尘螨、冷热刺激、日光、摩擦等；内源性因素包括精神压力、情绪。某些系统性疾病可增加荨麻疹发生的概率。

临床实践发现，单独或配合使用中医适宜技术治疗荨麻疹可显著提高疗效。临床常采用放血疗法技术、游走罐技术、自血疗法技术、穴位注射技术、穴位埋线技术、艾灸疗法技术等中医适宜技术治疗荨麻疹。

一、放血疗法技术

【穴位选择】大椎、肺俞、膈俞、血海等。

【适用范围】风热型荨麻疹。

【作用机制】大椎是手三阳经、足三阳经与督脉的交会穴，为"诸阳之会"，可疏散风热、泻火解毒；肺俞具有疏风清热解表的功效；血海归属于足太阴脾经，可引血归经，治疗血分诸病；膈俞是血会，能活血通脉止痒，与血海配伍使用，体现中医学"治风先治血，血行风自灭"的思想。

【操作方法】具体操作方法参见理论篇。每周 1~2 次。

二、游走罐技术

【部位选择】四肢外侧（沿手三阳、足三阳经络走向交替行罐）、背部（多选择足太阳膀胱经）。

【适用范围】风热型荨麻疹。

【作用机制】针对荨麻疹病邪在表的病机，通过解表祛邪、激发卫气、抗邪外出而达到宣通卫气的效果。背部走罐的主要作用部位为足太阳膀胱经，足太阳膀胱经主一身之表，可增强祛表邪、调气血、和营卫的作用。走罐可使局部血管扩张，加速血液、淋巴液循环，加强细胞吞噬活动，增强机体对外界变化的耐受力和敏感性。走罐的机械刺激，通过皮肤感受器和血管感受器的反射途径传到中枢神经系统，引起许多化学物质，如神经递质、激素、免疫活性物质、细胞因子等发生变化，通过调节"免疫 – 神经 –内分泌网络"而增强机体的免疫力。

【操作方法】具体操作方法参见理论篇。每周 1~2 次。

注：**临床中，常将走罐疗法和放血疗法联合使用，以提高疗效。**

三、自血疗法技术

【穴位选择】曲池、血海、足三里（交替注射）。

【适用范围】各种类型的荨麻疹。

【作用机制】曲池为手阳明大肠经合穴，可疏通阳明经气，清热解表、散风止痒，缓解皮肤红肿、瘙痒；血海归属于足太阴脾经，能养血活血、凉血化湿，直达"血分伏热、瘀热阻滞"之病机，减少荨麻疹复发；足三里为足阳明胃经合穴，能健脾胃、补气血、调免疫，直达"正虚邪恋"之病机，增强机体抗邪能力。三穴配合，共奏清热祛风、活血凉血、扶正固本之效。

【现代研究】穴位自血疗法治疗慢性荨麻疹不仅具有较好的改善症状的治疗作用，且具有抗炎、抗过敏、增强免疫的作用。有研究显示，其对失衡的 Th1/Th2 细胞有一定的调整作用。

【操作方法】抽取患者静脉血约 4ml，注射于选定腧穴，每次选 1 对腧穴，每周 2 次，交替进行。10 次为 1 个疗程。具体操作方法参见理论篇。

【注意事项】晕血、晕针患者慎用。

四、穴位注射技术

【穴位选择】

外感风邪证　风市、肺俞、外关。

血虚证　三阴交、血海、足三里。

胃肠积热证　曲池、大椎、外关、足三里。

【药物选择】苯海拉明注射液：20mg，每日 1 次。

【作用机制】

外感风邪证　肺主一身之表，外合皮毛。针刺肺俞（膀胱经腧穴，肺脏输注于体表的背俞穴）、风市、外关可疏风解表，调节腠理开合。

血虚证　脾主生血，主肌肉四肢，针刺三阴交、血海、足三里可调理脾胃、养血息风。

胃肠积热证　肺与大肠相表里，针刺曲池、大椎可清泻积热。

【现代研究】苯海拉明注射液为 H_1 受体拮抗剂，具有抗过敏的作用。辨证选穴后进行穴位注射，中西医结合治疗，既可起到针刺腧穴提高机体免疫力的作用，又可发挥药物的治疗作用。

【操作方法】具体操作方法参见理论篇。每日 1 次，每次选 1 个腧穴，交替进行。10 次为 1 个疗程。

【注意事项】晕针患者慎用。

五、穴位埋线技术

【穴位选择】

主穴　足三里、肺俞、三阴交。

风寒证　大椎、关元。

湿热证　上巨虚、中脘。

风热证　曲池、合谷。

血瘀证　血海、膈俞。

【作用机制】足三里为强壮要穴，针刺可增强机体免疫力；肺俞为肺之俞穴，可调节全身气机，宣散卫气；三阴交为肝、脾、肾三经的交会穴，可调和气血、镇静安神；大椎、关元祛风散寒，调和营卫，固本求元；上巨虚、中脘清热行气利湿；曲池、合谷凉血清热，消风止痒；血海、膈俞活血祛风、化瘀止痒。

【现代研究】穴位埋线具有"以线代针"的长效针刺作用。由于羊肠线长期持续柔和的刺激穴位，可提高穴位的兴奋性和传导性，具有调和气血、疏通经络、扶正祛邪的功效。穴位埋线可改善病变区的血液循环和淋巴循环，促进新陈代谢；营养细胞，有利于组织细胞修复。

【操作方法】具体操作方法参见理论篇。每次选择 3~5 个腧穴，每 2 周 1 次。

六、艾灸疗法技术

【穴位选择】

风寒证　神阙、涌泉、合谷、血海、阴陵泉、足三里等。

气虚证　神阙、气海、足三里、血海等。

【**作用机制**】艾条温和灸之，具有温通经络、祛寒逐湿、养血活血、祛风止痒的功效。艾灸疗法使气血充足，则内风不能生，外风不可侵，而风自灭、痒自止。

【**操作方法**】具体操作方法参见理论篇。每日 1 次，10 次为 1 个疗程。

第二节　湿疹

湿疹是由多种因素引发的一种炎症性皮肤病。明显瘙痒是主要的自觉症状；糜烂渗液是常见的他觉症状；反复发作、缠绵难愈是临床特点。

中医学认为，本病的发生，是由于禀赋不耐，风、湿、热邪阻滞肌肤所致。先天不足，营卫不固，风热湿邪外感滞留肌肤，郁久化热伤阴，肌肤失养；后天脾胃虚弱，脾失健运，水湿内停，泛滥肌肤；湿热内蕴，复受风邪，充斥腠理皮肤；肾阴不足，肺津亏损，肌肤失养；肾脾亏虚，肾阳虚损，不能温煦脾阳，脾失运化，水湿内停，外泛肌肤；气血瘀滞，脉络失养，不能荣养肌肤而成。

西医学认为，湿疹的发病是内外因素相互作用的结果。外在因素包括生活环境、紫外线、接触物、气候条件等；内在因素包括慢性消化系统疾病，以及精神紧张、失眠、情绪变化等精神改变；感染病灶、新陈代谢障碍、内分泌功能失调等均可导致湿疹或加重湿疹的病情。

临床实践中，单独或配合使用中医适宜技术治疗湿疹可显著提高疗效。临床中，常采用中药药浴技术、中药溻渍技术、中药涂药技术、中药封包技术等中医适宜技术治疗湿疹。

一、中药药浴技术

【常用方剂】

血虚风燥外用方　火麻仁、黑芝麻、苦杏仁、桃仁、地肤子、蛇床子、决明子、车前子、瓜蒌仁、牛蒡子。

【**适用范围**】血虚风燥型湿疹。

【**作用机制**】中药药浴可借药力和热力使药物的有效成分通过皮肤、黏膜、经络进入人体，进入经脉血络，内达脏腑，由表及里，输布全身，可使得经络疏通、脏腑调和、气血通畅以发挥治疗作用。火麻仁、黑芝麻外用可滋阴润燥；苦杏仁、决明子、瓜蒌仁润肠通便；桃仁活血化瘀，外用可润肤，减轻皮肤瘙痒的症状；地肤子、蛇床子清热燥湿，祛风止痒；车前子清热利尿通淋；牛蒡子疏散风热，解毒透疹。诸药合用，共奏清热利湿、祛风止痒、润燥活血之功。

【**现代研究**】药浴时，温热效应能够提高组织的温度，且药物的有效成分能对肌肤产生刺激或局部改善血液循环，舒张毛细血管，使血液加速。通过皮肤组织吸收后，调节局部免疫状态，抑制毛细血管通透性，抑制和减少生物活性物质（如组胺、5-羟色胺等）的释放，使组织修复，消除局部病灶。药浴的机械刺激，压迫体表血管和淋巴管，使体液回流增加，肾血流量增加，尿量增多，从而达到利尿、消肿、排毒之目的。

【操作方法】具体操作方法参见理论篇。每日 1 次，10 次为 1 个疗程。掌跖处皮损肥厚者药浴后涂抹黑豆馏油膏并封包。

二、中药溻渍技术

【常用方剂】

风热外用方　蝉蜕、桑叶、浮萍、知母、苦参、连翘、防风。

湿热外用方　赤石脂、诃子、儿茶、煅瓦楞子、煅龙骨、煅牡蛎、黄柏、马齿苋、石榴皮、枯矾、龙胆、白鲜皮、苦参、炉甘石、生地榆。

血瘀痰聚外用方　当归、莪术、三棱、桃仁、地肤子、蛇床子、露蜂房、生龙骨、生牡蛎、煅瓦楞子、五倍子。

血虚风燥外用方　火麻仁、黑芝麻、苦杏仁、桃仁、地肤子、蛇床子、决明子、车前子、瓜蒌仁、牛蒡子。

【作用机制】中药溻渍主要通过两种方式发挥作用：一是经皮给药，透皮吸收。使药物中的有效成分通过皮肤吸收或黏膜渗透到病灶部分，从而发挥药效。二是温热效应，改善循环。通过热敷可使局部血管扩张，促进血液循环，改善局部组织营养供给，达到行气活血、消炎止痛的作用。此外，外用药物的同时，也可通过经络传导到人体，调节脏腑功能，实现整体治疗。

风热外用方　蝉蜕、桑叶、浮萍疏散风热，透疹止痒；知母清热泻火，滋阴润燥；苦参、连翘清热解毒，燥湿止痒；防风祛风解表。诸药共奏疏风散热、透疹止痒、清热解毒、燥湿之效。

湿热外用方　赤石脂、诃子、儿茶收湿敛疮；煅瓦楞子、煅龙骨、煅牡蛎收敛固涩；炉甘石收湿止痒；黄柏、马齿苋清热燥湿、泻火解毒；石榴皮、枯矾收敛燥湿止痒；龙胆清热燥湿，泻肝胆火；白鲜皮、苦参清热燥湿，祛风止痒；生地榆凉血止血，解毒敛疮。全方共达收湿敛疮、清热燥湿、泻火解毒、凉血活血、收敛生肌之效。

血瘀痰聚外用方　血瘀阻滞、痰湿凝聚、痰湿血瘀互相胶结为主要病机，故重点治以活血化瘀、化痰散结。当归补血活血，润肤通络；桃仁活血祛瘀。两药可缓解因血瘀生风引起的皮肤干燥。莪术破血行气、消癥散结；三棱破血逐瘀。两药合用，增强破血祛瘀、行气消积之力。地肤子、蛇床子、露蜂房清热利湿，祛风止痒；生龙骨、生牡蛎、煅瓦楞子软坚散结、收敛固涩；五倍子收湿敛疮，解毒消肿。全方共同发挥活血化瘀、祛湿止痒、软坚散痰、收湿敛疮的作用。

血虚风燥外用方 参见本节"中药药浴技术"。

【现代研究】

风热外用方 苦参所含的苦参碱能够抑制机体免疫类细胞分化炎症因子，产生抗炎作用；改善血管扩张和毛细血管通透性，减少炎症因子的生成等，对于多种免疫性及非免疫性炎症皆有不同程度的抑制作用；连翘中的连翘酯苷 A 具有抗炎、抗菌的作用；蝉蜕中的甲壳素具有提高人体免疫力的作用。

湿热外用方 苦参、黄柏具有抗炎、抗菌的作用；马齿苋具有抗炎、抗菌、调节免疫的作用。

血瘀痰聚外用方 当归可通过增加血容量，提升机体造血功能；通过舒张血管及降血压，调节血液循环。桃仁及其提取物具有降低血液黏度、增加局部血流量、改善血液流变学等作用，故能活血祛瘀。因此，当归、桃仁可以改善微循环，促进皮肤代谢。蛇床子所含蛇床子素具有增强免疫活性的作用。五倍子所含的鞣质具有抗菌、抗炎、收敛止泻的作用。

血虚风燥外用方 参见本节"中药药浴技术"。

【操作方法】具体操作方法参见理论篇。每日 1~2 次，10 日为 1 个疗程。

【注意事项】中药溻渍技术常联合中药涂药技术提高疗效。风热外用方溻渍后涂抹紫草甘草油；湿热外用方溻渍后涂抹黄柏银花油；血瘀痰聚外用方、血虚风燥外用方溻渍后外涂黑豆馏油膏，皮损肥厚者可封包。

三、中药涂药技术

【常用药物】

紫草甘草油 紫草、甘草适量，研细末，加入 200ml 芝麻油或胡麻油，搅拌均匀外用。

黄柏银花油 黄柏、金银花、枯矾等量，研细末，加入 200ml 芝麻油或胡麻油，搅拌均匀外用。

【适用范围】

紫草甘草油 血热风燥型湿疹。

黄柏银花油 亚急性湿疹。

【作用机制】中药涂药技术主要是通过药物透皮吸收作用、局部刺激与调节作用、药物药理作用等改善患处局部微循环，促进组织修复及药物吸收，从而治疗疾病。将药物细末与植物油混合制成油剂，既可发挥油基质的促渗透与保湿、屏障修复作用，又可发挥药物本身的药理作用。

紫草甘草油 紫草清热凉血、活血解毒、透疹消斑，甘草清热解毒，两者合用，共奏清热解毒、透疹消斑之效。

黄柏银花油 黄柏清热燥湿、泻火解毒，金银花清热解毒，枯矾是白矾经过煅烧处理后的产物，具有收敛、燥湿、止痒的功效。三药合用，共奏清热解毒、燥湿止痒之功。

【 现代研究 】

紫草甘草油 紫草中所含的乙酰紫草素、紫草素等可以减少炎症介质的释放，具有抗炎作用；紫草有抗菌作用，对金黄色葡萄球菌、大肠杆菌、皮肤真菌等均有抑制作用；紫草可促进局部血液循环及上皮生长，促进伤口愈合，可用于治疗感染性伤口。甘草中的甘草查尔酮 A 可抑制环氧合酶 Ⅱ 型（COX-Ⅱ）的活性和表达，减少炎症介质生成，具有抗炎作用。两药合用，可发挥抗炎、抗菌的协同作用。

黄柏银花油 黄柏具有抗菌、抗炎的作用，黄柏中的二氢小檗碱可显著降低白介素 -6（IL-6）、白介素 -1β（IL-1β）、前列腺素 E 的产生和 mRNA 表达水平，增加白介素 -10（IL-10）的释放，并抑制核因子 κB（NF-κB）和丝裂原活化蛋白激酶信号通路的激活，具有抗炎作用。黄柏中的小檗碱具有广谱的抗菌活性，对金黄色葡萄球菌等有抑菌活性，有抗菌作用。金银花中的绿原酸抗炎、抗菌、抗病毒作用明显，且可通过促进淋巴细胞转化和单核巨噬细胞吞噬功能进行免疫调节。黄柏、金银花协同发挥抗菌、抗炎作用。

【 操作方法 】具体操作方法参见理论篇。每日 2~3 次，10 日为 1 个疗程。

四、中药封包技术

【 常用方剂 】

血瘀痰聚外用方、血虚风燥外用方 具体药物组成参见本节"中药溻渍技术"。

【 适用范围 】血瘀痰聚型湿疹、血虚风燥型湿疹。

【 作用机制 】中药封包技术可通过温热效应和透皮吸收作用于人体。温热效应可软化角质，促进局部血管扩张，加速新陈代谢，增强机体的免疫功能。透皮吸收可使药物成分在加热后，增加皮肤通透性，使药物更易渗入组织，进入循环系统，从而发挥作用。此外，封包还可以敷于特定的穴位，通过选择相应的药物和穴位进行外敷，调和脏腑功能。

血瘀痰聚外用方和血虚风燥外用方都是以中药封包后再辅以黑豆馏油膏涂抹。黑豆馏油膏主要由黑豆馏油、桉油、氧化锌、冰片等成分组成，具有消炎、清热解毒、止痒的功效，常用于治疗湿疹。将黑豆馏油膏涂抹患处，可以使药物更好地作用于局部，发挥其消炎、止痒的功效。

【 操作方法 】具体操作方法参见理论篇。每日 1 次，10 次为 1 个疗程。

注：临床中，特应性皮炎的中医外治法可参考本节。

第三节 接触性皮炎

接触性皮炎是指接触外源性致敏物质后，接触部位，甚至接触部位以外的皮肤黏膜出现红斑、丘疹、渗出、糜烂、水疱、大疱等损害的炎症性皮肤病，常伴瘙痒，去除病因后痊愈。中医称作"漆疮"。

中医学认为，本病致病外因为感受辛热之毒或接触漆、药物、染料等刺激性物质；致病内因为先天禀赋不耐，皮毛腠理不密，毒热蕴于腠理，与气血相搏而发病。

西医学认为，根据刺激性和致敏性的不同，接触性皮炎可分为原发刺激性接触性皮炎和变态反应性接触性皮炎。

临床实践中，单独或配合使用中医适宜技术治疗接触性皮炎可显著提高疗效。临床常采用中药涂药技术、中药冷敷技术、中药封包技术等中医适宜技术治疗接触性皮炎。

一、中药涂药技术

【药物选择】

湿热证 皮损以潮红、丘疹、肿胀为主，选用三黄洗剂外搽。

血热证 皮损以色红、灼热、瘙痒为主，渗出少，选用紫草甘草油外搽。

【作用机制】通过药物透皮吸收作用、局部刺激与调节作用、药物药理作用等改善患处局部微循环，促进组织修复及药物吸收，从而治疗过敏性皮炎。将药物与植物油混合制成油剂，既可发挥油基质的促渗透与保湿、屏障修复作用，又可发挥药物本身的药理作用。

三黄洗剂 由黄芩、黄连、黄柏为主药，配以苦参、地榆组成。全方以黄芩、黄连、黄柏清热透邪为基，苦参除湿祛风为枢，地榆凉血敛疮为固，体现"清－透－敛"的动态治疗观，符合接触性皮炎"湿热毒蕴→血络受损→肌肤失养"的病机演变规律。

紫草甘草油 参见本章第二节"湿疹"之"中药涂药技术"。

【现代研究】

三黄洗剂 黄芩、黄连、黄柏、苦参具有抗炎调控、抗菌的作用；黄连可促进上皮细胞迁移，黄芩可上调 VEGF 表达，改善局部微循环，促进创面修复；地榆中的鞣质成分可保护皮肤屏障。

紫草甘草油 参见本章第二节"湿疹"之"中药涂药技术"。

【操作方法】具体操作方法参见理论篇。每日 3~4 次。

二、中药冷敷技术

【常用方剂】黄芩、蒲公英、野菊花、苦参、白鲜皮、桑叶、生甘草。

【适用范围】皮损肿胀、糜烂渗出较多，属湿热腠理者。

【作用机制】将中药煎汤，待冷后敷于患处，经过中药透皮吸收，同时应用低于皮温的物理因子刺激机体，达到降温、消肿止痛、减轻炎性渗出的效果。

方中黄芩清热燥湿，泻火解毒；蒲公英清热解毒，消肿散结；野菊花清热解毒，疏风平肝。三药合用，共奏清热解毒、疏散肌表邪热之功。苦参清热燥湿，杀虫止痒；白鲜皮清热燥湿，祛风解毒。二药共达清热燥湿止痒之效。桑叶疏散风热，凉血润燥；生甘草清热解毒，调和药性。

【现代研究】黄芩苷抑制 NF-κB 通路，下调 IL-6、TNF-α 表达，阻断急性炎症瀑布反应；蒲公英多糖抑制肥大细胞脱颗粒；野菊花内酯拮抗组胺 H$_1$ 受体，协同减轻红、肿、热、痛；苦参碱调节 Th1/Th2 细胞平衡；白鲜皮酮抑制 IL-4/IL-13 过度分泌，纠正过敏免疫偏移。诸药共同作用，可抗炎、调节免疫。蒲公英中的绿原酸可破坏细菌生物膜，增强中性粒细胞吞噬功能；野菊花中的黄酮类可抑制脂质过氧化，保护角质形成细胞。两药共同起到抗菌、解毒、抗氧化的作用。白鲜皮梣酮可降低瘙痒信号传导；桑叶减少表皮胶原降解，修复紧密连接蛋白。冷湿敷低温收缩血管，减少组胺诱导的毛细血管渗漏，起到协同增效的作用。诸药共同作用，祛风止痒，修复屏障。

【操作方法】具体操作方法参见理论篇。每日 2~3 次，每次 15~20 分钟。

三、中药封包技术

【常用方剂】苦参、五倍子、白鲜皮、地肤子、苍术、大黄、黄芩。

【适用范围】皮损肥厚、粗糙，属血瘀腠理者。

【作用机制】苦参清热燥湿，杀虫止痒；白鲜皮清热燥湿，祛风解毒；地肤子清热利湿，祛风止痒。三药共奏清热利湿、祛风止痒之功。五倍子收湿敛疮，促进愈合；苍术燥湿健脾，增强祛湿之力；大黄清热泻火，凉血解毒；黄芩清热燥湿，泻火解毒。全方共达清热燥湿、收敛止痒、活血化瘀之功。

【现代研究】苦参能够抑制机体免疫类细胞分化炎症因子，具有抗炎作用；白鲜皮具有抗炎、抗过敏作用；黄芩能够抑制金黄色葡萄球菌等多种致病性皮肤真菌，能抗组胺释放、抗花生四烯酸代谢，具有抗炎作用；五倍子所含的鞣质具有抗菌、抗炎、收敛的作用；大黄所含的大黄酸、大黄素、大黄酚能够提高血浆渗透压，促使细胞外液向血管内转移，使血液进一步被稀释，血液黏度降低，从而增强血液的流动性，改善微循环灌注，解除微循环障碍。

【操作方法】具体操作方法参见理论篇。每次 1 小时，每日 1~2 次。

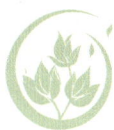

第七章
瘙痒性皮肤病

第一节　皮肤瘙痒症

皮肤瘙痒症是一种以局部或全身皮肤瘙痒为主要症状的皮肤病，一般无明显的原发性皮肤损害，中医称之为"风瘙痒"。

中医学认为，素体血热，复遇外邪侵袭，血热化燥生风；或年老久病，气血虚弱，失于濡养肌肤，外风乘虚入侵机体；或饮食不节，过食辛辣、肥甘，损伤脾胃，致生湿化热，湿热之邪蕴阻于肌肤腠理，从而出现瘙痒症状。

西医学认为，全身性皮肤瘙痒症主要由皮肤干燥所致。其他致病原因包括精神紧张、情绪不稳定、焦虑抑郁等；某些系统性疾病也可导致全身性的皮肤瘙痒；食物、气候、工作和居住环境、生活习惯等的改变也可导致全身性的皮肤瘙痒。局限性皮肤瘙痒症则多由一些原发性皮肤病所导致。

皮肤瘙痒症可分为全身性和局限性两种。全身性瘙痒症一般表现为阵发性瘙痒，夜间加重。饮酒、食用辛辣食物、情绪烦躁、温度改变等都是发作或加重的因素；局限性瘙痒症多发生于肛周、阴囊、外阴等部位，常阵发性发作，瘙痒症状明显，搔抓后局部皮肤粗糙、肥厚、苔藓样变，或出现糜烂、渗出、结痂等。

临床实践中，单独或配合使用中医适宜技术治疗皮肤瘙痒症可显著提高疗效。临床常采用刺络拔罐技术、游走罐技术、自血疗法技术、穴位埋线技术等中医适宜技术治疗皮肤瘙痒症。

一、刺络拔罐技术

【穴位选择】血海、阳陵泉、三阴交、心俞、风门等。

【适用范围】皮肤瘙痒症风热证。

【作用机制】脾主统血，血海可改善血虚、血热、血瘀导致的"血不荣肤"，缓解皮肤干燥、瘙痒；肝胆湿热下注可致皮肤湿热瘙痒，阳陵泉清肝胆湿热、调节气机，通过疏通胆经气机，改善风邪夹湿所致的瘙痒；三阴交健脾化湿，可缓解湿热蕴肤导致的瘙痒;"诸痛痒疮,皆属于心",心火亢盛或血热扰神可导致瘙痒,心俞可清心火、安神止痒、调和气血,通过调节心血,改善血热生风所致的皮肤病变;风门可疏散表邪,阻断"风邪客于腠理",治疗外感风邪(风寒或风热)侵袭肌表所致的瘙痒。

【操作方法】具体操作方法参见理论篇。每周 2 次,4 次为 1 个疗程。

二、游走罐技术

【经络选择】足太阳膀胱经、足阳明胃经、足少阳胆经。

【适用范围】各种证型的皮肤瘙痒症。

【作用机制】皮肤瘙痒症在中医理论中多与风、湿、热、血虚、血燥等病理因素相关,而走罐疗法通过刺激特定经络和腧穴,可调节气血、祛邪扶正。足太阳膀胱经主表,是抵御外邪(如风、寒、湿)的第一道屏障,游走罐可疏通太阳经经气,驱散表邪,缓解因风邪袭表或湿邪郁滞导致的瘙痒。脾胃为后天之本,气血充盛则肌肤得养,游走罐可促进气血运行,缓解血虚、血燥引起的皮肤干燥、瘙痒。胆经循行于头颈、躯干侧面,与风邪侵袭的常见部位(如头面、胁肋)相关,游走罐可疏散风邪,缓解风热或风燥型瘙痒。

【操作方法】具体操作方法参见理论篇。每周 2 次,4 次为 1 个疗程。

三、自血疗法技术

【穴位选择】曲池、血海。

【适用范围】皮肤瘙痒症风寒、风热、血燥风邪证。

【作用机制】皮肤瘙痒多与气血失调相关,如血虚风燥(气血不足导致皮肤失养)、湿热蕴结(气血瘀滞化热)或风邪袭表(卫气不固)。刺激特定穴位(如血海、曲池)可调和气血、补虚泻实,恢复气行血畅、阴阳平衡的状态,从而改善皮肤营养供应,缓解瘙痒。

【现代研究】针刺曲池穴可降低血清 IL-4、IL-6 等促炎性细胞因子水平,减轻炎症反应。

【操作方法】具体操作方法参见理论篇。每周 2 次,10 次为 1 个疗程。

四、穴位埋线技术

【穴位选择】大椎、陶道、肺俞、心俞、风市、足三里、阴陵泉等。

【适用范围】皮肤瘙痒症风热证、风寒证、肝郁风邪证、脾虚风邪证、血燥风邪证。

【作用机制】穴位埋线属于中医外治法,具有"以线代针"的长效针刺作用,由于羊肠线长期持续柔和的刺激穴位,可提高穴位的兴奋性和传导性,具有调和气血、疏通经络、扶正祛邪的功效。

大椎归属于督脉，是诸阳之会，可清热解表，对风热或外感引起的瘙痒有效；陶道亦归属于督脉，位置靠近大椎，有辅助大椎的作用，可祛风止痒；肺俞归属于膀胱经，肺主皮毛，故肺俞能调节皮肤功能，增强卫气；心俞也归属于膀胱经，心主血脉，可活血，改善血虚或血瘀引起的瘙痒；风市属胆经，位于下肢外侧，具有祛风的功效，可治疗风邪侵袭导致的瘙痒；足三里是胃经的合穴，能调和脾胃，促进气血生化，对气血不足或湿热引起的瘙痒有治疗作用；阴陵泉归属于脾经，为利湿要穴，能治疗湿邪导致的皮肤瘙痒。

【现代研究】穴位埋线可改善病变区域的血液循环和淋巴循环，促进新陈代谢，营养细胞，有利于组织细胞的修复。

【操作方法】具体操作方法参见理论篇。每次选择 6~8 个穴位，交替进行。

第二节　神经性皮炎

神经性皮炎又称慢性单纯性苔藓，是一种以阵发性瘙痒和皮肤苔藓样变为特征的慢性皮肤神经功能障碍性皮肤病，青壮年常见。本病可归属于中医学"牛皮癣""摄领疮""顽癣"的范畴。

西医学认为，神经性皮炎是一种慢性皮肤神经功能障碍性皮肤病。发病可能与神经精神因素、胃肠道功能障碍、内分泌失调、饮食及局部刺激等诸多内、外因素相关。

临床实践中，单独或配合使用中医适宜技术治疗神经性皮炎可显著提高疗效。临床中，常采用中药溻渍技术、穴位埋线技术、艾灸疗法技术等中医适宜技术治疗神经性皮炎。

一、中药溻渍技术

【常用方剂】苦参 30g、川椒 15g、桃仁 15g、苦杏仁 15g、蛇床子 15g、地肤子15g、亚麻籽 15g、大风子 15g、白及 10g、地榆 15g、露蜂房 10g。

【适用范围】各种证型的神经性皮炎。

【作用机制】苦参清热燥湿、祛风止痒；川椒散寒燥湿、杀虫止痒、温通经络；蛇床子、地肤子合用，可增强祛风除湿之效；大风子祛风燥湿、攻毒止痒；露蜂房祛风止痒、攻毒散结、通经活络，助药物透达病所；桃仁、苦杏仁配伍可活血通络、润燥止痒，改善皮损处气血瘀滞；白及收敛止血、消肿生肌，地榆凉血止血、解毒敛疮，二者共用，可促进皮损修复，缓解皮肤粗糙、肥厚；亚麻籽养血润燥、祛风止痒，可补血虚、滋津液，改善"血虚风燥"所致的皮肤干燥、脱屑。

【现代研究】苦参、地肤子可抑制炎症因子释放，减轻真皮浅层血管周围炎细胞浸润、抑制肥大细胞脱颗粒、减少组胺释放；蛇床子可调节 Th1/Th2 细胞免疫平衡，抑制迟发性超敏反应，改善皮肤炎症；川椒、露蜂房中的有效成分可阻断神经传导，降低感觉神经敏感性，快速缓解瘙痒；亚麻籽、地榆、白及中的有效成分可促进角质层脂质合成，修复受损皮肤屏障，促进成纤维细胞增殖，加速表皮再生，促进皮损愈合；大风子、苦杏仁对真菌、细菌有抑制作用，可预防皮损继发感染，并能止痒。

【操作方法】具体操作方法参见理论篇。每日 1~2 次。

二、穴位埋线技术

【穴位选择】风池、大椎、曲池、血海、肺俞、膈俞。

【适用范围】神经性皮炎血亏风盛证。以此组穴位为基础，加减变化后可用于治疗其他证型的神经性皮炎。

【作用机制】风池善搜风通络、清利头目，疏解肌表风邪，缓解瘙痒；曲池清热散风、调和气血，和风池共用，可增强祛风解表、止痒之效；血海补血活血、润燥止痒，可针对性治疗"血虚生风"之病机；膈俞调血和营、化瘀润燥，与血海配伍，养血而不滞瘀，可改善皮肤干燥、脱屑；肺俞宣肺固表，调节皮毛开合，可抵御卫外不固所致的风邪侵袭机体；大椎总督诸阳，调和气血，配肺俞可益气温阳、鼓舞正气，增强机体抗邪能力，兼清血分伏热。

【现代研究】风池、曲池可抑制脊髓背角神经元过度兴奋，降低瘙痒信号传导，埋线刺激可促进内源性阿片肽（如 β- 内啡肽）释放，增强中枢镇痛止痒效应；大椎、肺俞可激活"下丘脑 – 垂体 – 肾上腺轴"（HPA 轴），促进糖皮质激素分泌，抑制 Th1/Th2 细胞失衡，减少 IL-4、IL-13 等炎症因子释放；血海、膈俞可调节外周血 T 淋巴细胞亚群，抑制肥大细胞脱颗粒，减少组胺等致痒介质的释放，同时调节血管内皮生长因子（VEGF），促进表皮细胞增殖与修复，改善皮肤屏障功能。

【操作方法】具体操作方法参见理论篇。每 2 周 1 次。

三、艾灸疗法技术

【穴位选择】血海、曲池、三阴交、风市、膈俞。

【适用范围】各种证型的神经性皮炎。

【作用机制】在中医理论中，神经性皮炎的发病多与风、湿、热、血虚、血瘀等因素相关。通过艾灸刺激特定穴位，可以调节气血、祛邪扶正，改善局部和全身的病理状态。脾统血，血海为血之汇聚处，艾灸可促进血液循环，改善血虚或血瘀导致的皮肤失养（如干燥、增厚），中医学认为"血行风自灭"，血海、膈俞通过活血间接祛除风邪

（风邪是瘙痒的重要病因）；大肠经多气、多血，曲池为合穴，艾灸可清泻阳明经热毒，祛风止痒，缓解皮肤红、肿、热、痒；肺主皮毛，大肠与肺相表里，通过调节大肠经气机，间接宣肺祛风；脾虚生湿，湿邪郁久化热可致皮肤渗液、糜烂，三阴交可健脾利湿；慢性皮肤病多与肝郁、肾虚相关，三阴交可疏肝、补肾、益气血，改善皮肤代谢；风市为祛风要穴，善治风邪侵袭所致的游走性瘙痒（"风胜则痒"），胆经循行于体侧，刺激风市可疏通肝胆气机，缓解肝郁化火所致的烦躁、红疹。

【操作方法】具体操作方法参见理论篇。每日 1~2 次。

第三节　结节性痒疹

结节性痒疹是以剧烈瘙痒为主症，坚实性结节为特征性皮肤损害的一种慢性炎症性皮肤病。好发于中年人，发病率女性高于男性。结节性痒疹可归属于中医"马疥"之范畴。

中医学认为，本病多与顽痰聚结、血瘀凝滞、情志内伤、毒虫叮咬有关。病机为昆虫叮咬后，感受虫毒，毒热蕴郁皮肤；肝郁胆热，七情内伤，致肝郁气滞，胆热横逆，气血郁滞于皮肤；湿热蕴滞，脾失健运，湿邪内停，郁久化热，湿热蕴滞皮肤；血瘀痰结，病程日久，血瘀气滞，痰湿集结于皮肤；经久不愈，耗精伤血，血虚风燥而肌肤失养。

西医学对结节性痒疹的确切病因尚不明确，一般认为与神经因素、免疫因素、精神因素、感染因素，以及昆虫叮咬、肿瘤、慢性肾功能衰竭、血液病、胃肠功能失调等相关。

临床实践中，单独或配合使用中医适宜技术治疗结节性痒疹可显著提高疗效。临床常采用中药药浴技术、火针技术、艾灸疗法技术、穴位埋线技术、游走罐技术、刺络拔罐技术等中医适宜技术治疗结节性痒疹。

一、中药药浴技术

【常用方剂】

活血祛风外治方　当归、赤芍、鬼箭羽、石见穿、路路通、百部、苦参、地肤子、艾叶。

凉血息风外治方　桑叶、浮萍、荆芥、防风、白鲜皮、栀子、牡丹皮、威灵仙。

燥湿祛风外治方　黄柏、黄芩、马齿苋、透骨草、苍耳子、龙胆、苦参、枯矾。

养阴祛风外治方　桃仁、苦杏仁、火麻仁、黑芝麻、五倍子、蛇床子、地肤子、吴茱萸、蔓荆子。

【适用范围】

活血祛风外治方 适用于痰聚血瘀证，皮疹多暗褐色。

凉血息风外治方 适用于虫毒热邪证，皮疹色红，瘙痒剧烈。

燥湿祛风外治方 适用于湿热蕴阻证，皮疹褐垢，瘙痒明显。

养阴祛风外治方 适用于血虚血瘀证，皮疹色暗，干燥明显。

【作用机制】中药药浴可借药力和热力使药物的有效成分通过皮肤、黏膜、经络进入人体，进入经脉血络，内达脏腑，由表及里，输布全身，使得经络疏通、脏腑调和、气血通畅，从而治疗结节性痒疹。

活血祛风外治方 当归补血活血；赤芍清热凉血、散瘀止痛；鬼箭羽、石见穿、路路通破血逐瘀、散结消肿、祛风活络；百部、苦参、地肤子清热燥湿、杀虫止痒；艾叶外用祛湿止痒。全方共奏活血化瘀、清热燥湿、杀虫止痒之功。

凉血息风外治方 桑叶、浮萍疏散风热、透疹止痒；荆芥、防风祛风解表、透疹消疮；白鲜皮清热燥湿、祛风解毒；栀子、牡丹皮凉血解毒、活血化瘀；威灵仙通络止痛。全方共达祛风止痒、清热燥湿，透疹消疮之效。

燥湿祛风外治方 黄柏、黄芩清热燥湿、泻火解毒，二者合用清上下焦湿热，清热燥湿之效更强；马齿苋清热解毒、凉血消肿；透骨草祛风除湿、散瘀消肿、解毒止痛；苍耳子散风寒、祛风湿；龙胆、苦参清热燥湿、祛风止痒；枯矾收敛燥湿止痒。全方清热燥湿、消肿散结，收湿敛疮。

养阴祛风外治方 桃仁活血化瘀；苦杏仁润肠通便，外用可润肤，减轻皮肤干硬、粗糙的症状；火麻仁、黑芝麻外用滋阴润燥；五倍子收湿敛疮，促进疮面愈合；地肤子、蛇床子清热燥湿、祛风止痒；吴茱萸散寒止痛，使药力深入肌肤腠理；蔓荆子疏散风热、止痒。全方共奏养阴润燥、祛风止痒、活血祛瘀之功。

【现代研究】当归中的当归多糖、阿魏酸和当归挥发油等活性成分可以介导多种受体分子和多个信号通路起到改善血流动力学、抗血小板聚集、抑制炎症反应、促进免疫细胞活化等作用；苦参具有抗炎、抗菌的作用。白鲜皮具有抗炎、抗过敏的作用；牡丹皮具有抗菌消炎，增强免疫力的作用，其所含的丹皮酚能够提高淋巴细胞转化率和白细胞移动抑制因子的释放，增强机体细胞免疫功能。苦参、黄柏具有抗炎、抗菌的作用；马齿苋具有抗炎、抗菌、免疫调节的作用。

【操作方法】具体操作方法参见理论篇。每日 1 次，10 次为 1 个疗程。

二、火针技术

【穴位选择】阿是穴（局部皮损处）。

【适用范围】结节性痒疹痰聚血瘀证、血虚血瘀证。

【作用机制】局部火针针刺结节性痒疹皮损有温通经络、激发阳气、活血散结，祛风止痒的功效，可阻断结节性痒疹发生、发展的关键环节。

【操作方法】在病灶部位"阿是穴"上施以火针点刺法。可选择中粗火针，进针稍深一些（至结节内部）。每周1次，4次为1个疗程。

三、艾灸疗法技术

【穴位选择】阿是穴（局部病灶）、血海、曲池、足三里、三阴交。

【适用范围】各种证型的结节性痒疹（加减使用）。

【作用机制】阿是穴温经通络、散结消疹，改善局部气血瘀滞；血海活血祛风；曲池清热、祛湿、止痒；足三里健脾化湿、增强免疫；三阴交调和肝、脾、肾，祛湿化瘀。诸穴共用，温通经络，改善局部气血瘀滞，促进结节消散；祛风除湿，缓解瘙痒；扶正固本，增强脾肾功能，减少复发。

【现代研究】艾灸疗法的热效应可扩张血管，促进炎性物质代谢；调节Th1/Th2细胞免疫平衡，抑制IgE介导的超敏反应；降低P物质等瘙痒介质释放，缓解神经源性炎症，减轻瘙痒，促进结节消退。

【操作方法】具体操作方法参见理论篇。每日1次或隔日1次。

四、穴位埋线技术

【穴位选择】肺俞、膈俞、心俞、血海、风市、曲池、足三里、丰隆等。

【适用范围】结节性痒疹痰聚血瘀证。

【作用机制】肺俞为肺之背俞穴，可调节全身气机，宣散卫气；心俞为心之背俞穴，心主血脉，可帮助活血，改善血虚或血瘀引起的痒疹；血海、膈俞活血祛风、化瘀止痒；风市归属于足少阳胆经，可治疗遍身瘙痒，以及风邪侵袭导致的痒疹；曲池凉血清热，消风止痒；足三里为强壮要穴；丰隆为足阳明胃经络穴，脾为生痰之源，针刺丰隆可增强脾、胃两经之间的联系，加强脾运化水湿的功能，治疗风、痰、湿引起的诸症，改善风痰之邪引起的痒疹。

【现代研究】穴位埋线可改善病变区的血液循环和淋巴循环，促进新陈代谢，营养细胞，有利于组织细胞修复。

【操作方法】具体操作方法参见理论篇。每次选择3~4个穴位，交替进行，每2周1次。

五、游走罐技术

【部位选择】局部阿是穴、背部膀胱经。

【适用范围】结节性痒疹虫毒热邪证、胆热肝郁证、湿热蕴阻证。

【作用机制】中医认为，结节性痒疹多与风、湿、热、血虚、血瘀等因素相关。游走罐技术通过刺激特定经络和腧穴，可调节气血、祛邪扶正。"太阳主表"，足太阳膀胱经是抵御外邪的第一道屏障。游走罐可疏通太阳经气，驱散表邪，缓解因风邪夹湿热之邪而导致的痒疹。

【现代研究】游走罐可使局部血管扩张，加速血液、淋巴液循环，加强细胞吞噬活动，增强机体对外界变化的耐受力和敏感性。游走罐产生机械刺激，通过皮肤感受器和血管感受器的反射途径传到中枢神经系统，引起许多化学物质，如神经递质、激素、免疫活性物质、细胞因子等发生变化，通过调节"免疫－神经－内分泌网络"而增强机体免疫力。

【操作方法】具体操作方法参见理论篇。每周2次。

六、刺络拔罐技术

【穴位选择】合谷、曲池、手三里、梁丘、伏兔、大椎、心俞、风门等。

【适用范围】结节性痒疹虫毒热邪证、胆热肝郁证、湿热蕴阻证。

【作用机制】曲池归属于手阳明大肠经，大肠经与肺经相表里，肺主皮毛，故有清热解表、散风止痒之效；合谷为大肠经原穴，属阳主表，有疏风解表、宣通气血之效；手三里疏通经络、消肿止痛；梁丘为足阳明胃经经穴，有调理脾胃之效，脾为生痰之源，若脾主运化功能正常，则可运化水湿，减少病理因素的产生；伏兔祛风除湿、通经活络；大椎归属于督脉，是诸阳之会，能清热解表，对风热之邪引起的痒疹有效；"诸痛痒疮，皆属于心"，心火亢盛或血热扰神可致瘙痒；心俞为心之背俞穴，心主血脉，可助活血，改善血虚或血瘀引起的痒疹；风门为足太阳经与督脉的交会穴，能宣肺解表、益气固表，可通过宣肺气缓解痒疹。

【操作方法】具体操作方法参见理论篇。每周2次。

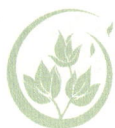

第八章
红斑鳞屑性皮肤病

第一节　银屑病、掌跖脓疱病

银屑病是一种慢性、复发性免疫介导的炎症性皮肤病，典型表现为鳞屑性红斑或斑块，俗称"牛皮癣"。发病率高、易复发、病程长，难以治愈。中医称其为"白疕"。

中医学认为，本病病因多样，包括：外感六淫（风、寒、暑、湿、燥、火）侵袭皮肤，阻滞经络；情志内伤，郁久化火，扰及营血；饮食不节，脾胃失调，湿热内生；先天不足，肝肾亏损，阴阳失衡，导致阴虚内热或阳虚外寒；久病耗阴伤血，致阴虚血燥，肌肤失养；冲任失调，营血失和，肌肤不荣。

西医学认为，银屑病的病因尚不完全明确，可能与遗传、免疫异常、内分泌因素、精神神经因素、代谢障碍等有关，通过以T淋巴细胞介导为主，多种免疫细胞共同参与的免疫反应引起角质形成细胞过度增殖或关节滑膜细胞与软骨细胞发生炎症。

掌跖脓疱病是一种病因未明的慢性复发性皮肤病，皮损局限于手掌及足跖，常对称发生，在红斑基础上周期性出现粟粒大小深在无菌性脓疱，不易破溃，伴明显角化，上覆糠状鳞屑，可伴瘙痒及疼痛，反复发作，皮损处真菌镜检阴性，脓疱液细菌培养阴性。本病与古代文献中记载的"瘑疮"颇为相似。西医学认为，本病属于局限性脓疱型银屑病的范畴，故将本病和银屑病一并介绍。

临床实践中，单独或配合使用中医适宜技术治疗银屑病、掌跖脓疱病可显著提高疗效。临床常采用中药涂药技术、中药封包技术、中药药浴技术、中药溻渍技术、火针技术、放血疗法技术、火罐技术等中医适宜技术治疗银屑病、掌跖脓疱病。

一、中药涂药技术

【常用方剂】黄柏、黄芩、黄连、白鲜皮、地榆、苦参、当归。

【配制方法】将中药各自打粉备用。凡士林加热溶化后，取药物细粉各等量（各约6g）加入凡士林500g，搅拌均匀。

【药物功效】清热解毒、凉血消斑、利湿止痒、活血润肤。

【**适用范围**】寻常型银屑病进展期、稳定期、恢复期，皮损少而局限者，以及掌跖脓疱病。（如皮损面积占全身面积的 10% 以下者，可选用外用药涂搽，多使用膏剂和霜剂，亦可选用紫连膏、普连膏、青黛散油膏、紫草油等，有利于清除皮损，控制症状。）

【**作用机制**】

1. **药物直接渗透作用**　药物直接接触患处，有效成分通过皮肤角质层渗透，直接作用于病变部位，起效迅速。

2. **抗炎与免疫调节作用**　中药中的抗炎成分可抑制炎症介质的释放，减轻炎症症状。部分中药成分可调节局部免疫功能，纠正免疫失衡，减轻皮肤症状。

3. **修复皮肤屏障**　中药中的某些成分具有保湿作用，可修复皮肤屏障功能，减少水分流失。药物加速表皮细胞更新，修复受损的角质层，恢复皮肤的正常结构。

4. **促进血液循环**　中药中的活血化瘀成分可扩张局部血管，增加血流量，促进皮肤新陈代谢，加速皮损愈合和炎症消退。

【**现代研究**】

1. **抗炎作用**　黄连、黄芩、黄柏中分别含小檗碱（黄连素）、黄芩苷、黄柏酮等成分，通过抑制 NF-κB，以及 RTK-Ras-MAPK［信号］通路，减少 TNF-α、IL-6、白介素 -17（IL-17）等促炎性细胞因子的释放，缓解银屑病相关的炎症反应。白鲜皮、苦参分别含白鲜碱、氧化苦参碱，可抑制 COX-Ⅱ 和前列腺素 E，减轻皮肤红斑和肿胀。

2. **免疫调节**　黄芩、黄连、当归可调节 Th1/Th17 细胞失衡（银屑病的关键病理机制），抑制过度活化的 T 细胞增殖，减少白介素 -23（IL-23）/IL-17 轴的促炎信号。苦参可通过抑制 TLR4/MyD88 通路，降低树突细胞活化，间接调节免疫应答。

3. **抗菌与皮肤屏障保护**　黄连、黄柏、地榆对金黄色葡萄球菌（银屑病皮损常见定植菌）有抑制作用，减少继发感染诱发的炎症。当归含阿魏酸和多糖，促进角质形成细胞正常分化，修复皮肤屏障功能。

4. **抑制角质形成细胞过度增殖**　地榆、白鲜皮含鞣质和三萜类成分，通过调控 STAT3 信号通路，抑制银屑病皮损中角质形成细胞的异常增殖。

【**操作方法**】具体操作方法参见理论篇。每日 1 次，15 次为 1 个疗程。

二、中药封包技术

常用方剂、配制方法、药物功效、现代研究参见本节"中药涂药技术"。

【**适用范围**】寻常型银屑病静止期皮损较厚者；各种类型的银屑病皮损干燥脱屑者。

【**作用机制**】

1. **药物渗透作用**　中药封包能促进药物有效成分通过皮肤角质层渗透，强化药物作用于病变部位；药物中的活性成分还可促进皮肤细胞再生，加速皮损愈合。

2. **抗炎与免疫调节作用** 中药中的抗炎成分可抑制炎症介质的释放，减轻银屑病的炎症症状。部分中药成分可调节局部免疫功能，纠正免疫失衡，减轻银屑病的症状。

3. **温热效应** 温热刺激可扩张局部血管，增加血流量，改善皮肤营养供应，促进代谢废物的排出。温热效应可缓解神经末梢的敏感性，减轻皮肤瘙痒症状。温热环境可增强皮肤通透性，提高药物的渗透效率。

4. **修复皮肤屏障** 保湿与滋润：中药封包中的某些成分具有保湿作用，可修复皮肤屏障功能，减少水分流失。促进角质层修复：药物可加速表皮细胞更新，修复受损的角质层，恢复皮肤的正常结构。

5. **穴位刺激与经络调节** 封包于特定穴位，可通过经络传导调节全身气血，改善皮肤病的根本病因。通过穴位刺激，调节脏腑功能，从整体上改善皮肤健康。

6. **心理舒缓作用** 中药封包的温热感和药物香气可缓解患者的紧张情绪，减轻因皮肤病引起的心理压力。瘙痒和不适感的减轻有助于提高患者的睡眠质量，间接促进皮损修复。

【**操作方法**】具体操作方法参见理论篇。每日 1 次，15 次为 1 个疗程。

三、中药药浴技术

【**药物选择**】

1. 血热证

皮损表现：颜色鲜红的丘疹、斑丘疹或斑块，表面覆盖少许鳞屑。

常用方剂：黄柏、苦参、虎杖，各 100g；野菊花、蛇床子、蒲公英、千里光，各 60g。

功效：清热凉血，燥湿解毒。

2. 血燥证

皮损表现：淡红斑、干燥、脱屑或脱皮。

常用方剂：丹参、当归、赤芍、地肤子、蛇床子、白鲜皮、苦参，各 30g。

功效：养血活血，润燥止痒。

3. 血瘀证

皮损表现：肥厚性斑块、鳞屑较多。

常用方剂：红花、三棱、莪术、鸡血藤、楮桃叶、徐长卿、紫草、侧柏叶，各 30g。

功效：活血化瘀，解毒通络。

4. 湿热蕴结证

皮损表现：在红斑基础上出现脓疱、糜烂。

常用方剂：生地黄、牡丹皮、徐长卿、苦参，各60g；地肤子、白鲜皮、紫草，各30g。

功效：清热利湿，解毒通络。

5. 风湿阻络证

皮损表现：红斑为主，伴关节肿胀、疼痛。

常用方剂：威灵仙20g；秦艽、独活、川芎、雷公藤、黄柏、伸筋草、透骨草、金银花，各15g；木瓜、乳香、五加皮、生大黄、没药，各10g。

功效：祛风除湿，散寒通络。

【适用范围】各种类型的银屑病，皮损面积较大，泛发全身者。

【作用机制】药浴通过浸渍、熏蒸等方式，使药物通过皮肤吸收，达到与内治法相似的效果。药浴能够疏导腠理、通调血脉、调和气血、祛除病邪，具有"汗法"和"和法"的作用。药浴药物多选用芳香辛散、气味浓烈的药材，如麻黄、桂枝等，具有通经走络、开窍透骨的功效，能够直达病所，发挥行气活血、清热解毒的作用。

【现代研究】药浴通过温热效应和中药有效成分的吸收，发挥扩张血管、改善微循环、促进新陈代谢等作用。温热刺激能够增强皮肤的吸收功能，使药物离子通过皮肤进入体内，增加局部药物浓度，促进血液循环和淋巴循环，从而达到疏通经络、调和气血、扶正祛邪的效果。药浴分为全身沐浴和局部沐浴，前者通过温热作用和药物作用疏通腠理、发汗退热、调和气血；后者则直接作用于局部皮肤，发挥清热解毒、消肿止痛等功效。

【操作方法】具体操作方法参见理论篇。每日1次，15次为1个疗程。

四、中药溻渍技术

【药物选择】参见本节"中药药浴技术"。

【适用范围】局限性银屑病，皮损面积较小者，以及掌跖脓疱病。

【作用机制】参见本节"中药药浴技术"。

【操作方法】具体操作方法参见理论篇。每日1次，15次为1个疗程。

五、火针技术

【适用范围】稳定期银屑病。

【作用机制】

1. 局部刺激　火针通过高温直接刺激皮损部位，引起局部微损伤，激活机体的自我修复机制。

2. 免疫调节　火针刺激能够调节局部免疫细胞的功能，抑制过度免疫反应，缓解银屑病的免疫异常。

3. 促进血液循环　扩张血管：火针的高温作用能够扩张局部血管，改善血液循环，增加皮肤营养供应，促进愈合。活血化瘀：火针刺激能够活血化瘀，改善局部微循环，缓解症状。

4. **抗炎**　火针的高温能够直接杀灭局部病原微生物，减少炎症介质的释放，减轻皮损炎症。

5. **抗菌**　火针的高温具有抗菌作用，能够减少局部感染风险。

6. **鳞屑软化与去除**　火针刺激能够软化角质层，去除鳞屑，改善皮肤外观。

7. **神经调节与止痒**　火针刺激能够调节局部神经功能，缓解瘙痒和疼痛，提升患者的生活质量。

8. **促进皮肤屏障修复**　修复屏障：火针刺激能够激活皮肤细胞的再生和修复功能，促进皮肤屏障的修复。保湿作用：火针刺激能够促进皮肤保湿因子的分泌，防止皮肤干燥，促进屏障功能的恢复。

【操作方法】一般选择皮损部位火针针刺。具体操作方法参见理论篇。每3日1次，5次为1个疗程。

【注意事项】银屑病急性期或广泛皮损者慎用火针技术，以避免同形反应。

六、放血疗法技术

【适用范围】各种类型的银屑病。

【作用机制】

1. **开通玄府，透邪外出**　玄府郁闭导致气滞血瘀，放血疗法遵循"宛陈则除之"的原则，疏通气血，透邪外达。

2. **疏通经络，活血化瘀**　通过局部放血调节气血运行，改善局部瘀滞，促进皮损修复。

3. **调和气血阴阳**　纠正机体失衡，使恢复"阴平阳秘"的状态，从而改善疾病。

【现代研究】

1. **改善微循环**　通过局部放血缓解血管痉挛，促进血流和氧供，加速代谢废物清除。

2. **调节免疫与抗炎**　银屑病与Th1/Th2细胞失衡及炎症因子TNF-α、IL-6等密切相关，局部放血可降低相关因子水平，抑制过度免疫反应，减轻炎症。

【操作方法】一般选择皮损部位及背俞穴（肺俞、心俞、肝俞）进行放血治疗。具体操作方法参见理论篇。每3日1次，5次为1个疗程。

七、火罐技术

【适用范围】进行期银屑病（刺络拔罐）；稳定期斑块型银屑病（刺络拔罐联合游走罐、平衡火罐）。

【作用机制】

1.**开通玄府，扶正祛邪**　火罐疗法通过"汗法"开通玄府，驱邪外出，增强机体抗病能力，达到扶正祛邪的功效。

2.**活血化瘀，疏通经络**　火罐疗法推动营血运行，改善气血瘀滞，促进经络畅通，濡养皮肤组织，从而缓解皮损症状。

3.**调整阴阳，平衡气血**　走罐通过调和阴阳、补虚泻实纠正气血失衡，恢复机体的正常功能。

【现代研究】

1.**促进皮损消退**　火罐疗法能扩张毛细血管，改善局部血液循环，加速代谢和炎症吸收，减轻水肿和皮损。

2.**调节免疫功能**　火罐疗法通过自身溶血现象刺激免疫系统，增强皮肤细胞活力，降低敏感性，提高抗病能力。

3.**促进药物吸收**　火罐的机械刺激可增宽表皮裂隙，提高外用药物的透皮吸收率，增强疗效。

【操作方法】一般选择皮损部位及背俞穴（肺俞、心俞、肝俞）进行火罐治疗。具体操作方法参见理论篇。每3日1次，5次为1个疗程。

第二节　玫瑰糠疹

玫瑰糠疹是一种常见的红斑鳞屑性皮肤病，好发于青壮年，斑疹色红如玫瑰，脱屑像糠秕，属急性自限性皮肤病。可归属于中医学"风热疮""风癣""子母癣"的范畴。

中医学认为，玫瑰糠疹发病初期为外邪侵袭肺及皮毛；中期则出现热入营血，血热内盛，疹色鲜红；后期热伤津液，阴虚内热，从而导致肌肤失养。

西医学认为，玫瑰糠疹的病因比较复杂，可能与病毒感染、自身免疫、迟发型超敏反应、遗传、交叉感染和季节变化等有关。

临床常采用中药涂药技术、中药冷敷技术、中药药浴技术、刺络拔罐技术等中医适宜技术治疗玫瑰糠疹。

一、中药涂药技术

【药物选择】

1.**肤舒止痒膏**

功效：清热解毒、祛风止痒、除腐生肌。

适应证：风热犯表、血热风燥型玫瑰糠疹。

用法：取本品 5~10g 于无菌纱布上抹搽皮肤，轻柔按摩 5~10 分钟即可。外用，1 次 / 日，2 周为 1 个疗程。

注意事项：孕妇、过敏体质者慎用；儿童必须在成人监护下使用；酒精过敏者禁用；眼睛、口腔等黏膜、皮肤破溃处禁用。

2. 七参连软膏

功效：清热解毒、活血消肿、祛风止痒。

适应证：风热犯表、血热风燥型玫瑰糠疹。

用法：适量涂敷患处，外用，3~4 次 / 日。

注意事项：孕妇、过敏体质者慎用；儿童必须在成人监护下使用；眼睛、口腔等黏膜、皮肤破溃处禁用。

3. 青鹏软膏

功效：清热解毒、祛风通络、活血化瘀、消肿止痛。

适应证：风热犯表、血热风燥型玫瑰糠疹。

用法：适量涂敷患处，外用，2 次 / 日。

4. 冰黄肤乐软膏

功效：清热解毒、活血祛风、止痒消炎。

适应证：风热犯表、血热风燥型玫瑰糠疹。

用法：适量涂于患处，外用，2 次 / 日。

二、中药冷敷技术

【药物选择】

1. 复方黄柏液涂剂

功效：清热解毒、消肿祛腐。

适应证：风热犯表、血热风燥型玫瑰糠疹，属阳证者。

用法：外用，浸泡无菌纱布外敷皮疹处，或者直接搽洗于患处，2 次 / 日，20 分钟 / 次。

2. 皮肤康洗液

功效：清热解毒、凉血除湿、杀虫止痒。

适应证：风热犯表、血热风燥型玫瑰糠疹，属阳证者。

用法：外用，取适量药液直接涂抹于患处；有糜烂面者，可稀释 5 倍量后湿敷，2 次 / 日。

禁忌证：酒精过敏者。

三、中药药浴技术

【常用方剂】苦参、白鲜皮、紫草、土茯苓、板蓝根、槐花、白芍、杏仁。

【药物功效】散风热、开腠理、调营血。

【适用范围】各种类型的玫瑰糠疹。

【现代研究】苦参可抑制 NF-κB 通路，减少 TNF-α、IL-6 等炎症因子释放；板蓝根、紫草可抑制白细胞趋化及血管通透性，减轻红斑、水肿；白鲜皮可调节 Th1/Th2 细胞平衡，减少肥大细胞脱颗粒及组胺释放；白芍可调节 T 淋巴细胞亚群，诱导调节性 T 细胞（Treg cell）增殖，抑制过度免疫应答；土茯苓可扩张血管，增加皮损区血流量，促进炎症代谢产物排出；杏仁中的脂肪酸可滋润皮肤，修复受损角质层，改善皮肤屏障功能。药浴通过药物透皮吸收及局部药理作用，发挥抗炎、抗病毒、调节免疫及改善皮肤屏障功能的作用。

【操作方法】具体操作方法参见理论篇。隔日 1 次，5 次为 1 个疗程。

四、刺络拔罐技术

【操作功效】祛风止痒、清热凉血。

【适用范围】各种类型的玫瑰糠疹局部瘙痒剧烈。

【操作方法】一般选择背俞穴（肺俞、心俞、肝俞）刺络拔罐治疗。持一次性三棱针或梅花针，轻轻叩刺，以出血为度，再用闪火法将玻璃罐吸附在穴位上，留罐 10~15 分钟，使拔罐处出血 1~2ml，起罐后清理血迹，3 日 1 次，3~5 次为 1 个疗程。

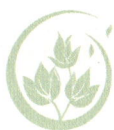

第九章
血管性皮肤病

第一节　过敏性紫癜

过敏性紫癜又称 IgA 血管炎，是一种由 IgA 型抗体介导的变态反应性毛细血管和细小血管炎，为非血小板减少性紫癜，好发于足踝及双下肢，可累及关节、消化道、肾脏。可归属于中医学"葡萄疫""紫斑""斑毒""紫癜"的范畴。

中医学认为，葡萄疫为血不循经，出于脉络之外，留着腠理之间，而成瘀斑、瘀点。血出脉外之因有虚有实，虚证有脾虚失摄、阴虚血热、肾阳虚损；实证有湿热浸淫、风热侵袭、血热妄行、气滞血瘀。

西医学认为，过敏性紫癜病因复杂，可由感染（链球菌、葡萄球菌、病毒）、食物、药物、昆虫叮咬、食物添加剂等导致，也可能继发于恶性肿瘤、器官非特异性自身免疫病等。发病机制多为Ⅲ型变态反应。

临床常采用中药涂药技术、中药溻渍技术、中药灌肠技术、穴位贴敷技术等中医适宜技术治疗过敏性紫癜。

一、中药涂药技术

【常用方剂】天花粉、黄柏、大黄、姜黄、白芷、厚朴、陈皮、甘草、苍术、地榆、紫草。

【配制方法】中药打细粉备用。将凡士林加热溶化后，取药粉各等量（各约 4g）加入凡士林 500g，搅拌均匀。

【药物功效】清热解毒、凉血止血。

【适用范围】各种类型的过敏性紫癜皮肤有出血点者。

【现代研究】

1. 抗炎作用　天花粉抑制 NF-κB 通路，减少炎症因子释放；大黄抑制 COX-Ⅱ 和前列腺素 E 合成；姜黄降低 IL-1β、IL-8 等促炎性细胞因子；厚朴抑制中性粒细胞浸润；陈皮抑制前列腺素 E 等介质；苍术抑制 NF-κB 通路；地榆抑制炎症因子；紫草减轻炎症反应。

2. 免疫调节 黄柏调节 Th1/Th2 细胞平衡，降低 IgE；厚朴抑制补体过度激活；甘草双向调节免疫平衡。

3. 血管保护 天花粉降低毛细血管脆性；姜黄改善微循环；陈皮增强毛细血管抵抗力；紫草促进内皮修复。

4. 抗过敏 黄柏、白芷抑制肥大细胞脱颗粒，减少组胺释放。

5. 止血作用 地榆通过鞣质成分收缩血管，减少渗出。

6. 抗氧化 大黄和紫草清除自由基，保护血管内皮。

7. 其他 甘草具有类皮质激素样作用；苍术促进局部血流；白芷缓解疼痛症状。

这些药物通过多靶点协同作用，共同改善过敏性紫癜的血管炎症、出血和过敏反应。

【**操作方法**】具体操作方法参见理论篇。每日 1 次，15 次为 1 个疗程。

二、中药湿渍技术

【**常用方剂**】当归、牡丹皮、徐长卿、连翘、茜草、黄柏、甘草、紫草、乌梅、忍冬藤、大黄。

【**药物功效**】清热解毒、凉血止血

【**适用范围**】过敏性紫癜皮肤有出血点或伴有关节疼痛者。

【**现代研究**】

1. 抗炎作用 当归抑制 NF-κB 通路，减少炎症因子释放；牡丹皮降低 TNF-α、IL-6 等炎症因子；连翘抑制炎症介质；大黄抑制 COX-II 和前列腺素 E 合成；甘草具有类皮质激素样抗炎作用；紫草减轻炎症反应。

2. 免疫调节 黄柏调节 Th1/Th2 细胞平衡，降低 IgE；甘草双向调节免疫功能；乌梅调节免疫应答。

3. 血管保护 当归改善微循环；牡丹皮增强血管抵抗力；茜草促进血管修复；紫草保护血管内皮。

4. 抗过敏 徐长卿抑制肥大细胞脱颗粒；黄柏减少组胺释放；忍冬藤抗变态反应。

5. 止血作用 茜草收缩血管，减少渗出。

6. 抗氧化 牡丹皮清除自由基；大黄保护血管内皮；紫草减轻氧化应激。

7. 抗菌、抗病毒 连翘抑制病原微生物；忍冬藤抗菌消炎。

【**操作方法**】具体操作方法参见理论篇。每日 1 次，15 次为 1 个疗程。

三、中药保留灌肠技术

【**常用方剂**】葛根 15g、黄芩 15g、黄连 12g、防风 12g、白术 10g、白芍 10g、甘草 9g。

【**药物功效**】清热凉血、祛风透邪。

【**适用范围**】过敏性紫癜伴腹痛、消化道出血等肠道症状明显者。

【**现代研究**】

1. 抗炎作用 葛根含葛根素，抑制 NF-κB 通路，减少 TNF-α、IL-6 等炎症因子释放，缓解肠道炎症；黄芩所含黄芩苷抑制 COX-Ⅱ和前列腺素 E 合成，减轻肠道黏膜炎症反应；黄连所含小檗碱抑制肥大细胞活化，降低组胺释放，减轻肠道过敏反应；甘草所含甘草酸抑制磷脂酶 A2，减少前列腺素合成，发挥类皮质激素样抗炎作用。

2. 免疫调节 黄芩调节 Th1/Th2 细胞平衡，降低 IgE 水平，减轻变态反应；黄连抑制 T 细胞过度活化，调节肠道局部免疫；白术增强肠道黏膜免疫屏障功能。

3. 解痉止痛 白芍所含白芍总苷抑制肠道平滑肌痉挛，缓解腹痛；防风抑制乙酰胆碱释放，减轻肠蠕动亢进。

4. 肠道黏膜保护 白术促进肠道黏液分泌，增强黏膜屏障；甘草促进肠道上皮细胞修复，减少肠道出血风险。

5. 抗菌、抗病毒 黄连、黄芩具有广谱抗菌作用，能抑制肠道病原微生物过度繁殖。

【**操作方法**】

1. 治疗前准备 患者排空二便，取左侧卧位，将双腿适度屈曲，裤子褪至膝盖处，暴露操作区域。患者臀部与床边齐平，并适当抬高臀部，以便于进行操作，并提升患者的舒适度，确保灌肠过程安全、顺利进行。

2. 导管插入 将灌肠液悬挂于输液架上，将导管头部用液态石蜡油（或凡士林）充分润滑，减轻导管与患者肠道之间的摩擦。插管时分离臀沟，使肛门暴露，然后将导管缓慢插入肛门内，深度 5~10cm。

3. 药液滴注与保留 将温度为 37℃~40℃的中药液以 100~120 滴／分的速度滴入，直至总量达到 100ml。确保药液的温度适中，以患者下腹部感到温热舒适为宜。完成滴注后，让药物在肠道内至少保留 30 分钟，以便充分吸收和发挥作用。

每日 1 次，15 次为 1 个疗程。

【**注意事项**】在进行灌肠操作时，务必动作轻柔、缓慢，避免使用蛮力，防止因操作不当而对肠壁造成损伤。同时，灌肠时应特别提醒患者注意保暖，避免受凉而加重病情。若灌肠过程中，患者出现明显的便意，应适当减慢灌肠速度，以减轻患者的不适感。灌肠结束后，建议患者以卧床休息为主，同时可以间歇性地改变体位，适当提高臀部，以确保药液能够均匀作用于整个肠壁。肠穿孔、严重溃疡者慎用。

四、穴位贴敷技术

【**常用方剂**】苍术 10g、乌梅 10g、川椒 10g、蒲黄 10g、五灵脂 10g、延胡索 10g、全蝎 3g、广木香 10g、高良姜 10g、香附 10g、丁香 10g、小茴香 10g、荔枝核 10g。

【**药物功效**】通经活络、温阳散寒、行气止痛。

【**适用范围**】过敏性紫癜伴腹痛、消化道出血等肠道症状明显者。

【**现代研究**】

1. 抗炎与免疫调节 苍术含苍术素，抑制 NF-κB 通路，降低 TNF-α、IL-6 等炎症因子，减轻血管炎症反应；乌梅含有机酸（如柠檬酸），通过调节 Th1/Th2 细胞平衡，减少 IgA 免疫复合物沉积（过敏性紫癜的关键病理机制）；全蝎含蝎毒多肽，可抑制肥大细胞脱颗粒，减少组胺释放，缓解肠道过敏反应。

2. 镇痛与平滑肌解痉 延胡索含延胡索乙素，作用于中枢 μ 阿片受体，抑制疼痛信号传导；川椒含花椒酰胺，激活辣椒素受体通道，通过局部刺激 - 脱敏效应缓解内脏痛；五灵脂含邻苯二酚类成分，松弛肠道平滑肌，缓解痉挛性腹痛。

3. 改善微循环与抗凝血 蒲黄含黄酮苷，抑制血小板聚集（P2Y12 受体拮抗），防止微血栓形成；香附含 α- 香附酮，通过抑制血栓素 A2 合成，调节血管舒缩功能，增加肠道血流灌注。

4. 调节胃肠功能 高良姜、丁香、小茴香含挥发油（如丁香酚、茴香醚），可激活胃肠道瞬间受体电位离子通道（TRPA1），促进蠕动，缓解腹胀，同时，能抑制肠道致病菌（如大肠埃希菌），减少肠源性毒素吸收。

5. 透皮促渗与穴位刺激 脐部（神阙穴）皮肤薄、血供丰富，利于药物透皮吸收。穴位刺激通过"脑 - 肠轴"调节肠道免疫。

【**操作方法**】具体操作方法参见理论篇。中药研粉后取适量水调糊，夜间神阙穴贴敷 6~8 小时。隔日 1 次，5 次为 1 个疗程。

第二节 结节性红斑

结节性红斑是一种主要累及真皮血管和皮下脂肪组织的炎性皮肤病。因其结节多发，缠绕小腿，好似瓜藤缠绕，中医命名为"瓜藤缠"。根据发病位置、形态等又称"三里发""梅核丹""梅核火丹""痰核""肌衄"等。好发于青年女性，常反复发作，以春秋季发病为多。

中医学认为，结节性红斑的发生主要与湿热血瘀、血热血瘀、气滞血瘀、阳虚血瘀等因素相关。湿热或热邪外袭可致气血运行不畅，瘀积皮下；血分有热则热伤脉络，血溢脉外；气机郁滞可致瘀血阻络；阳虚体弱则气血失于温运，瘀血积聚皮下。其病机核心在于气血瘀滞，脉络不通，最终形成皮下结节。

西医学认为，结节性红斑的发生与感染因素（如溶血性链球菌、结核杆菌、麻风、其他分枝杆菌、病毒、肠道细菌、衣原体、支原体、螺旋体等）、药物因素（如磺胺类、溴剂、碘剂、口服避孕药物等）、雌激素，以及其他疾病（如自身免疫病、结节病、溃疡性结肠炎、局限性肠炎、白塞病、恶性肿瘤等）有关。可能是由以上多种因素而引发的一种迟发性过敏反应。也有人认为是免疫复合物沉积于脂肪小叶间隔的小静脉导致本病。

临床常采用中药涂药技术、中药溻渍技术、放血疗法技术、火针技术等中医适宜技术治疗过敏性紫癜。

一、中药涂药技术

【常用方剂】天花粉、黄柏、大黄、姜黄、白芷、厚朴、陈皮、甘草。

【配制方法】中药各自打细粉备用。将凡士林加热溶化后，取中药粉各等量（各约4g）加入凡士林500g，搅拌均匀。

【药物功效】清热解毒、活血消肿。

【适用范围】各种类型的结节性红斑。

【现代研究】

1. **抗炎作用**　天花粉通过抑制 NF-κB 通路减少炎症因子释放；黄柏所含的小檗碱抑制肥大细胞脱颗粒，减轻红肿；大黄素通过抑制 COX-Ⅱ、前列腺素 E 发挥抗炎作用；姜黄素调控 NF-κB/MAPK 通路降低炎症因子；厚朴酚减少中性粒细胞浸润；陈皮抑制前列腺素 E，缓解肿胀；甘草酸通过抑制磷脂酶 A2，产生类皮质激素样抗炎效应。

2. **免疫调节**　黄柏调节 Th1/Th2 细胞平衡，降低 IgE 水平，减轻免疫过度反应；甘草双向调节免疫功能，抑制补体过度激活。

3. **活血化瘀**　姜黄改善局部微循环，抑制血小板聚集，促进皮下淤血吸收；大黄促进血液循环，减轻结节性红斑的瘀滞表现。

4. **抗过敏**　白芷抑制肥大细胞活化，减少组胺和 5-羟色胺释放，缓解皮肤瘙痒和红斑；黄柏降低 IgE 介导的过敏反应，减少皮肤变态反应。

5. **抗氧化与组织修复**　大黄清除自由基，保护皮肤组织免受氧化损伤；姜黄减轻氧化应激，促进炎症后皮肤修复。

6. **镇痛作用**　白芷抑制疼痛介质（如 P 物质）释放，缓解结节性红斑疼痛；甘草通过抗炎作用间接减轻疼痛。

【操作方法】具体操作方法参见理论篇。每日 1 次，15 次为 1 个疗程。

二、中药溻渍技术

溻渍方 1 号

【药物组成】芒硝、大黄、蒲公英、车前草、紫花地丁，各 40g。

【**药物功效**】清热解毒消肿。

【**适用范围**】结节性红斑结节较大，红肿、灼热、疼痛者。

【**现代研究**】

1. **抗炎消肿** 芒硝渗透消肿，抑制前列腺素 E；大黄抑制 NF-κB/COX-Ⅱ，减少 TNF-α、IL-6 等炎症因子释放；车前草降低血管通透性。

2. **抗菌、抗感染** 蒲公英抑制金黄色葡萄球菌；紫花地丁抗链球菌、疱疹病毒。

3. **免疫调节** 蒲公英减少中性粒细胞浸润；紫花地丁抑制补体过度激活。

4. **改善循环** 大黄改善微循环，促进瘀血吸收；车前草促进组织修复。

【**操作方法**】具体操作方法参见理论篇。每日 1 次，15 次为 1 个疗程。

溻渍方 2 号

【**药物组成**】炮姜、紫草、赤芍、当归、乳香，各 40g。

【**药物功效**】活血化瘀散结。

【**适用范围**】结节性红斑结节颜色暗红，质地较硬者。

【**现代研究**】

1. **改善循环** 炮姜激活辣椒素受体，改善循环，缓解疼痛；当归扩张毛细血管，促进瘀血吸收。

2. **抗炎免疫调节** 紫草抑制 NF-κB 和 MAPK，降低 TNF-α、IL-1β；赤芍调节 Th17 细胞，减轻血管炎性损伤；乳香抑制 5-脂氧合酶（5-LOX），减少白三烯生成。

3. **抗菌修复** 紫草抗金黄色葡萄球菌、疱疹病毒；乳香促进成纤维细胞增殖，加速结节吸收。

【**操作方法**】具体操作方法参见理论篇。每日 1 次，15 次为 1 个疗程。

三、放血疗法技术

【**适用范围**】各种类型的结节性红斑。

【**作用机制**】

1. **活血化瘀，通络散结** 结节性红斑的核心病机为湿热瘀阻、气血凝滞，放血可直接祛除瘀血，疏通经络，改善局部气血运行，使瘀去新生，促进结节消散。

2. **泻热解毒，祛湿消肿** 结节性红斑的病变多与血热、湿热相关，放血能泄血分之热，减轻热毒壅滞，缓解红肿热痛，皮损部位放血配合刺络（如委中、足三里）可增强健脾化湿的作用，减少湿热下注导致的下肢结节。

3. **调节气血平衡** 通过局部（阿是穴）或远端（井穴、郄穴）放血，引邪外出，恢复气血阴阳平衡，防止病情反复。

【现代研究】

1. **改善微循环障碍** 结节性红斑的病理基础为皮下脂肪层小血管炎，伴微血栓及炎症浸润，放血可降低血液黏稠度，减少血小板聚集，缓解血管内皮缺氧，促进组织灌注。

2. **抗炎与免疫调节** 放血后局部 P 物质释放减少，抑制神经源性炎症；调节 Th1/Th17 细胞免疫应答，降低 TNF-α、IL-6 等促炎性细胞因子，减轻血管周围中性粒细胞浸润。

3. **刺激自身修复机制** 放血造成的可控损伤可激活缺氧诱导因子（HIF-1α），促进血管新生与组织修复；释放内源性阿片肽（如 β- 内啡肽），缓解疼痛。

4. **直接清除致炎物质** 放血可直接移除血液中的免疫复合物、补体活化产物等，减少其在皮下沉积诱发的炎症反应。

【操作方法】一般选择皮损部位、委中、足三里，以及远端井穴、郄穴放血治疗。具体操作方法参见理论篇。每 3 日 1 次，5 次为 1 个疗程。

四、火针技术

【适用范围】各种类型的结节性红斑。

【作用机制】

1. **温通散结，活血化瘀** 火针结合"针"与"灸"的双重作用，通过高温刺激局部结节，温化寒湿，消散瘀滞，促进气血运行，改善"不通则痛"的病机。

2. **开门祛邪，引热外达** 火针穿刺可直接打开腠理，使湿热瘀毒从针孔外泄，减轻局部的红、肿、热、痛（"以热引热"）。

3. **激发经气，调和阴阳** 通过刺激阿是穴（结节局部）或足三里、血海等穴位，调节经络气血，恢复机体阴阳平衡。

【现代研究】

1. **物理性破坏与炎症调控** 高温瞬间灼刺可局部消融异常增生的血管及脂肪组织，减少炎症因子（如 IL-6、TNF-α）释放；热损伤后，机体启动修复反应，巨噬细胞极化（M2 型增多），加速清除坏死组织。

2. **改善微循环与代谢** 火针刺激可扩张毛细血管，增加局部血流灌注，缓解缺血、缺氧状态；促进淋巴回流，减轻组织水肿和纤维化。

3. **神经 - 免疫调节** 通过激活辣椒素受体热敏通道，抑制 P 物质（SP）和降钙素基因相关肽（CGRP）释放，降低神经源性炎症；调节 Th1/Th2/Th17 细胞免疫平衡，减少自身免疫性血管损伤。

4. **镇痛与组织修复** 高温瞬间凝固局部神经末梢，产生短暂镇痛效果；刺激生长因子（如血管内皮生长因子、成纤维细胞生长因子）分泌，促进肉芽组织生成和结节吸收。

【操作方法】一般选择皮损部位火针针刺。具体操作方法参见理论篇。每 3 日 1 次，5 次为 1 个疗程。

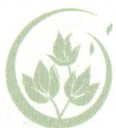

第十章
损容性皮肤病

第一节　痤疮

　　痤疮是一种主要发生在青春期的毛囊和皮脂腺单位的慢性炎症性皮肤病，可累及面部、胸背，具有一定的损容性，对患者的身心健康产生较大影响。俗称"粉刺""青春痘"，中医称"肺风粉刺"。

　　中医学认为，素体阳热偏盛，肺经蕴热，复受风邪，熏蒸面部而发为痤疮；或过食辛辣、肥甘、厚味，上蒸颜面而致痤疮；或脾气不足，运化失常，湿浊内停，郁久化热，热灼津液，煎炼成痰，湿热痰瘀凝滞肌肤而发为痤疮。

　　西医学认为，痤疮的确切病因目前尚不完全明确，可能与皮脂腺分泌过多、毛囊皮脂腺堵塞、细菌感染和炎症反应、免疫反应，以及遗传因素有关。

　　临床常采用中药冷敷技术、中药倒膜美容技术、火针技术、放血疗法技术、耳穴压豆技术等中医适宜技术治疗痤疮。

一、中药冷敷技术

　　【常用方剂】蒲公英、金银花、紫地花丁、马齿苋、大青叶，各 30g。

　　【药物功效】清热凉血、解毒敛疮。

　　【适用范围】痤疮炎性丘疹、脓疱皮损。

　　【现代研究】

　　1. 抗菌、消炎　金银花中的绿原酸、木犀草素，以及蒲公英中的蒲公英甾醇、紫花地丁中的黄酮类物质均对痤疮丙酸杆菌有显著抑制作用，可减少细菌定植引发的炎症；大青叶中的靛玉红和马齿苋中的 ω-3 脂肪酸可抑制 TNF-α、IL-1β 等促炎性细胞因子，减轻毛囊周围红肿。

　　2. 调节皮脂分泌　蒲公英中的熊果酸、马齿苋中的植物甾醇可通过调控雄激素受体信号，间接减少皮脂分泌。

　　3. 促进皮肤修复　金银花中的抗氧化酚酸、马齿苋所含的维生素 C/E 可清除自由基，减轻氧化应激损伤；大青叶多糖可增强皮肤保湿能力；紫花地丁的黏液质与马齿苋的多糖成分形成保护膜，可加速痤疮皮损的修复。

4.湿敷的物理辅助效应　低温药液可收缩毛细血管，缓解急性期皮肤的红、肿、热、痛；湿敷使角质层水合，促进中药小分子（如绿原酸、黄酮类）经皮吸收，靶向作用于毛囊。

【操作方法】具体操作方法参见理论篇。每日 1~2 次，每次 20 分钟，15 日为 1 个疗程。

二、中药倒膜美容技术

倒膜方 1 号

【药物组成】大黄、硫黄，各等量。

【配制方法】中药研细末后，用凉水或蜂蜜调成稀糊状。

【药物功效】破瘀活血、清热散结。

【适用范围】痤疮炎性丘疹、脓疱、结节、囊肿等皮损。

【现代研究】

1.抗炎抑菌　大黄中的蒽醌类成分可抑制痤疮丙酸杆菌；硫黄的氧化代谢产物可杀灭痤疮丙酸杆菌和马拉色菌。

2.调节皮损　大黄的鞣质收缩毛细血管，减少渗出，改善微循环，促进结节吸收；硫黄生成硫化氢溶解角质，抑制皮脂分泌。

3.协同作用　大黄抗炎与硫黄抗菌协同控制感染；硫黄控油与大黄活血协同改善皮损。

倒膜方 2 号

【药物组成】白及、三七，各等量。

【配制方法】中药研细末后，用凉水或蜂蜜调成稀糊状。

【药物功效】活血化瘀生肌。

【适用范围】痤疮遗留红斑、色素沉着及瘢痕形成。

【现代研究】

1.促修复、抗瘢痕　白及多糖促进成纤维细胞增殖，抑制瘢痕增生；三七皂苷改善微循环，加速炎性代谢物清除。

2.抗炎、防复发　三七总皂苷下调 NF-κB 通路，减轻残余炎症；白及黏液质形成保护膜，减少水分流失。

3.美白、修复　三七黄酮抑制酪氨酸酶，淡化色素沉着；白及促进胶原合成，减少萎缩性瘢痕。

4. 协同作用 白及、三七协同促进创面愈合、抑制瘢痕、改善色素沉着，全面修复痤疮后遗皮损。

【操作方法】具体操作方法参见理论篇。每日1次，15次为1个疗程。

三、火针技术

【适用范围】痤疮脓疱、囊肿、结节等皮损，瘢痕。

【作用机制】火针通过高温刺激，直接刺破痤疮脓疱或结节，使热毒、瘀血外泄，符合中医"以热引热""透邪外出"的理论；火针可改善局部气血运行，疏通经络，消散瘀滞，减少痤疮后色素沉着及瘢痕形成。对于顽固性结节、囊肿，火针的热力可软化硬结，促进痰瘀消散。

【现代研究】

1. 物理性破坏与引流 高温针体刺入皮损后，瞬间碳化痤疮丙酸杆菌，并破坏过度增殖的角质形成细胞，减少毛囊堵塞，脓疱或囊肿被刺破后，内容物（脓液、角栓）排出，加速炎症消退。

2. 调控炎症反应 热刺激可短暂激活局部免疫反应，促进中性粒细胞和巨噬细胞聚集，增强病原体清除能力，抑制 TLR-2/NF-κB 通路，减少 IL-1β、TNF-α 等促炎性细胞因子释放。

3. 促进组织修复 火针微创伤可刺激胶原重塑、成纤维细胞增殖，改善痤疮后瘢痕（尤其是萎缩性瘢痕）。

4. 抑制皮脂分泌 热损伤可暂时降低皮脂腺活性，减少局部油脂分泌。

【操作方法】一般选择皮损部位进行火针针刺。具体操作方法参见理论篇。每周1次，5次为1个疗程。

四、放血疗法技术

【适用范围】痤疮丘疹、结节、囊肿、瘢痕。

【作用机制】

1. 泻热解毒 痤疮多因肺胃热盛、血热瘀滞所致，放血可引热外泄，达到清热凉血、解毒消肿的作用。

2. 活血化瘀 通过刺络放血，可疏通局部气血瘀滞，改善微循环，减少结节、囊肿的形成，预防痤疮后色素沉着。

3. 通络散结 对于顽固性痤疮硬结，放血可软化消散，促进吸收。

4. 引邪外出 放血可驱邪外出，减少复发。

【现代研究】

1. 改善局部微循环　放血可降低毛细血管瘀血状态，增加血流灌注，促进炎性物质（如前列腺素、自由基）清除。

2. 调节炎症反应　放血后，局部短暂缺血－再灌注，激活抗炎细胞因子（如 IL-10），抑制促炎性细胞因子（如 IL-6、TNF-α），减少中性粒细胞浸润，缓解红肿。

3. 免疫调节　放血刺激可激活局部免疫应答，增强巨噬细胞对痤疮丙酸杆菌的吞噬作用。

4. 降低皮脂腺活性　部分研究认为，放血可能通过神经－内分泌调节（如降低雄激素水平），间接减少皮脂分泌。

【操作方法】一般选择皮损部位及背俞穴（肺俞、心俞、肝俞）放血治疗。具体操作方法参见理论篇。每 3 日 1 次，5 次为 1 个疗程。

五、耳穴压豆技术

【适用范围】各种类型的痤疮。

【作用机制】

1. 调节脏腑功能

肺穴：肺主皮毛，清肺热以解毒（针对痤疮"肺经风热"的病机）。

胃穴：泻胃火，减少湿热上蒸面部（适用于嗜食肥甘厚味者）。

心穴：心火亢盛易致血热，清心火以凉血消疹。

2. 平衡气血阴阳

内分泌穴、皮质下穴：调节整体气血，纠正"阴虚阳亢"或"湿热内蕴"的状态。

3. 局部取穴引经

面颊穴、额穴：直接对应面部痤疮区域，引药力上行。

【现代研究】

1. 神经－内分泌调节

内分泌穴、皮质下穴：刺激迷走神经，调节"下丘脑－垂体－肾上腺轴"（HPA 轴），降低雄激素水平，减少皮脂分泌。

交感穴：抑制交感神经兴奋性，缓解压力诱发的痤疮（情绪应激可增加皮质醇和皮脂分泌）。

2. 抗炎与免疫调节

肺穴、脑穴：通过"迷走神经－胆碱能"抗炎通路，抑制 NF-κB 活性，减少 IL-6、TNF-α 等促炎性细胞因子。

3. 改善微循环　耳穴刺激可增加局部血供，加速炎症代谢物（如血红素）清除，减轻红斑和色素沉着。

4. 皮脂腺活性抑制　胃穴：调节胃肠激素，间接影响皮脂腺功能。

【操作方法】取内分泌、皮质下、交感、面颊、额、脑、肺、心、胃穴等，每次选取 4~5 个穴位，用王不留行籽贴在穴位上，并嘱患者每日轻压 1 分钟左右，2~3 日更换 1 次。具体操作方法参见理论篇。

第二节　玫瑰痤疮、脂溢性皮炎

玫瑰痤疮是指发生于面部中央的慢性炎症性皮肤病，俗称"酒渣鼻"。临床表现为以鼻为中心的面中部反复潮红，伴有毛细血管扩张和炎性丘疹。中年人多发，女性多于男性。女性以红斑及毛细血管扩张多见，男性更容易形成鼻赘。

中医学认为，玫瑰痤疮的发病主要与肺经风热、血热郁聚、热毒火炽、血瘀痰结等因素相关，病机涉及风热袭肺、血热上炎、毒热熏蒸、痰瘀互结。热邪壅滞鼻面而发病。

西医学认为，玫瑰痤疮的发生与遗传、神经血管调节异常、毛囊蠕形螨感染、胃肠功能紊乱、皮肤屏障功能障碍等有关。

脂溢性皮炎是皮脂溢出部位出现大小不等的淡红色或黄红色斑片，上覆糠秕状鳞屑或油腻性痂屑，可伴有不同程度的瘙痒，严重者可泛发全身。多见于青壮年或新生儿，男性多于女性。可归属于中医学"白屑风""面游风"的范畴。

中医学认为，脂溢性皮炎系肺经风热，或饮食伤胃、脾失健运、湿热内盛，或血虚肌肤失养，或外感风热之邪日久，伤及津血，导致血燥生风所致。

西医学对脂溢性皮炎的病因尚不完全明确，认为可能与皮脂腺分泌过多、皮肤正常 pH 值改变、抑菌能力降低、局部炎症有关；与 B 族维生素缺乏、遗传、皮脂分泌过多或 / 和细菌感染（糠秕马拉色菌、葡萄球菌、链球菌），以及鳞屑、痂皮的致敏作用等有关；与皮肤受到细菌分解出的游离脂肪酸的刺激有关。物理、化学因素的刺激，以及内分泌功能失调等，都对脂溢性皮炎的发生有一定的影响。

由于玫瑰痤疮、脂溢性皮炎具有相似的发病部位、共同的诱发因素（皮肤屏障功能障碍、糠秕马拉色菌定植、神经血管调节异常等）、临床表现的交叉性、共病现象普遍（约 30% 玫瑰痤疮患者合并脂溢性皮炎）等特点，可采用相同的中医适宜技术治疗，故将二者放在同一节介绍。

临床常采用中药涂药技术、中药溻渍技术、放血疗法技术、耳穴压豆技术等中医适宜技术治疗玫瑰痤疮、脂溢性皮炎。

一、中药涂药技术

【常用方剂】大黄、黄柏、黄芩、苦参。

【药物功效】清热解毒、除湿止痒。

【适用范围】各种类型的玫瑰痤疮、脂溢性皮炎。

【现代研究】

1. **抗炎** 黄芩抑制 NF-κB 和 MAPK 通路，减少 IL-6、TNF-α 等促炎性细胞因子释放；黄柏阻断 TLR4/NF-κB 信号，降低炎症反应，缓解红斑和肿胀；大黄抑制 COX-Ⅱ和前列腺素 E，减轻炎症；苦参调节 Th1/Th2 细胞平衡，抑制过度免疫应答。

2. **抗细菌、抗真菌** 黄柏和黄芩对金黄色葡萄球菌、痤疮丙酸杆菌等有显著的抑制作用；苦参抗糠秕马拉色菌（脂溢性皮炎常见病原体）；大黄具有广谱抗菌作用，可减少皮肤定植菌群。

3. **调节皮脂与角质化** 大黄和黄芩抑制 5α- 还原酶活性，减少皮脂分泌；苦参和黄柏调控角质形成细胞分化，改善毛囊角化异常。

4. **抗氧化与屏障修复** 黄芩苷、大黄素清除活性氧类（ROS），减轻氧化应激损伤；苦参多糖促进角质层水合作用，修复皮肤屏障。

5. **止痒与抗过敏** 苦参碱阻断组胺 H_1 受体，缓解瘙痒；黄柏、黄芩抑制肥大细胞脱颗粒，减少过敏反应。

【操作方法】药物各等量，研细末，加水摇匀，外搽患处。具体操作方法参见理论篇。每日 1 次，15 次为 1 个疗程。

二、中药溻渍技术

【常用方剂】苦参、黄柏、白鲜皮、地肤子、紫草、地榆、马齿苋、野菊花、金银花，各 20g。

【药物功效】清热凉血、祛风止痒。

【适用范围】玫瑰痤疮、脂溢性皮炎风热血燥证、脾胃湿热证。

【现代研究】

1. **抗炎抑菌** 苦参、黄柏、金银花抑制 NF-κB 通路，减少 IL-6、TNF-α 释放，并抑制糠秕马拉色菌、痤疮丙酸杆菌等病原体。

2. **调节免疫** 白鲜皮、地肤子降低 Th2 细胞免疫反应，缓解过敏和瘙痒。

3. **修复屏障** 紫草、地榆抗氧化，促进角质层修复；马齿苋增强皮肤保湿功能。

4. **控油收敛** 野菊花、黄柏减少皮脂分泌，收缩毛细血管，改善红斑和油腻。

【操作方法】煎取药液 200ml，凉后湿敷局部。具体操作方法参见理论篇。每日 1 次，15 次为 1 个疗程。

三、放血疗法技术

【适用范围】玫瑰痤疮、脂溢性皮炎血热证、气滞血瘀证。

【作用机制】

1. **清热凉血**　针对血热型玫瑰痤疮及脂溢性皮炎，放血可泻火解毒，改善面赤、丘疹。

2. **活血化瘀**　针对气血瘀滞型玫瑰痤疮、脂溢性皮炎皮损，放血可促进局部气血运行，减少红斑、毛细血管扩张。

3. **引邪外出**　通过刺络放血排出血热、湿毒，减轻皮肤油腻、瘙痒，以及炎症反应。

【现代研究】

1. **改善微循环**　刺络放血可减少局部毛细血管扩张及充血，缓解红斑和炎症。

2. **调节免疫**　刺激局部神经－免疫调控，降低促炎性细胞因子（如 IL-6、TNF-α），减轻皮肤炎症反应。

3. **促进代谢**　清除淤血及代谢废物，减少皮脂腺过度分泌，改善毛囊堵塞。

4. **抑制微生物**　改善局部缺氧环境，抑制马拉色菌、痤疮丙酸杆菌等致病微生物繁殖。

【操作方法】一般选择皮损部位及背俞穴（肺俞、心俞、肝俞）放血治疗。具体操作方法参见理论篇。每 3 日 1 次，5 次为 1 个疗程。

四、耳穴压豆技术

【穴位选择】

主穴：肺穴、肝穴、胰穴、脾穴。

配穴：小肠穴、皮质下穴、内分泌穴、交感穴、肾上腺穴。

【适用范围】各种类型的玫瑰痤疮、脂溢性皮炎。

【作用机制】肺主皮毛，肺穴宣发卫气，清热祛风，改善面部红斑、瘙痒；肝主疏泄，肝穴疏解郁热，调节气血，减少情志因素诱发的皮损；脾主运化，脾穴健脾化湿，减少皮肤油腻、渗出性皮损；内分泌穴、肾上腺穴等配穴协同清热解毒，活血化瘀，整体调理体质。

【现代研究】

1. **调节神经－内分泌**　皮质下穴、内分泌穴、交感穴抑制交感神经兴奋，减少皮脂分泌；调节激素水平，改善皮肤炎症。

2. **免疫调节**　肾上腺穴、脾穴增强抗炎细胞因子（如 IL-10），抑制促炎性细胞因子（如 TNF-α、IL-6），减轻红斑、丘疹。

3. 改善代谢　胰穴、小肠穴调控糖脂代谢，减少皮脂过度分泌，改善毛囊角化异常。

【操作方法】用王不留行籽贴压在所选穴位上，并嘱患者每日轻轻按压 1 分钟左右，2~3 日更换 1 次。具体操作方法参见理论篇。

第三节　斑秃

斑秃是一种以短时间内发生的，局限性、非瘢痕性斑片状脱发为主要特征的疾病。中医称"油风"，又名"鬼舔头"。

中医学认为，久病导致肾亏、气血不足、脾胃虚弱等属"虚"的因素使人体毛发得不到濡养，发根空虚，从而引起毛发片状脱落；血热、血瘀、情志、跌扑损伤等属"实"的因素导致发失所养，毛发成片脱落。

西医学对斑秃的确切发病原因认识尚不完全明确，认为与遗传、环境、情绪、内分泌等因素有关，属于自身免疫相关疾病。病情严重者可表现为头发全部脱落，从而发生全秃、普秃。本病易反复发作，给患者造成极大的身心危害。

临床实践中，单独或配合使用中医适宜技术可显著提高疗效。临床常采用中药涂药技术、毫针针刺技术、梅花针技术、穴位埋线技术等中医适宜技术治疗斑秃。

一、中药涂药技术

经过长期的临床观察发现，笔者所在单位山西省中医院皮肤科的经验方"生发酊"在斑秃治疗中效果显著。

生发酊

【药物组成】五倍子 15g、桑叶 10g、红花 12g、骨碎补 20g、补骨脂 20g、菟丝子 10g、墨旱莲 20g、生姜 15g、赤石脂 30g、白鲜皮 15g、侧柏叶 10g。

【配制方法】鲜松针一束切碎，朝天椒 10 个，和上述药物混合均匀，加入 75% 乙醇 300ml 充分浸透，泡制 1 周后使用。

【方义简释】补骨脂、骨碎补、菟丝子、女贞子、墨旱莲补肾填精；红花、生姜活血通络；桑叶、侧柏叶清热凉血；赤石脂、五倍子、白鲜皮祛湿控油敛疮。诸药相配，多靶点调节气血阴阳平衡。

【现代研究】

1. 组成药物作用机制　五倍子抑制 5α- 还原酶活性，减少双氢睾酮（DHT）生成；

桑叶含 1- 脱氧野尻霉素，促进毛乳头细胞增殖，改善头皮血液循环；红花中的羟基红花黄素上调血管内皮生长因子（VEGF）表达，促进毛囊血管新生；骨碎补中黄酮类成分可延长毛囊生长期；补骨脂可抑制毛囊凋亡；菟丝子多糖成分可延缓毛囊退化；墨旱莲可抑制头皮炎症；生姜中 6- 姜酚可促进局部循环；赤石脂硅酸盐成分调节皮脂腺分泌；白鲜皮中白鲜碱可减轻毛囊炎症；侧柏叶中槲皮素可促进毛囊再生。总而言之。生发酊可改善毛囊微循环及抗氧化，调节免疫炎症微环境，延长毛囊生长期，以达到生发、育发的功效。

2. 辅料作用机制　松针所含的松多酚清除活性氧类（ROS），保护毛囊干细胞；辣椒中辣椒素激活辣椒素受体，促进毛囊生长，调节毛发周期，改善头皮环境；乙醇增加药物透皮吸收，溶解角质栓。

【使用方法】取适量药液外抹脱发部位，每日 2~3 次。涂抹前，局部进行按摩或轻叩头皮至微红。

二、毫针针刺技术

【穴位选择】

1. 肝肾不足证　症见片状脱发，伴腰膝酸软、头晕耳鸣，舌红少苔，脉细数。选用肝俞、肾俞、太溪、三阴交、百会、阿是穴（脱发区）等穴位。

2. 气血两虚证　症见片状脱发，伴面色苍白、乏力，舌淡苔白，脉弱。选用足三里、气海、血海、膈俞、脾俞、阿是穴（脱发区）等穴位。

3. 血热风燥证　突发脱发，头皮瘙痒、红热，舌红苔黄，脉弦数。选用风池、曲池、合谷、大椎、血海、阿是穴（脱发区）等穴位。

4. 气滞血瘀证　病程长，头皮时有刺痛，舌暗有瘀斑，脉涩。选用太冲、膈俞、内关、血海、阿是穴（脱发区）等穴位。

【作用机制】

1. 肝肾不足证　肝俞疏肝养血，促进毛发生长；肾俞补肾益精、固本培元、濡养发根；太溪滋阴补肾、引火归元，改善毛发脱落；三阴交健脾益肝补肾、调和气血；百会升提阳气、濡养头皮；局部刺激脱发区阿是穴疏通经络、激活毛囊。

2. 气血两虚证　足三里补益气血、健运脾胃，促进气血生成，濡养毛发；气海益气固本、温补下焦；血海活血养血、祛瘀生新、调和营血；膈俞理血调营、和血通络；脾俞健脾益气、化生气血。

3. 血热风燥证　风池疏风清热、通利头窍；曲池清热凉血、疏风透邪，减少毛发脱落；合谷宣散风热、调和气血，疏通气血壅滞；大椎泄热解表、通督调神；血海凉血活血、养血生发。

4. 气滞血瘀证　太冲、膈俞改善毛囊周围瘀血阻滞，调畅气机，减少毛发脱落，促进新发生长；内关调和气血运行，改善头皮濡养功能；血海活血行滞、养血生发。

【操作方法】根据穴位特点，选择合适长度的毫针进行针刺。根据证型虚实，进行提插补泻或捻转补泻，留针时间 20~30 分钟，间隔 5 分钟行针 1 次，隔日 1 次，10 次为 1 个疗程，疗程间隔 7 天，连续治疗 2~3 个疗程。

三、梅花针技术

【穴位选择】阿是穴（脱发区）。

【作用机制】疏调局部经气，活血祛风，改善毛囊气血供应，促进毛发生长。

【现代研究】梅花针针刺可刺激局部微循环，增强毛乳头血供；调节免疫功能，抑制自身免疫攻击；激活毛囊干细胞及生长因子（如 VEGF）。

【操作方法】

1.**消毒**　脱发区常规消毒。

2.**选区**　重点叩刺脱发区，从边缘向中心螺旋式叩刺。

3.**手法**　持针柄，腕部发力垂直弹刺，频率 80~100 次 / 分，强度以头皮局部潮红或微量渗血为度（轻度至中度刺激）。

4.**治疗时间**　每周 2~3 次，10 次为 1 个疗程。一般需要 2~3 个疗程，新生毳毛后改为每周 1 次巩固疗效。

四、穴位埋线技术

【穴位选择】参见本节"毫针针刺技术"。

【作用机制】羊肠线埋入穴位后产生持续刺激，激发经气，调节气血运行，平衡阴阳；羊肠线"以线代针"，通过经络传导，调整脏腑功能，补虚泻实，扶正祛邪。

【现代研究】穴位埋线可引起组织刺激反应，进而影响神经体液调节、免疫调节、代谢调节等。穴位埋线通过中医学"穴位 – 经络"靶向性与西医学"组织修复 – 神经调控"机制结合，形成多靶点、多层次的综合效应。

【操作方法】具体操作方法参见理论篇。2 周 1 次，3~4 次为 1 个疗程。

第四节　雄激素性秃发

雄激素性秃发曾称为脂溢性脱发、雄激素性脱发、男性秃或早秃，是发生于青春期和青春期后的一种进行性毛囊微小化的脱发疾病，常伴有头皮油脂分泌增多、脱屑。本病有遗传倾向，男性居多。根据其发病处犹如虫蛀的临床表现，可归属于中医学"蛀发癣"的范畴。

中医学对本病病因的认识经历了从前期的气血虚、精气虚等虚损致病，到后期增加血热、湿热、风邪、血瘀等实邪致病这一由虚转实的演变过程，直至形成以肝肾不足、湿热熏蒸、痰瘀互结、血热风燥为代表的证型。

西医学目前对雄激素性秃发的确切病因和发病机制尚不完全清楚，考虑可能与遗传、秃发区 5α- 还原酶表达增加、秃发区毛囊高表达雄激素受体、局部头皮毛囊对雄激素的敏感性增加，以及精神神经因素、免疫调节、细胞因子、局部的微炎症反应等有关。

临床中，配合使用中药外洗技术、中药涂药技术、梅花针技术治疗雄激素性秃发可显著提高疗效。

一、中药外洗技术

中药外洗技术是将中药煎剂或提取物直接作用于体表或患部，通过局部清洗、浸泡或湿敷等方式达到治疗目的的一种传统疗法。其核心在于利用药物的天然特性，结合体表的物理作用，实现内外同治的效果。

【常用方剂】桑叶、苦参、侧柏叶、白鲜皮、制首乌、桑椹，各 30g。

【作用机制】苦参、白鲜皮清热燥湿，减少油脂分泌，缓解毛囊炎症；侧柏叶、桑叶凉血活血，改善脱发"血瘀毛窍"的病机；制首乌、桑椹补益肝肾，以固发根。

【现代研究】

1. 抑制 5α- 还原酶活性 侧柏叶黄酮可降低局部二氢睾酮的浓度；制首乌中二苯乙烯苷可下调毛囊雄激素受体敏感性，通过 DNA 去甲基化重新激活毛乳头细胞 WNT10B 表达。

2. 抗炎与免疫调节 苦参碱、白鲜碱可减少 IL-17、TNF-α 分泌；桑叶多酚抑制肥大细胞脱颗粒，降低组胺介导的毛囊微型化。

3. 改善毛囊微环境 桑椹花青素延长毛囊生长期；桑叶 α- 葡萄糖苷酶抑制剂减少头皮糠秕马拉色菌定植，缓解脂溢状态。

【操作方法】中药煎汤 1000~1500ml，过滤后，放置冷却至 40℃左右备用。先用温水湿润头发，可配合无硅油洗发水初步清洁；然后将头发完全浸入药液中，用手轻柔按摩头皮 3~5 分钟；再用浴帽包裹让药液在头皮和头发上停留 10 分钟，增强吸收效果；最后用清水冲洗干净。每周 2~3 次。

【注意事项】首次使用前，取少量药液涂抹于耳后或手腕处，观察 24 小时，无红肿、瘙痒方可使用。头皮有开放性伤口、破溃、感染者禁用。

二、中药涂药技术

通过长期的临床观察发现，笔者所在单位山西省中医院皮肤科经验方"抑脂生发酊"在雄激素性秃发治疗中效果显著。

🍵 抑脂生发酊

【药物组成】丹参、苦参、何首乌、花椒、侧柏叶，各30g；全蝎10g。

【配制方法】中药混合均匀，加75%乙醇500ml，充分浸透，泡制1周后使用。

【作用机制】丹参活血祛瘀、通络生新，针对性治疗"血瘀毛窍"的病机；侧柏叶凉血乌发、清血分湿热；何首乌补肝肾、益精血，契合"肾主骨生髓，其华在发"理论；苦参清热燥湿，祛除"湿热蕴结"的病机；花椒温通散寒、解毒杀虫，改善头皮微循环；全蝎搜风通络、破结消瘀，针对性治疗顽固性脱发"久病入络"的病机。诸药共用，活血凉血为基，补肝肾固本，佐以祛湿通络，共奏化瘀通络、滋肾生发之功。

【现代研究】

1. **抑制雄激素信号通路** 侧柏叶抑制5α-还原酶Ⅱ型活性，降低局部DHT浓度；何首乌下调毛囊AR受体表达，阻断DHT-AR复合物核转位。

2. **抗炎与免疫调节** 苦参可减少IL-17、TNF-α分泌；全蝎中的蝎毒多肽减轻毛囊周围纤维化。

3. **促进毛囊再生** 丹参中的丹参酮ⅡA促进毛乳头细胞增殖；花椒中的挥发油增强局部血流，提升毛囊氧供。

4. **改善头皮微生态** 75%乙醇既可溶解脂质，又可抑制糠秕马拉色菌增殖。

【操作方法】取适量药液抹于脱发部位，每日2~3次。涂抹前，局部进行按摩或轻叩头皮至微红。3个月为1个疗程，建议使用超过2个疗程。

【注意事项】首次使用前，取少量药液涂抹于耳后或手腕处，观察24小时，无红肿、瘙痒方可使用。头皮有开放性伤口、破溃、感染者禁用。

三、梅花针技术

【穴位选择】阿是穴（脱发区）。

【作用机制】

1. **活血通络** 通过叩刺头皮，刺激局部经络，改善气血运行，缓解毛囊失养。

2. **调和肝肾** 梅花针间接调节肝肾气血，补精养血。

3. **疏泄风湿热邪** 梅花针叩刺可减少头皮油脂分泌，缓解毛囊堵塞。

【现代研究】

1. **微循环改善** 机械刺激扩张毛细血管，增加毛囊血供及营养输送（如氨基酸、维生素、氧气）。

2. 生长因子激活　上调血管内皮生长因子（VEGF）等，促进毛乳头细胞增殖，延长毛囊生长期。

3. 神经反射调节　梅花针刺激头皮感觉神经末梢，通过轴突反射抑制局部 5α-还原酶活性，降低 DHT 对毛囊的毒性作用。

【操作方法】

1. 消毒　脱发区常规消毒。

2. 选区　重点叩刺脱发区，从边缘向中心螺旋式叩刺。

3. 手法　持针柄，腕部发力垂直弹刺，频率 80~100 次/分，强度以头皮局部潮红或微量渗血为度（轻度至中度刺激）。

4. 治疗时间　每周 2~3 次，3 个月为 1 个疗程。一般需要 2~3 个疗程，

【注意事项】

1. 操作规范　使用一次性无菌梅花针，避免交叉感染。叩刺强度以头皮局部潮红、轻微渗血为度（"出血如珠"），避免过度损伤真皮层。

2. 适应证　早期雄激素性秃发，毛囊未完全萎缩者。

3. 禁忌证　头皮感染、凝血功能障碍、瘢痕体质者。

4. 联合治疗　配合中药口服、中药外洗，或中西医协同治疗，可进一步延缓脱发进程，增强疗效。

第五节　黄褐斑

黄褐斑是一种面部获得性、色素增加性皮肤病，多发生于频繁暴露于紫外线下肤色较深的女性面部。色斑对称分布，大小不定，形状不规则，边界清楚，无自觉症状，日晒后加重。好发于女性，尤其是妊娠期女性，以及患月经不调的女性。一般夏重冬轻，可持续多年。俗称"蝴蝶斑""肝斑""妊娠斑"，可归属于中医学"黧黑斑""面尘"的范畴。

中医学认为，黄褐斑与肝、肾、脾关系密切。主要为脏腑功能失调导致气血不能上荣于面；长期情志不畅，肝郁气滞，郁久化热，熏蒸于面；脾虚湿蕴，脾胃虚弱，运化失职，生湿化热，熏蒸颜面；肝肾不足，冲任失调，水火不济，导致虚火上炎，发于面部；气血瘀滞，面失所养。

西医学对黄褐斑的发病机制尚未完全阐明，认为黄褐斑的发病与遗传因素、日晒、炎症反应、皮肤屏障受损、口服避孕药、妊娠、内分泌功能紊乱、睡眠障碍、情绪等有

关。另外，甲状腺疾病、肝脏疾病等也会诱发或加重黄褐斑。

临床实践中，单独或配合使用中医适宜技术可显著提高疗效。临床常采用面部美容推拿技术、中药倒膜美容技术、穴位埋线技术等中医适宜技术治疗黄褐斑。这些中医适宜技术在临床治疗中常配合使用，如面部美容按摩后配合中药倒膜、穴位埋线配合中药口服及外用，可显著提高疗效。

一、面部美容推拿技术

【现代研究】

1. 改善微循环　通过机械刺激增加真皮层血流灌注，加速代谢废物清除，减少局部色素沉积。

2. 神经 – 内分泌调节　刺激特定穴位可降低酪氨酸酶活性。

3. 屏障修复　适度按摩可增强角质层水合度，修复屏障。

【操作方法】包括涂抹介质、按路径推拿按摩、点按穴位、弹拨脸颊等。具体操作方法参见理论篇。

【注意事项】屏障受损，以及暴晒后 72 小时内禁用。操作时，力度适中，避免机械摩擦力度过大。联合光电治疗时，至少间隔 48 小时。

二、中药倒膜美容技术

经过长期的临床观察发现，笔者所在单位山西省中医院皮肤科经验方"加味玉容散"在黄褐斑治疗中效果显著。

加味玉容散

【药物组成】白芷、白蔹、白茯苓、当归、苦杏仁、桃仁、丝瓜络、冬瓜子、制白附子、白及、珍珠母，各 30g。

【配制方法】所有药物打细粉后混合均匀。每次使用时，取 10g 左右的药粉，用温水（牛奶、酸奶、蜂蜜）调成糊状。同时，石膏粉适量，调成糊状备用。

【作用机制】加味玉容散以"白芷、白蔹、白茯苓、白及、制白附子"五白药材为君，遵循"以色治色""以白养白"的中医美学理论；当归、桃仁、丝瓜络活血化瘀通络为臣；苦杏仁、冬瓜子、珍珠母润肤解毒散结为佐使。诸药合用，实现祛风通络、化痰散结、活血消斑的三重功效。

【现代研究】

1. 组成药物的现代研究　白芷、白及、珍珠母具有酪氨酸酶活性；桃仁、苦杏仁可促进黑素转运与代谢调节；白蔹、白茯苓可清除自由基，抗氧化；制白附子、冬瓜子抑制炎症信号通路；当归、桃仁促进局部血液循环；白及、珍珠母、丝瓜络修复皮肤屏障，进行角质代谢调节。诸药合用，通过"抑制黑色素合成－加速黑色素代谢－抗炎、抗氧化－改善微循环"的多通路协同，阻断黄褐斑的病理链条。

2. 辅料的现代研究 中药倒膜过程中，石膏发挥重要作用。

（1）物理封闭效应与药物渗透协同：石膏固化后形成致密微孔结构，在皮肤表面形成半封闭环境，显著增强药物的透皮吸收；石膏水合反应持续释放热能，毛囊开口直径扩大，促进药物活性成分经毛囊旁路渗透。

（2）矿物离子介导的细胞信号调控：石膏溶解释放的 Ca^{2+} 通过电压门控通道进入黑素细胞，抑制 cAMP/PKA 信号通路，下调 MITF 转录活性。

（3）机械－热效应整合作用：石膏凝固过程中，体积膨胀产生机械压力，直接激活皮肤机械敏感离子通道，加速代谢废物清除；石膏膜拆除后快速降温，通过瞬时热休克蛋白表达上调，增强黑素细胞自噬，清除异常色素颗粒。

【**操作方法**】先将中药药粉加适当的基质调均匀，薄涂于患者面部，再用温水快速调制石膏粉成浓稠糊状，迅速将其厚涂于药膜上层，厚度 5~7mm。石膏面膜在 5 分钟后开始硬化成膜，成膜 5~10 分钟后，待冷却即可取下。具体操作方法参见理论篇。

三、穴位埋线技术

【**穴位选择**】

1. 肝气郁结证

临床表现：面部色斑时而颜色变深，时而颜色转浅，月经前加重。平素心情郁闷，易怒，善太息，乳房发胀。舌偏红，苔薄，脉弦。

选穴：肝俞、胆俞、三阴交、心俞、关元俞等。

2. 气滞血瘀证

临床表现：面部皮肤褐色斑片。平素急躁易怒，胸胁胀痛，月经色暗有瘀块，经期后错。舌质暗，或有瘀点、瘀斑，苔薄白，脉沉弦。

选穴：膈俞、血海、肝俞、气海、关元俞等。

3. 气血虚弱证

临床表现：面部皮肤暗淡，色斑多为黄褐色。平素少气懒言，倦怠乏力，月经量少。舌淡，苔白，脉细弱。

选穴：足三里、血海、脾俞、肺俞、三阴交等。

4. 肾虚血瘀证

临床表现：颜面色斑多为黑褐色，可伴有五心烦热、腰膝酸软、眼干耳鸣、眩晕、月经不调。舌淡红，少苔，脉沉细。

选穴：肾俞、督俞、肝俞、气海俞、关元俞等。

【作用机制】

1.**肝气郁结证** 肝俞、胆俞疏肝利胆、调畅气机；三阴交调和肝、脾、肾，益气养血；心俞清心安神、清解郁火；关元俞益肾固本。

2.**气滞血瘀证** 膈俞、血海化瘀为主，肝俞、气海行气为辅，关元俞固本，形成"行气-活血-温通-固本"的协同效应。

3.**气血虚弱证** 足三里补益脾胃、益气生血；血海养血活血；脾俞运化水谷、补气生血；肺俞宣发卫气、濡养肌肤、肃降浊邪、通络消斑；三阴交滋阴养血、疏肝益肾。

4.**肾虚血瘀证** 肾俞补肾益气、填精固本；肝俞疏肝解郁、调畅气机；气海俞温下焦、补元气，助肾阳化血瘀；关元俞培补元气、温通任督，增强全身气血生化，改善胞宫及下焦血运；督俞通调督脉阳气、活血化瘀、激发阳气，改善面部气血濡养。

【现代研究】

1.**肝气郁结证** 诸穴协同，抑制黑素细胞活性，优化肝脏代谢功能，改善皮肤微环境，从神经内分泌紊乱、氧化应激、炎症反应等多维度阻断黄褐斑的病理进程。

2.**气滞血瘀证** 诸穴协同，改善血流，降低血管通透性，抑制异常血管生成；调节雌激素代谢，抑制HPA轴过度激活，平衡性激素受体表达；抑制促炎性细胞因子，增强抗氧化酶活性，阻断黑色素生成信号通路。

3.**气血虚弱证** 诸穴协同，促进营养素吸收，优化能量代谢，增强蛋白质合成；扩张微动脉，提高血氧分压，改善血液流变学；调节T细胞亚群，抑制促炎性细胞因子，增强皮肤黏膜免疫；平衡雌激素代谢，改善胰岛素抵抗。

4.**肾虚血瘀证** 诸穴协同，通过"免疫-神经-内分泌网络"和微循环的多靶点调节，既针对性治疗肾虚证的激素失衡与抗氧化能力下降，又改善血瘀证的微循环障碍与炎症激活，抑制黑素细胞异常活化，减少黑色素合成并促进其代谢清除。

【操作方法】具体操作方法参见理论篇。2周1次，3~4次为1个疗程。

第六节　白癜风

白癜风是一种常见的色素减退性皮肤病，表现为大小不同、形态各异的白色斑片，边界清楚，可发生于任何部位、任何年龄，无明显自觉症状，呈慢性病程，诊断容易，治愈困难。常给患者造成严重的心理负担和精神压力。中医称为"白驳风"，文献中有"白驳""白瘢""斑白""斑驳"等名称。

中医学认为，白癜风由风邪侵扰、气血失和、脉络瘀阻所致。情志内伤，肝气郁结，气机不畅，致使气血失和，肤失所养而发；素体肝肾不足，精血亏虚，或久病伤及肝肾，复受风邪侵扰，搏于肌肤，血气不和而致；跌打损伤，化学灼伤，或久病入络，络脉瘀阻，毛窍闭塞，肌肤腠理失养而生。

西医学对白癜风确切病因的认识尚不完全明确。可能与自身免疫因素、黑素细胞自毁，神经化学因子、黑素细胞生长因子缺乏，微量元素变化等有关。可能是具有遗传素质的个体在多种内外因素的激发下，诱发了免疫功能异常、神经精神及内分泌代谢异常等，从而导致酪氨酸酶系统抑制或黑素细胞的破坏，引起皮肤色素脱失。

临床实践中，常采用中药涂药技术、火针技术、梅花针技术、艾灸疗法技术等辅助治疗白癜风以提高疗效。

一、中药涂药技术

经过长期的临床观察发现，笔者所在单位山西省中医院皮肤科经验方"补骨脂菟丝子酊"在白癜风治疗中效果显著。

补骨脂菟丝子酊

【**药物组成**】菟丝子 10g、大黄 10g、乌梅 10g、五倍子 10g、红花 6g、补骨脂 15g。

【**配制方法**】药物混合均匀，加 75% 乙醇 200ml，充分浸透，泡制 1 周后使用。

【**作用机制**】补骨脂、菟丝子补肝肾、填精血，恢复黑素生化之源；红花、大黄调气血、通络、清热，破除肌肤瘀热；乌梅、五倍子收敛固涩，抵御风邪侵袭。全方以补肾填精为根，活血祛风为标，结合外治法"透皮吸收"的优势，内外同治、标本兼顾，体现了中医"整体观"与"辨证论治"的精髓。

【**现代研究**】

1. **促进黑素生成**　补骨脂中的补骨脂素通过光敏效应激活酪氨酸酶，刺激黑素细胞增殖；菟丝子中的菟丝子多糖增强 SOD 活性，减少氧化应激对黑素细胞的损伤。

2. **免疫调节**　大黄中的大黄蒽醌和五倍子中的五倍子鞣酸抑制 Th1 细胞因子，减少 CD8+T 细胞对黑素细胞的攻击。

3. **微循环改善**　红花可扩张毛细血管，增加局部血供，促进药物吸收及黑素细胞的营养支持。

4. **抗氧化保护**　乌梅中的乌梅多酚和五倍子中的五倍子鞣质清除自由基，降低脂质过氧化，保护黑素细胞膜结构。

【**操作方法**】取适量药液外抹白斑部位，每日 1~2 次。使用前，生姜擦拭皮肤至微微发红。

【**注意事项**】75% 乙醇虽可有效提取中药中脂溶性成分（如补骨脂素），但可能刺激敏感皮肤，因此，使用时需观察皮肤耐受性。使用药液后，需避免强光暴晒。面部、皮肤褶皱部位、外阴部位慎用。病情进展期慎用。

二、火针技术

【穴位选择】

1. **阿是穴** 白斑皮损部位。

2. **循经选穴** 肺俞、肝俞、肾俞、足三里、血海等。

【作用机制】

1. **阿是穴** 火针高温刺激表皮与真皮层，诱导局部微损伤，激活生长因子（如 VEGF），促进黑素细胞迁移与再生；火针通过热效应抑制局部 T 淋巴细胞异常活化，减少细胞因子（如 TNF-α）释放，阻断自身免疫对黑素细胞的破坏；热刺激扩张毛细血管，增加病灶血供，加速代谢废物清除，为黑素细胞提供修复微环境。

2. **循经选穴** 肺俞调节肺气，主皮毛；肝俞疏肝理气；肾俞补益肾精；足三里健脾胃，化生气血；血海活血祛风。诸穴合用，共奏调和气血、祛风消斑之效。

【操作方法】选用特制钨锰火针（直径 0.5mm 的细火针）或毫针，酒精灯灼烧至针体白亮。皮损可采用单针点刺法［快速垂直刺入白斑边缘及中央（深度 1~2mm），每点间隔 1cm，刺后即刻出针］和围刺法（沿白斑外围环形进针，针距 0.5cm）刺激局部经络。

腧穴进针法：速刺疾出（深度 2~3mm）。肺俞、肝俞、肾俞斜刺（针尖与皮肤呈 45° 角），足三里、血海直刺。

针刺顺序：先背俞穴，再四肢腧穴，单侧交替选穴。

每周 2 次，10 次为 1 个疗程。

【注意事项】

1. **禁忌证** 进展期白癜风（避免同形反应），以及瘢痕体质者、凝血功能障碍者、局部感染者、皮肤破损者。

2. **术后护理** 24 小时内避免沾水，可外涂湿润烧伤膏预防感染。避免暴晒。

3. **操作要点** 严格掌握进针深度，避免过度损伤形成瘢痕。烧针需"红、准、快"，减少组织碳化。

三、梅花针技术

【穴位选择】阿是穴（白斑区）。

【现代研究】

1. **改善微循环** 刺激局部，毛细血管扩张，增加血供，促进黑素细胞迁移及酪氨酸酶活性。

2. **神经免疫调节** 激活降钙素基因相关肽（CGRP）等神经肽释放，抑制 Th1/Th17 细胞介导的自身免疫攻击。

3. 细胞增殖信号 机械刺激可能上调 Wnt/β–catenin 信号通路，促进毛囊黑素干细胞分化。

【**操作方法**】具体操作方法参见理论篇。每周 1~2 次，10 次为 1 个疗程。

【**注意事项**】参见本节"火针技术"。

四、艾灸疗法技术

【**穴位选择**】阿是穴（白斑局部）、肺俞、肝俞、肾俞、膈俞、合谷、足三里。

【**适用范围**】稳定期白癜风（6 个月内无新发皮损）；节段型或局限型白癜风（伴畏寒肢冷、舌淡苔白等阳虚证候者更宜）。

【**作用机制**】肺俞、肝俞、肾俞分别从肺、肝、肾三脏入手，调补气血生化与输布，纠正脏腑虚损；膈俞、合谷活血祛风，疏通局部经络瘀滞，改善皮损处气血运行；足三里培补后天，增强气血生化功能，形成"扶正固本 – 通络祛邪"的协同作用。艾灸的温热之性可激发经气，使药物（艾草）效应与穴位效应叠加，共奏养血祛风、调和气血、补益肝肾之效。

【**现代研究**】

1. 免疫调节 艾灸可能下调 Th1 细胞因子（如 IFN-γ），抑制自身免疫攻击黑素细胞。

2. 改善微循环 热效应扩张毛细血管，增加局部血供，促进黑素细胞迁移与增殖。

3. 神经内分泌调节 艾灸刺激皮肤神经末梢，激活 HPA 轴，调节褪黑素及促黑素细胞激素（MSH）水平。

【**操作方法**】可采用回旋灸、隔药灸（白斑处铺垫补骨脂菟丝子酊浸棉片）等方式。温度 42℃~46℃，每穴 10 分钟，局部白斑 10~15 分钟，隔日 1 次，10 次为 1 个疗程。

【**注意事项**】参见理论篇"艾灸疗法技术"。

案例篇

案例 1

武某，男性，23 岁。入院日期：2023 年 10 月 18 日。

【**主诉**】周身红斑上覆银白色鳞屑 1 年余，加重 1 天。

【**现病史**】1 年前，无明显诱因小腿部出现散在硬币大小红色斑片，上覆银白色鳞屑，不伴瘙痒。就诊于某医院门诊，医师诊断为"银屑病"，予"复方氨肽素片、转移因子胶囊、复方甘草酸苷片"口服及"复方氟米松软膏、丙酸氟替卡松乳膏"外用治疗，症状好转。半年期间，病情反复发作，多次于门诊治疗，缓解不明显。1 天前，无明显诱因前胸、后背泛发大片红斑，上覆银白色鳞屑，伴瘙痒，为求进一步诊治，遂来我院。入院症见：前胸、后背泛发大片状融合性红斑，上覆大量薄白鳞屑，皮温稍高，以后背为甚；双下肢散在点状至片状斑块，局部肥厚浸润，上覆银白色鳞屑，伴轻微瘙痒；咽部轻微充血，咽痛，扁桃体Ⅱ度肿大，面部丘疹、脓疱，纳眠可，二便调，无发热咳嗽、咳痰，脉弦滑。平素饮食、作息不规律。

【**西医诊断**】银屑病；扁桃体炎。

【**中医诊断**】白疕。

【**辨证分析**】

1. 皮损辨证 平素饮食不节，脾失健运，水湿内聚，病久湿邪郁闭玄府，阳气不得外达，怫郁化热成毒，热毒郁结，可见皮肤潮红，新生皮疹不断出现；热盛生风，风盛则燥，风动而痒，肌肤失去濡养而见鳞屑、瘙痒；血热为先，病久耗伤气血，玄府开阖失司，血行不畅，血停而瘀生，病邪痼结难解，病情迁延难愈。

2. 八纲辨证

阴阳辨证：以红斑鳞屑为主症，属阳证。

表里辨证：前胸、后背泛发大片状融合性红斑，上覆大量薄白鳞屑，双下肢散在点状至片状斑块，局部肥厚浸润，上覆银白色鳞屑，伴轻微瘙痒，属表证。

寒热辨证：皮温稍高，舌质红，苔薄白，咽部轻微充血，咽痛，扁桃体Ⅱ度肿大，属热证。

虚实辨证：风热湿邪侵袭，营卫失和，气机受阻，湿热蕴结，属实证。

3. 舌诊 舌色淡红，舌质湿润；舌苔白，上焦苔薄，中、下焦苔腻稍黄厚，为湿热；舌边肿胀、鼓起，为肝气郁滞；中有裂纹，结合舌边齿痕，为脾虚；脉络增粗，颜色青紫，为瘀滞。

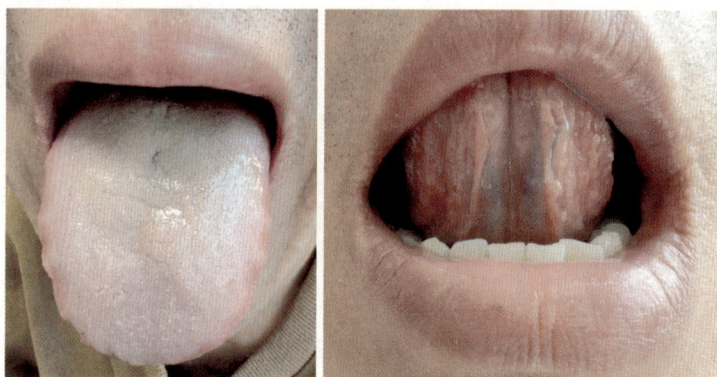

【中医辨证】湿热蕴结证。病位在脾、肝、经络、皮毛。

【中医治则】清热利湿、解毒通络。

【辨证施治】

1. 平衡火罐技术联合刺络拔罐技术

平衡火罐

督脉膀胱经：闪罐 – 揉罐 – 走罐 – 抖罐。

腹部病变皮损处：闪罐 – 揉罐 – 摩罐 – 抖罐。

刺络拔罐：选双肺俞、脾俞、心俞、肝俞。

功效：平衡火罐技术为非药物治疗的自然平衡疗法，集闪罐、揉罐、走罐、抖罐于一体，以中医理论结合现代医学神经反射机制为基础，多种罐法作用于足太阳膀胱经背俞穴、督脉，能够有效激发脏腑之经气，调节脏腑功能，促进阴阳调和，疏通气血、经络，使瘀血祛除，血脉通畅。联合刺络拔罐开通玄府，透邪外出，调和营卫，使皮损变薄，改善红斑鳞屑；平衡阴阳，邪去正安。

2. 中药药浴技术

药浴方：生地黄、牡丹皮、徐长卿、苦参，各60g；地肤子、白鲜皮、紫草，各30g。用法：每日1剂，水煎取汁后配制药浴液外用。

药浴液配制比例：中药药液和水的比例为1:4。

功效：药浴液的温热和药物清热利湿、解毒通络的双重作用直达皮肤腠理，促进血液循环，加速新陈代谢；开通玄府，透邪外出，活血通络，凉血消斑。

3. 耳穴三联方法

耳穴刮痧选穴：全耳。

耳穴放血选穴：耳尖。

耳穴压豆选穴：神门、肺、大肠、脾、肝、肾上腺、交感、内分泌等穴位。

选穴依据：耳穴疗法从整体上对银屑病的发病机制，对人体的"免疫 – 神经 – 内分泌网络"等进行调节，能够对银屑病起到很好的辅助治疗作用。银屑病多因血热内蕴、生风化燥、肌肤失养而成，耳尖放血可泄热润肤。肺主皮毛，从胚胎学来看，皮肤与肺均由外胚层发展而来，故皮肤病均取肺穴，肺与大肠相表里，二穴相合疏通表里，祛风止痒。肝穴可镇静息风、祛瘀解毒、疏肝解郁；脾穴可健脾祛湿、培土生金。经络受阻、气血凝滞是银屑病发病的一个重要环节，取交感穴、内分泌穴行气活血，使肌肤毛细血管通畅、血液流变改善，达到活血化瘀之功效。耳穴取神门，配交感、内分泌、肾上腺等有良好的镇静、消炎、抗过敏作用。

耳穴按压： 耳穴采用直压法或对压法，每日按压 3~6 次，每次每穴按压 1 分钟左右，刺激强度选用高强度 [视觉模拟评分法（VAS 评分）4~6 分]。

功效： 诸穴合用，共同起到通经活络、行气活血、祛风止痒、泄热通络、调节免疫、改善脏腑的作用，促进皮损恢复。

【效果评价】经过 11 天的治疗和护理，患者躯干、四肢红斑颜色较之前明显变暗、变淡，鳞屑基本全部脱落，遗留暗褐色色素沉着斑片，无瘙痒，咽红较前明显减轻，病情较前明显好转。

疾病相关评估量表	治疗前评分	治疗后评分
银屑病面积和严重程度指数（PASI 评分）	30.4 分	6 分
视觉模拟评分法（VAS 瘙痒评分）	6.2 分	0 分

【治疗图片】

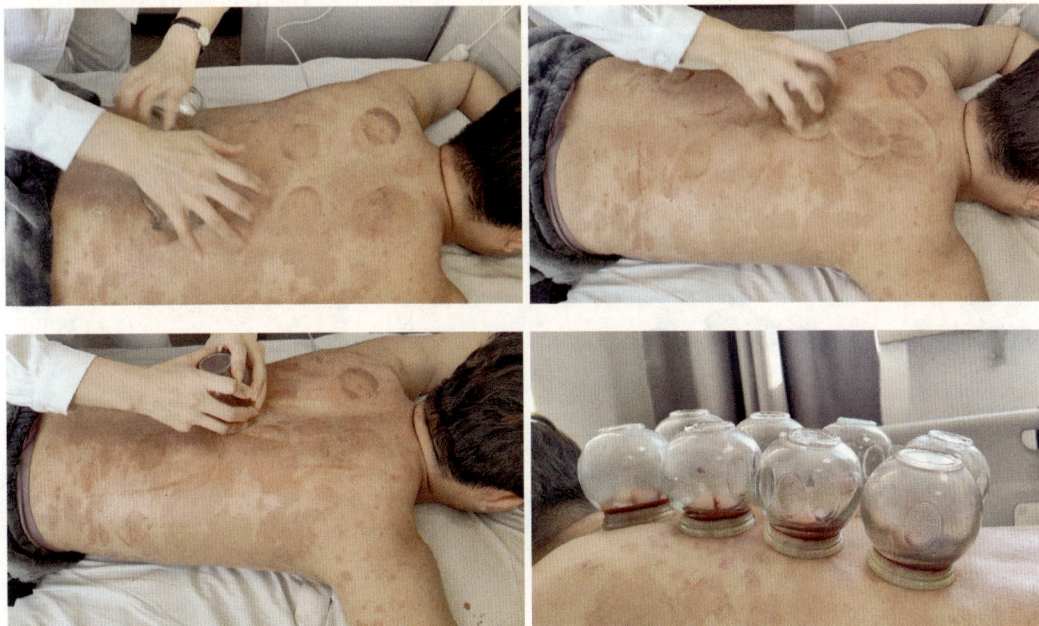

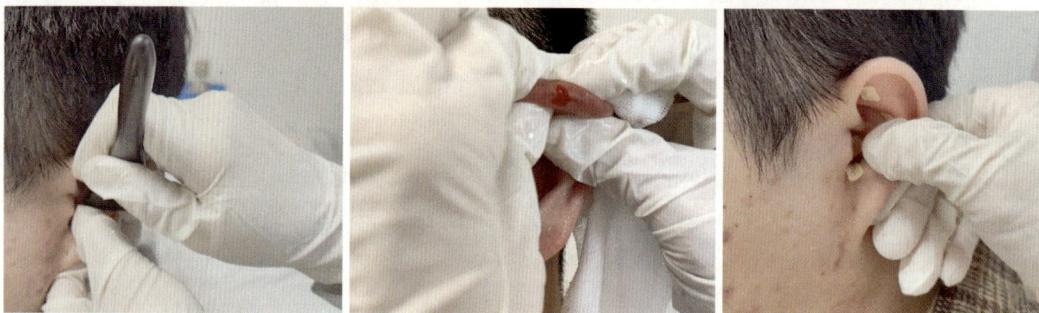

【治疗效果对比】

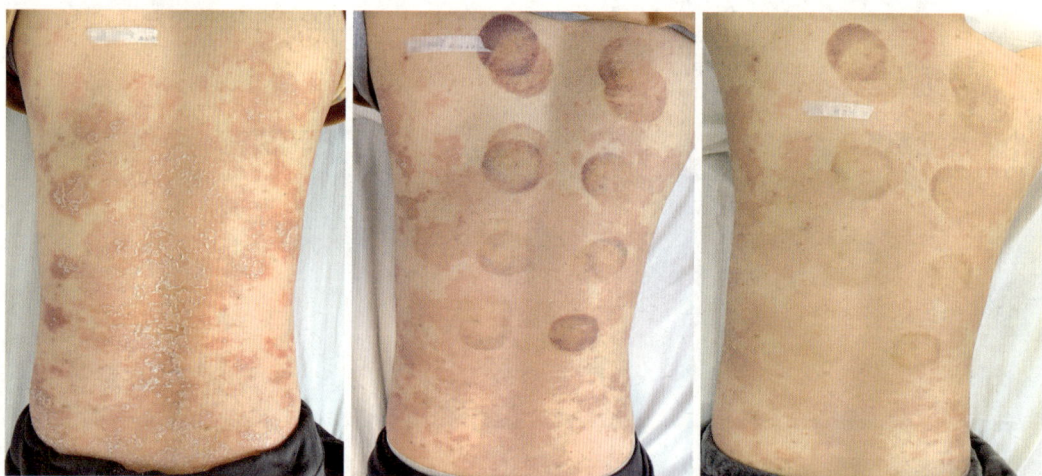

| 治疗前 | 治疗中 | 治疗后 |

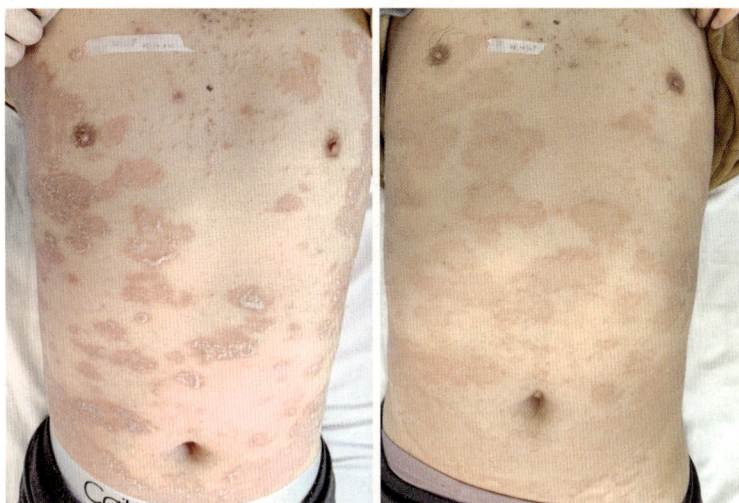

治疗前　　　　　　　　　治疗后

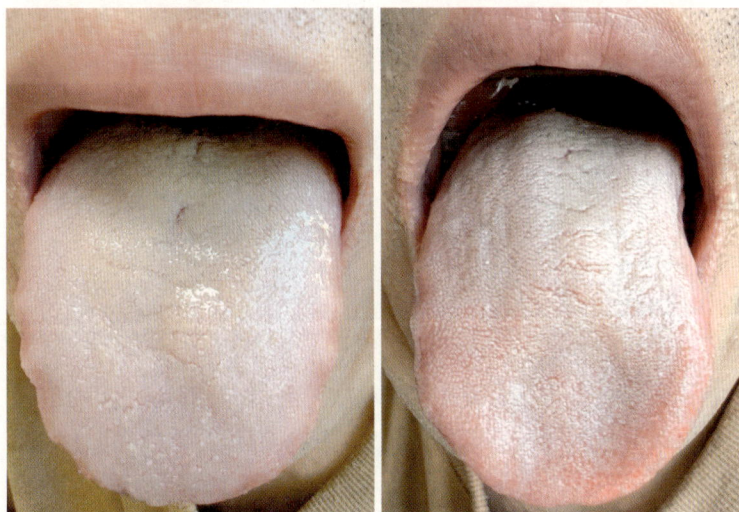

治疗前　　　　　　　　　治疗后

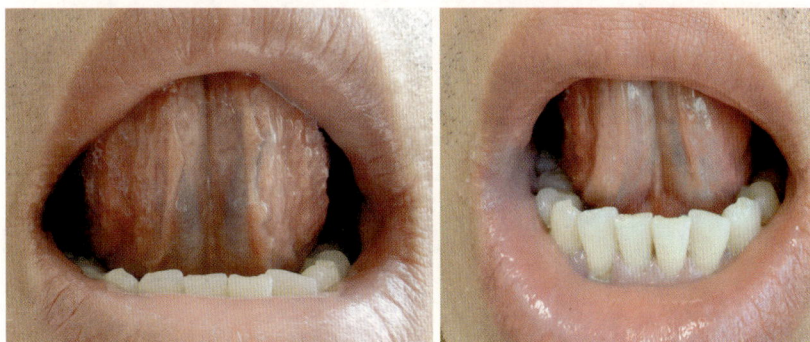

治疗前　　　　　　　　　治疗后

案例 2

王某，女性，28 岁。入院日期：2023 年 5 月 31 日。

【**主诉**】双手及四肢躯干水疱伴糜烂半年，加重 6 天。

【**现病史**】半年前，妊娠 7 个月时出现手足、头皮处水疱，伴渗出、瘙痒，就诊于某医院，医师诊断为湿疹，予以炉甘石洗剂外用，用药后好转。产后出现全身红斑、丘疹，伴水疱、渗出、瘙痒，再次就诊于某医院，医师予以药膏外用及中药口服（具体药物不详），用药后未见好转，且逐渐加重。半个月前，就诊于另一医院，医师处以氯雷他定口腔崩解片、金银花口服液口服，喜炎平注射液注射，除湿止痒软膏、曲安奈德益康唑乳膏外用，皮损未见好转，甚而发展全身。为求进一步治疗，遂来我院门诊，由门诊收住入院。入院症见：双手、双足泛发水疱、脓疱，疱液浑浊，伴疼痛、瘙痒，双足背、双上肢、双下肢、胸背部红斑、丘疹，伴瘙痒，瘙痒夜间为甚，影响睡眠。口干，纳可，睡眠欠佳，舌淡红，苔略黄，中焦有裂纹，脉滑。平素喜食辛辣、肥甘、厚腻及荤腥之品，妊娠后也未改变饮食习惯。

【**西医诊断**】湿疹。

【**中医诊断**】湿疮。

【**辨证分析**】

1. 脏腑辨证　平素喜食辛辣、肥甘、厚腻之品，伤及脾胃，脾失健运，运化失职，水湿内聚，日久化热，湿热内生，故见口干，脉滑。热盛生风，风盛则痒，故见瘙痒。热扰心神，神不守舍，故见睡眠欠佳。湿热蕴结，外泛肌肤，故见双手、双足皮肤泛发水疱、脓疱，双上肢、双下肢、胸背部皮肤红斑、丘疹。

2. 八纲辨证

阴阳辨证：瘙痒夜间明显、睡眠欠佳为阴阳失衡、心阴不足所致，属阳证。

表里辨证：双手及四肢躯干水疱伴糜烂，病变在皮肤，属表证。

寒热辨证：舌淡红，苔略黄，中焦有裂纹，脉滑，属热证。

虚实辨证：皮肤红斑、丘疹，舌尖红，以热邪为主，属实证。

【**中医辨证**】湿热蕴结证。

【**中医治则**】清热除湿。

【**辨证施治**】

1. 刺络拔罐技术

选穴：肺俞、心俞、脾俞。

选穴分析：肺俞、心俞、脾俞均归属于足太阳膀胱经，分别为肺、心、脾的背俞穴。肺在体合皮，其华在毛，主一身之表，肺气宣发，输送精微物质及津液于皮毛，濡养滋润皮肤；肺主通调水道，为水之上源。肺俞刺络拔罐可调节水液代谢，使湿热之邪从腠理祛除，达疏风清热、利湿止痒之功。心主血脉，《素问·至真要大论》曰："诸痛疮痒，皆属于心。"双心俞穴刺络拔罐调动心火平衡，改善血脉运行，驱邪外出，清热祛火，活血止痒。脾主运化，运化水谷及水液，"诸湿肿满皆属于脾"，脾主统血，脾不统血则血溢脉外，现于肌表则发斑，双脾俞穴刺络拔罐可有效调理脾气，共奏健脾除湿、收湿敛疮、凉血消斑之效。

功效：通过穴位刺络拔罐，可泄热祛火、利湿止痒、调和气血、调节脏腑功能，有效改善患者的皮损表现，缓解瘙痒不适。

2. 中药药浴技术

药浴方：金银花30g、菊花30g、马齿苋90g、地榆60g、黄柏90g、地肤子90g、白鲜皮60g、荆芥30g、硼砂20g、黄芩30g。

药物分析：马齿苋、金银花、菊花清热解毒、疏散风热；地榆凉血止血、解毒敛疮；黄柏、白鲜皮清热燥湿、泻火解毒；地肤子清热利湿、止痒；荆芥发表散风、透疹消疮；硼砂清热解毒、收敛止痒；黄芩清热燥湿、泻火解毒。诸药合用，共达清热利湿、解毒止痒之功。

功效：药浴具有温热和药物双重作用。热力可使药物直达皮肤、玄府、腠理、毛窍，促进局部及全身的血液循环，加速新陈代谢，达到通络除湿、引邪外出、祛风止痒的功效。

3. 中药封包技术

中药封包方：苦参、黄柏、白鲜皮、黄芩。

制备方法：各味中药研细末备用。每次取中药粉各5g，加入凡士林，加温均匀融合。

功效：在中药药浴后，即刻给予中药封包疗法，可促进药物透皮吸收，发挥功效。且封包有助于锁住水分，使其进入皮肤，最大程度地发挥药物的功效及皮肤的保湿作用。中药封包具有清热利湿、润肤止痒、增强皮肤屏障、促进皮损消退的功效。

4. 耳穴压豆技术

选穴：神门、内分泌、肺、心、脾、过敏区（风溪）等穴位。

选穴分析：根据脏腑学说及经络学说选穴："诸湿肿满，皆属于脾"，故选取脾穴以健脾利湿；"诸痛疮痒，皆属于心"，故选取心穴以清热凉血、安神止痒；"肺主皮毛"，故选取肺穴调节肺气以濡养皮肤。根据穴位的功能选穴：选取神门穴以镇静安神、止痒、消炎。根据现代医学理论选穴：选取内分泌穴抗过敏、利湿消肿；过敏区（风溪穴）抗过敏、抗感染、提高免疫力。

耳穴按压方法：指导患者用示指和拇指的指腹置于耳郭的正面和背面，相对按压耳豆至出现热、麻、胀、痛等感觉，持续对压 20~30 秒，以每日按压 2~3 次为宜。

功效：调节脏腑功能，抗过敏，改善患者的瘙痒症状，改善睡眠。

5. 穴位贴敷

药物：吴茱萸粉、肉桂粉、艾叶粉。

制备方法：各味中药研细末备用。每次取中药粉各 1g，用醋调和。

选穴：涌泉穴（双侧）。

贴敷时间：6~8 小时。

功效：涌泉穴在足底部，蜷足时足前部凹陷处，约当足底第 2、3 趾趾缝纹头端与足跟连线的前 1/3 与后 2/3 交点上。把具有温阳功效的中药贴于足少阴肾经的井穴（涌泉穴），将机体上焦、中焦之热引导到肾经的井穴，引火归元，起到祛除火热、利湿止痒、固元补肾、改善睡眠的作用。

【**效果评价**】经过 15 天的治疗与护理，患者双手、双足的水疱、脓疱基本消退，全身未见明显新起的斑丘疹、水疱，无明显瘙痒，舌质淡红，苔白，脉滑。全身可见斑疹后色素沉着斑片，呈点滴状，黄豆至鹌鹑蛋大小。

疾病相关评估量表	评估日期	治疗前评分	治疗后评分
湿疹面积和严重程度指数（EASI 评分）	2023.06.01	15.9 分	3.4 分
视觉模拟评分法（VAS 瘙痒评分）	2023.06.16	9 分	1 分

【**治疗效果对比图**】

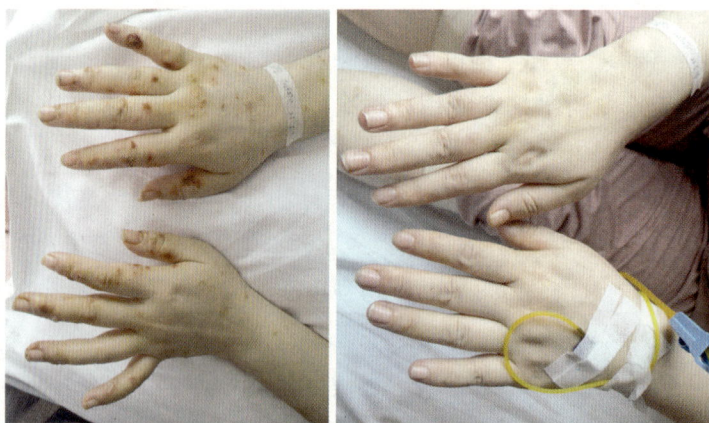

治疗前　　　　　　　　　　治疗后

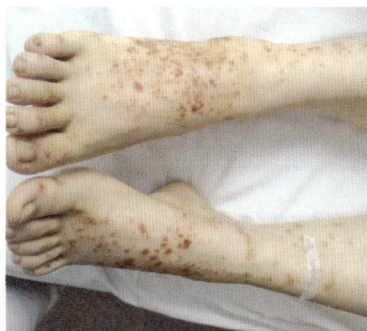
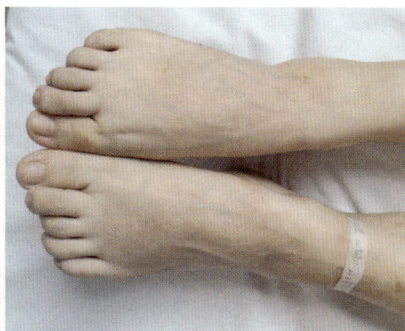

治疗前   治疗后

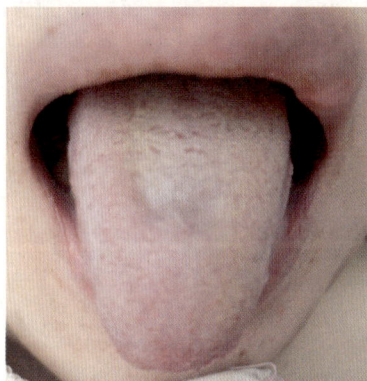
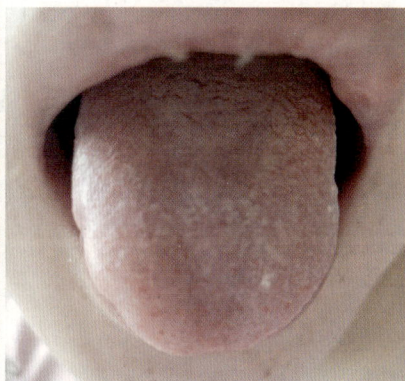

治疗前   治疗后

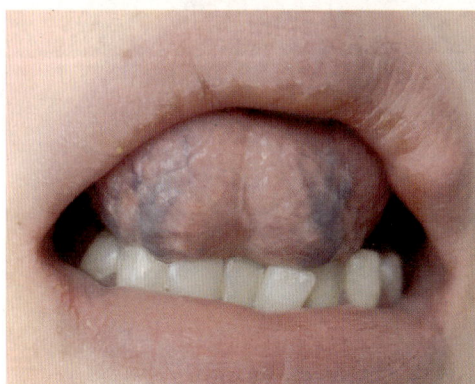
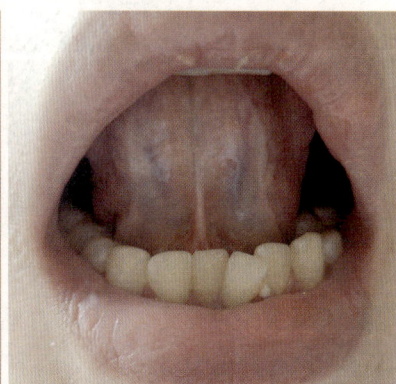

治疗前   治疗后

案例 *3*

任某，男性，74 岁。入院日期：2024 年 4 月 25 日。

【**主诉**】左侧头痛 7 天，头面部红斑、水疱 4 天。

【**现病史**】7 天前，无明显诱因出现左侧头部针刺样疼痛、窜痛，就诊于门诊，医师予以口服龙生蛭胶囊、化痰通络胶囊等治疗，效果欠佳。4 天前，左侧头面部出现片状红斑，红斑上可见米粒大小簇集样水疱，伴针刺样疼痛，瘙痒，阵发性加重，左眼睑肿胀，遂再次就诊，为进一步治疗，收住入院。纳可，寐差，二便调，舌暗红，苔黄腻，脉弦滑。平素性格急躁，爱生气，喜食肥甘、厚腻之品，体型肥胖。

【**西医诊断**】带状疱疹；高血压病 3 级（极高危）；脑梗死。

【**中医诊断**】蛇串疮。

【**辨证分析**】

1. **脏腑辨证**　体型偏胖，平素喜食肥甘、厚腻之品，脾失健运，湿热内生。皮肤片状红斑，红斑上可见米粒大小簇集样水疱，疱壁紧张，发病部位在眼睑。发病于春季，春季肝气升发，且平素急躁易怒，怒则伤肝。口干、口苦、便干，舌暗红，苔黄腻，为肝胆湿热的表现。

2. **八纲辨证**

表里辨证：病变在皮肤，呈簇集样水疱，眼睑肿胀明显，为表证。

寒热辨证：肝气郁结，久而化火，肝经火毒蕴积，为热证。

虚实辨证：老年患者，正气不足，为虚证。舌暗红，苔黄腻，左侧头部、面部片状红斑，左眼睑红肿，为实证。综合起来，为本虚标实证。

阴阳辨证：症状为表证、热证、本虚标实证，为阳证。

【**中医辨证**】肝经郁热证。病位在肝、胆、脾。

【**中医治则**】清泻肝胆、解毒止痛。

【**辨证施治**】

1. **刺络拔罐技术**

选穴：大椎、肝俞、心俞、脾俞。

选穴分析：大椎穴归属于督脉。肝俞、心俞、脾俞均归属于足太阳膀胱经，分别为肝、心、脾的背俞穴。肝主疏泄，肝与胆相表里，双侧肝俞刺络拔罐可调畅气机，清泄肝胆之火。心主血脉，《素问·至真要大论》曰："诸痛疮痒，皆属于心"，双侧心俞刺络拔罐调动心火平衡，改善血脉运行，驱邪外出，清热祛火，活血止痛。脾主运化，运化水谷及水液，"诸湿肿满，皆属于脾"，双侧脾俞刺络拔罐可有效调理脾气，健脾除湿。

功效：通过穴位刺络拔罐，可起到调畅气机、活血化瘀、清热解毒、通络止痛的功能，有效改善疼痛。

2. 耳部二联疗法技术

耳尖放血选穴：耳尖。

选穴分析：《灵枢·五阅五使》曰："耳者，肾之官也"，肾开窍于耳，并且足少阳胆经经脉循行于耳之前后，并入耳中，肝胆互为表里，经脉相互络属，因此，采用耳尖放血可加强泻火止痛之功，具有清泻肝胆火毒、调补肝肾、疏通经络、调整气血运行的作用，治标的同时又可固本，可收到事半功倍、立竿见影的效果。

耳穴压豆选穴：肝、风溪、枕、神门、皮质下、交感、内分泌等穴位。

选穴分析：中医学认为，"耳为宗脉之所聚"，刺激耳部穴位，可调节经络、脏腑及气血功能，达到防病治病的目的。神门穴为止痛要穴，压豆可有效消炎镇痛；肝穴可疏郁缓急、通络止痛；皮质下穴可通络安神、缓急止痛；内分泌穴可对机体内分泌功能进行调节；交感穴止痛，并对腺体有抑制作用。

功效：诸穴合用，共奏通络止痛、安眠、调和脏腑功能的功效。

3. 中药湿渍

部位：患侧眼周。

中药湿渍方：黄芩、连翘、大黄、黄柏、金银花、蒲公英等。

药物分析：黄芩、黄柏清热燥湿、泻火解毒；连翘清热解毒、消肿散结；大黄泻火解毒、活血化瘀；金银花清热解毒、疏散风热；蒲公英清热解毒、消肿止痛。

功效：清热燥湿、消肿止痛。

【**效果评价**】经过 11 天的治疗和护理，左侧头面部淡红斑、左眼睑肿胀消退，偶有阵发性针刺痛，疼痛较前明显减轻。纳眠可，二便调，舌暗红，苔薄黄，脉弦滑。

疼痛：数字评分法（NRS）评分：治疗前 6 分，治疗后 1 分。

疾病相关评估量表	评估时间	评分
数字评分法（NRS）	2024.04.25	6 分
	2024.04.27	5 分
	2024.04.29	3 分
	2024.05.06	1 分

【治疗效果对比图】

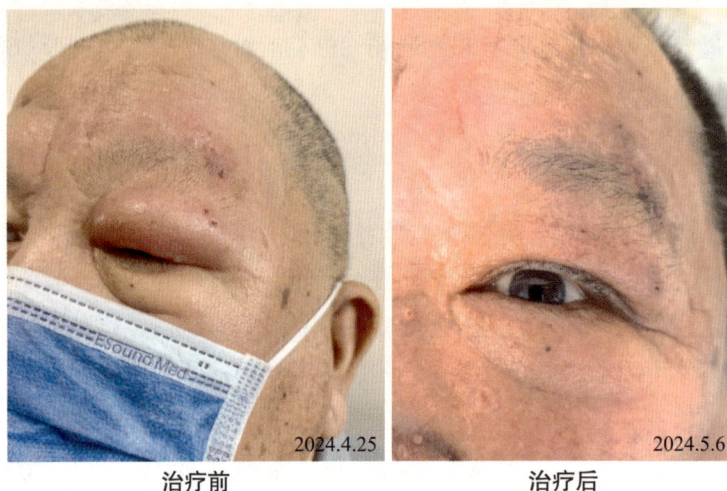

治疗前	治疗后

案例4

苏某，男性，66岁。入院日期：2024年10月23日。

【主诉】右侧锁骨下疼痛4月余。

【现病史】4个月前，无明显诱因出现右侧肩关节酸痛不适，以为受风所致，自行外贴膏药，效果欠佳。次日右侧颈部、前胸出现红斑，上有簇集性水疱，疼痛加重，就诊于某医院皮肤科，诊断为"带状疱疹"，住院治疗后皮损消退，但疼痛仍较重。后就诊于某医院疼痛科，行神经阻滞治疗，效果不佳。现口服普瑞巴林胶囊、甲钴胺片、维生素 B_1 片控制疼痛，效果欠佳。为求进一步治疗，遂来我院就诊，门诊以"带状疱疹后遗神经痛"收治住院。入院症见：右侧锁骨下阵发性、针刺样疼痛、摩擦痛、烧灼样疼痛。纳可，眠差，疼痛影响睡眠，二便调，舌质暗红，苔薄白，脉沉涩。平素情志不畅，忧郁烦闷。

【西医诊断】带状疱疹后遗神经痛；高血压病3级（极高危）。

【中医诊断】蛇串疮。

【辨证分析】

脏腑辨证　平素情志不舒，病程日久，疼痛较重，心情烦闷更甚，气行则血行，气滞则血瘀，气血凝滞，经络瘀阻不通。病程迁延日久，湿热毒邪虽退，气血凝滞未解，气机不利，脉络瘀阻，不通则痛，故见皮疹逐渐消退，但局部仍疼痛不止。久病伤正，正气虚则推动功能下降，气血运行不利，加重了气滞血瘀的程度，导致疼痛程度加重。

舌质暗红，苔薄白，脉沉涩均为气滞血瘀之象，故辨为气滞血瘀证。

【中医辨证】气滞血瘀证。

【中医治则】行气活血、通络止痛。

【辨证施治】

1. 刺络拔罐技术

选穴：肝俞、心俞、阿是穴。

选穴分析：《备急千金要方》记载："有阿是之法，言人有病痛，即令捏其上，若里当其处，不问孔穴，即得便成痛处，即云阿是。"《黄帝内经》曰："以痛为腧"。阿是穴对身体局部气血运行不畅引起的固定疼痛有良好的治疗效果。《灵枢·九针十二原》曰："宛陈则除之"，即对脉络瘀阻不通引起的病证，宜采用放血疗法，以达到活血化瘀的目的。

功效：心主血脉，肝主疏泄，心俞、肝俞放血可调和气血、疏泄肌表、活血通络止痛。

2. 耳穴压豆技术

选穴：神门、交感、肝、肾、内分泌等穴。

功效：解痉止痛、活血化瘀。

3. 穴位贴敷

选穴：涌泉穴（双侧）。

用药：吴茱萸粉、肉桂粉、艾叶粉各 1g，用醋调和。

贴敷时间：6~8 小时。

功效：引火归元、助眠。

4. 铺棉灸

部位：右锁骨下疼痛区。

方案：每个痛点灸 3~5 壮。

功效：以热引热，利用火的强烈刺激"引火""引邪"，祛除蕴结于皮下的湿热火毒之邪，温经通络止痛。

【效果评价】经过 8 天的治疗和护理，患者一般情况尚可，夜间疼痛较前明显好转，纳眠可，二便调，舌质红，苔白腻，脉弦滑。

疼痛：数字评分法（NRS）评分：治疗前 9 分，治疗后 3 分。

疾病相关评估量表	评估日期	评分
数字评分法（NRS）	2024.10.23	9 分
	2024.10.26	7 分
	2024.10.29	5 分
	2024.11.01	3 分

【治疗图片】

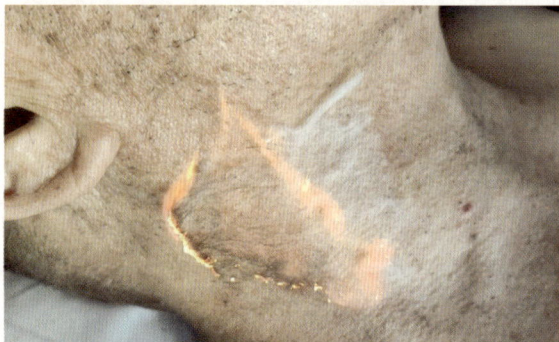

【治疗效果对比】

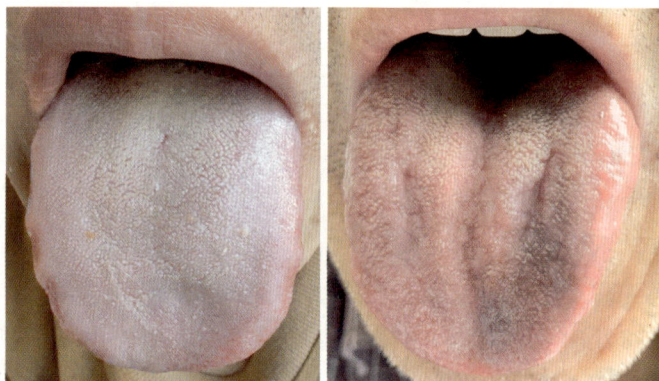

| 治疗前 | 治疗后 |

案例 5

闫某，女性，36 岁。入院日期：2024 年 11 月 4 日。

【主诉】全身散在红色风团伴瘙痒间作 1 年余，加重 10 天。

【现病史】2023 年 12 月，无明显诱因全身出现散在红色粟粒样丘疹，伴瘙痒，自行口服氯雷他定片，效果欠佳。2024 年 1 月，症状加重，双足肿胀，就诊于某医院，诊断为"荨麻疹"，住院输注激素类药物 3 天，皮疹消退。停药后复发，再次就诊，口服泼尼松片后病情缓解。1 个月后，再发红色风团，就诊于我院皮肤科门诊，经口服中药汤剂、放血拔罐等治疗后好转。2 个月后，再次复发，就诊于当地诊所，口服中药汤剂，效果欠佳。1 个月前，再次就诊于我院门诊，口服中药汤剂治疗。同时，患者自行口服盐酸左西替利嗪片，症状减轻。10天前，症状再次复发并加重，伴肩部酸痛，恶风，为求系统治疗，由门诊以"荨麻疹"收入住院。入院症见：全身泛发片状红色风团，颜色淡红，恶风，肩部酸痛、困重，时有口唇肿胀，夜间明显，时有胸部憋闷，头晕，胃中灼痛、恶心，无反酸。平素大便黏腻，3~4日一行，尿频，纳眠可。舌红，苔黄腻，口干口苦，脉弦滑。

【西医诊断】荨麻疹。

【中医诊断】瘾疹。

【辨证分析】

1. 脏腑辨证　风为百病之长，其性开合，善行而数变，患者外受风热之邪，全身泛发片状红色风团，颜色淡红，恶风，风团时隐时现；风邪侵袭经络，则肩部酸痛、困重；风邪袭于口唇，则时有口唇肿胀；夜间阳气内收，阴气加重，抗邪无力，故夜间症状更显；胃肠湿热，内湿上行，阻于胸膈清窍，故时有胸部憋闷、头晕；湿热犯胃，则胃有烧灼感、恶心；湿热下行，则大便黏腻，小便频数；湿热上蒸于口，则口干、口苦。结合舌脉，综合辨证为风热犯表，胃肠湿热。

2. 八纲辨证

表里辨证：全身泛发片状红色风团，恶风，肩背酸痛，时有口唇肿胀，属表证。胸闷，胃中灼痛，恶心，属里证。综合起来，辨为表里兼夹证。

寒热辨证：全身皮肤风团色红，舌红，苔黄腻，属热证。

虚实辨证：时有胸部憋闷，胃中灼痛，大便黏腻，3~4日一行，属实证。

阴阳辨证：以表证、热证、实证为主，故为阳证。

【中医辨证】风热犯表，胃肠湿热证。

【中医治则】疏风止痒，清热利湿。

【辨证施治】

1. 自血疗法技术

选穴：曲池、足三里。

选穴分析：曲池为手阳明大肠经合穴，具有疏风清热、调和气血的功效；足三里为足阳明胃经合穴，具有健脾除湿的功效。

功效：血液注入穴位对穴位产生持续刺激，利用经络对气血的调和作用，协调脏腑功能，调和营卫，解肌透表。同时，激活机体非特异性免疫功能，阻止组胺等活性物质释放，产生非特异性抗炎、脱敏效果。

2. 耳穴压豆技术

选穴：神门、肾上腺、肺、风溪（过敏区）、心、膈、枕等穴。

选穴分析：肺主皮毛，肺穴宣发肺卫之气，疏风解表；风溪有抗过敏、祛风止痒之效；内分泌穴改善体内激素水平及其影响；肾上腺穴增加体内肾上腺皮质激素的含量，抑制组胺释放，抑制皮肤抗原－抗体反应，抑制毛细血管渗出等，以增强抗过敏之效；神门穴镇静止痒；心穴祛风凉血、安神止痒；膈穴为止痒要穴，配合枕穴加强镇静止痒的作用。

按压方法：采用对压法或直压法。

功效：调节脏腑、抗过敏、祛风活血、镇静止痒。

3.穴位贴敷

选穴：涌泉（双侧）。

功效：引火归元、止痒安眠。

【**效果评价**】经过7天的治疗与护理，四肢无新发红斑、风团，无恶寒，肩部酸痛困重缓解，口唇无肿胀，无胸部憋闷、气短，头晕减轻，胃部烧灼感、恶心减轻，无反酸，二便调，纳眠可，舌红，苔白，口干口苦，脉弦滑。

1.7日荨麻疹活动度评分（UAS7）（0~42分）

评分标准：极重度活动，28~42分；重度活动，16~27分；中度活动，7~15分；轻度活动，1~6分；完全控制，0分。

入院前1周：14分，属中度活动。

住院期间：4分，属轻度活动。

评价结果：通过临床治疗与护理干预，患者病情控制良好。

7日荨麻疹活动度评分（UAS7）

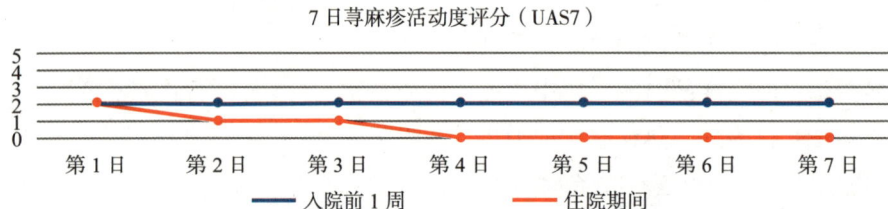

2.荨麻疹控制程度测试（UCT）（0~16分） 包含4个问题，回顾性评价过去4周内患者的临床症状和体征、对生活质量的影响、治疗效果和总体控制情况。

评分标准：完全控制，16分；控制较好，12~15分；控制不足，8~11分；控制较差，0~7分。

入院前半年：3分，控制较差。

出院前：12分，控制较好。

评价结果：患者病情控制较好。

荨麻疹控制评分（UCT）

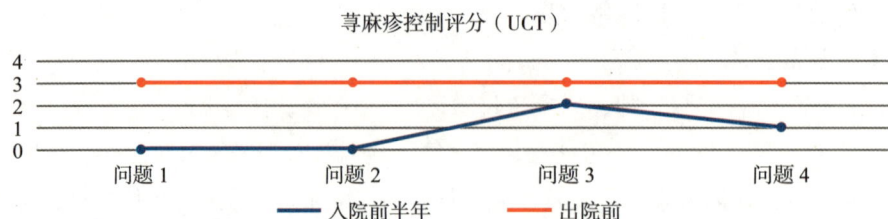

【治疗图片】

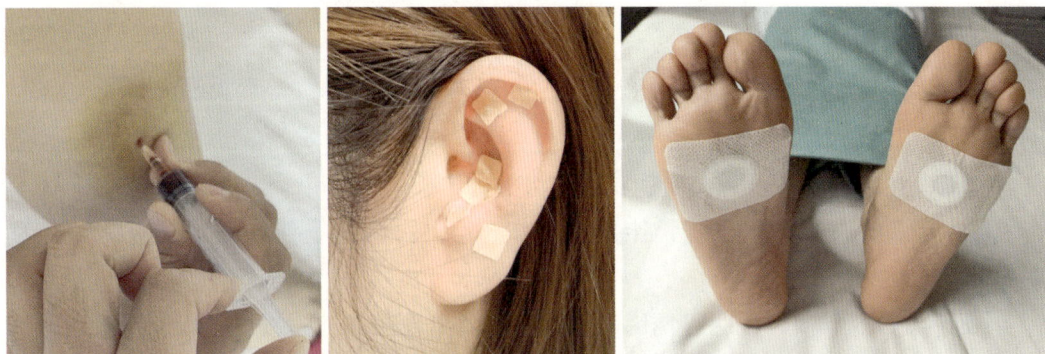

【治疗效果对比图】

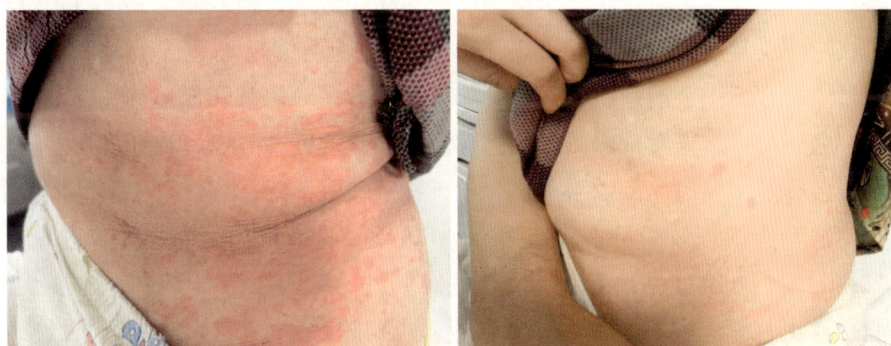

治疗前　　　　　　　　　　治疗后

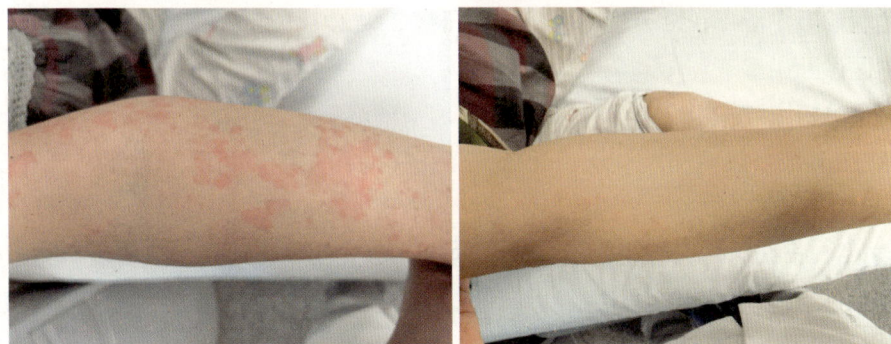

治疗前　　　　　　　　　　治疗后

案例 *6*

陈某，女性，53 岁。入院时间：2024 年 9 月 9 日。

【**主诉**】四肢红斑、丘疹，伴瘙痒间作 3 年，病情加重伴红斑、丘疹泛发全身 4 天。

【**现病史**】3 年前，无明显诱因双侧掌跖部位出现对称性弥漫性红斑，伴瘙痒，就诊于某医院，行病理检查示："对称性红斑角化症？神经性皮炎？浸渍症？"予抗过敏药物（具体名称不详）口服及黑豆馏油软膏外用治疗，症状缓解不明显，后就诊于我院门诊，诊断为对称性红斑角化症，予中药口服后瘙痒缓解，但双侧掌跖部红斑改善不明显，且症状时有反复。之后患者因此病于多处求诊。1 年前，求诊于当地某诊所，予外用药膏（具体名称不详）治疗后，局部肥厚红斑转薄，双侧掌跖部对称性暗红斑，时有瘙痒不适。之后，症状复发，双侧掌跖部弥漫性角化过度性红斑，自行外用多种洗剂及药膏（具体名称不详）治疗，效果不显，遂于我院住院治疗，好转后出院。出院后，规律外用及口服药物，疗效尚可，病情维持。4 天前，食海鲜后复发，为求进一步诊治，由门诊收住入院。入院症见：躯干、四肢泛发红斑、丘疹，手足严重，皮损融合成片，可见破溃、渗出、绿豆大小结节，瘙痒剧烈，影响睡眠，纳可，二便调，舌红，苔黄，脉弦。平素饮食不节，喜辛辣、油腻之品。

【**西医诊断**】湿疹；结节性痒疹；高血压病 2 级（中危组）。

【**中医诊断**】湿疮。

【**辨证分析**】

1. 脏腑辨证 以"四肢红斑、丘疹，伴瘙痒间作 3 年，病情加重伴红斑、丘疹泛发全身 4 天"为主症，当属"湿疮"之范畴。平素饮食不节，喜食辛辣、肥甘厚味及荤腥动风之品，损伤脾胃，脾失健运，湿从内生，蕴久化热，致使湿热内蕴，充于腠理，外泛肌肤而发为丘疹、水疱，伴潮红、肿胀、糜烂、渗液，自觉灼热、瘙痒。舌红，苔黄，脉弦，均为湿热蕴结之象。

2. 八纲辨证

阴阳辨证：舌红，苔黄，属阳证。

表里辨证：躯干、四肢泛发红斑、丘疹，伴皮肤干燥，属表证。

寒热辨证：面色微红，脉弦，苔黄，属热证。

虚实辨证：面色微红，脉弦，皮肤红斑、丘疹，伴皮肤干燥，属实证。

【**中医辨证**】湿热蕴结证。

【中医治则】清热利湿，祛风止痒。

【辨证施治】

1. 刺络拔罐技术

选穴：肺俞、脾俞、心俞、肝俞。

功效：清热利湿，解毒止痒，调和气血，调节脏腑功能，给邪气以出路，有效改善皮损表现，以及瘙痒引起的失眠。

2. 中药溻渍技术

中药溻渍方：黄柏 90g、地肤子 90g、马齿苋 90g、金银花 30g、菊花 30g、荆芥 30g、地榆 60g、白鲜皮 60g、硼砂 20g、黄芩 30g。

用法：水煎取汁 400ml，外洗。

部位：躯干、双下肢。

功效：润燥止痒，疏通腠理，改善皮损及瘙痒症状。

3. 刮痧技术

部位：首次刮拭手臂、腕部发疹区。第二次刮拭除手腕部以外的发疹严重区，另加手少阳三焦经、手太阴肺经。

刮痧油：特色中药紫草油。

功效：清热解毒、凉血消斑。

【效果评价】

出院情况：双前臂、双手、双足散在暗红色斑丘疹，结节基本变平，轻微瘙痒，纳眠可，二便调，舌红，苔黄，脉弦。

【治疗图片】

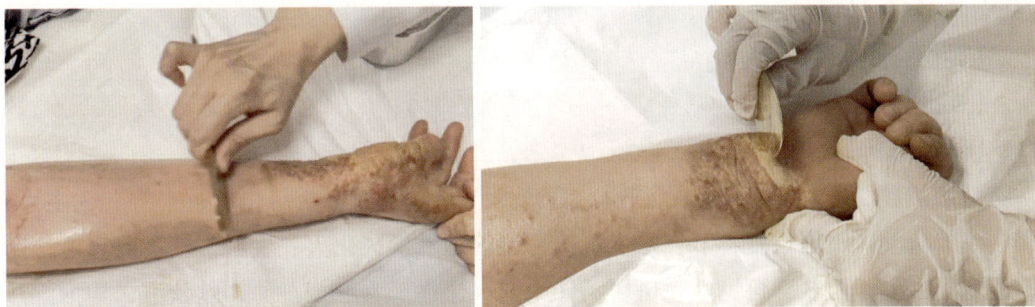

【治疗效果对比】

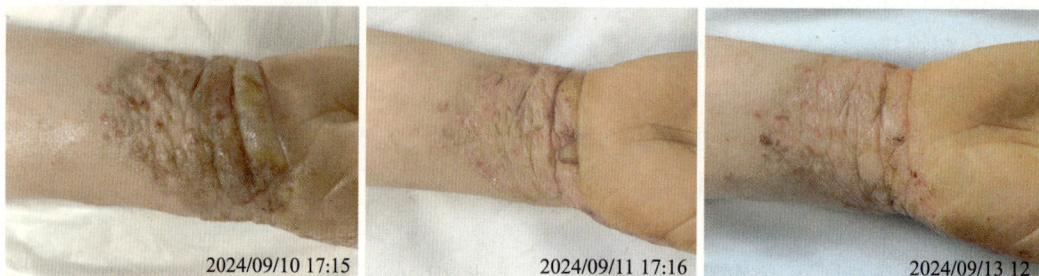

2024/09/10 17:15　　　　2024/09/11 17:16　　　　2024/09/13 12

案例 7

张某，男性，16岁。入院日期：2022年7月13日。

【**主诉**】全身散在红斑、丘疹，伴厚白鳞屑十余年，加重半年。

【**现病史**】10年前，无明显诱因背部出现黄豆大小的红斑，上覆厚白鳞屑，瘙痒明显。曾多次治疗，服药时有效，停药后反复。近半年来，无明显诱因全身出现散在分布肥厚性红斑，瘙痒明显。症见：头皮红斑，上覆厚白鳞屑，头发呈束状；面部片状环形红斑，躯干、四肢散在分布米粒至黄豆大小的肥厚性斑片，境界清楚，部分融合成片状，呈多种形态，地图状，周边可见搔抓所致的皮损、血痂，上覆厚白鳞屑。咽红，扁桃体肿大明显。纳眠可，二便调，舌红，苔薄白，脉弦滑。平素饮食不节，喜肥甘厚腻。

【**西医诊断**】银屑病。

【**中医诊断**】白疕。

【**辨证分析**】

1. 脏腑辨证　以"全身散在红斑、丘疹，伴厚白鳞屑十余年，加重半年"为主症，属白疕的范畴。平素饮食不节，酿生湿热，湿热之邪郁久化火、生瘀，外不能宣泄，内不能利导，溢于肌肤，可见红色斑块，伴鳞屑、瘙痒。舌红，苔薄，脉弦滑，均为湿热瘀结之象。

2. 八纲辨证

阴阳辨证：以红斑、丘疹伴脱屑为主症，属阳证。

表里辨证：躯干、四肢散在红斑、丘疹，伴脱屑；头皮红斑，上覆厚白鳞屑，属表证。

寒热辨证：舌质红，苔薄白，咽红，属热证。

虚实辨证：平素饮食不节，酿生湿热，湿热之邪郁久化火、生瘀，属实证。

【中医辨证】湿热瘀结证。

【中医治则】清热除湿、活血化瘀。

【辨证施治】

1. 刺络拔罐技术

选穴：肺俞、脾俞、心俞、肝俞。

功效：开通玄府、透邪外出、泄热排毒、活血通络、调理气血、调节脏腑功能，促进皮损消退，缓解症状。

2. 中药药浴技术

中药药浴方：红花 30g、三棱 60g、莪术 60g、鸡血藤 30g、徐长卿 30g、紫草 30g、侧柏叶 30g、槐花 30g、大黄 30g、蛇床子 60g、土茯苓 60g、当归 30g。

药物分析：红花、三棱、莪术、鸡血藤活血化瘀；徐长卿祛风、化湿、止痛、止痒；紫草清热凉血活血；侧柏叶、槐花凉血止血；大黄清热泻火、凉血解毒；蛇床子清热解毒；土茯苓解毒除湿；当归养血活血润肤。诸药合用，共达清热利湿、解毒凉血、止痒之功。

功效：润燥止痒、疏通腠理。

3. 中药封包技术

中药封包方：黄芩、黄柏、甘草、黄连、地榆，各 5g。

使用方法：诸药打细粉纳凡士林内混合均匀后涂抹于皮损处。

药物分析：黄芩、黄柏、黄连清热燥湿、泻火解毒；甘草清热解毒；地榆凉血止血、解毒敛疮。

功效：清热利湿、活血化瘀。

4. 穴位贴敷技术

选穴：涌泉（双侧）。

功效：引火归元、清热除湿、止痒。

【效果评价】

出院情况：一般情况尚可，头皮可见少量红斑，上覆少量白色鳞屑，较之前变薄；上肢、躯干散在分布大片状暗红斑，范围明显缩小，颜色较前明显变暗，皮损中央显露正常皮肤，无鳞屑，境界清楚，呈多种形态；双下肢红斑、丘疹明显消退，色暗。咽不红，扁桃体肿大不明显。纳眠可，二便调，舌红苔薄，脉弦滑。

【治疗效果对比】

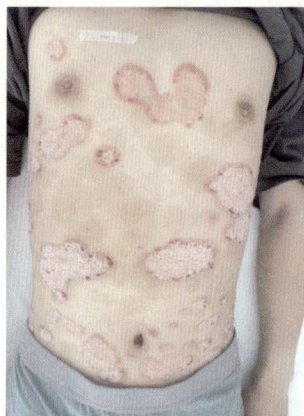 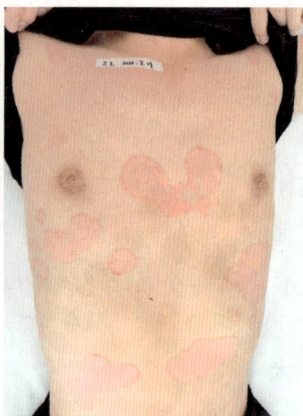

治疗前　　　　　　　　　　　治疗后

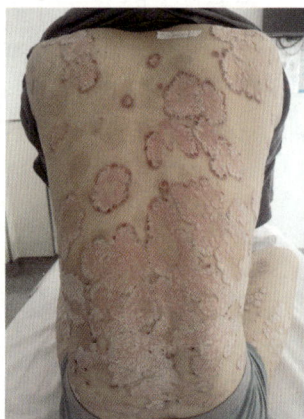 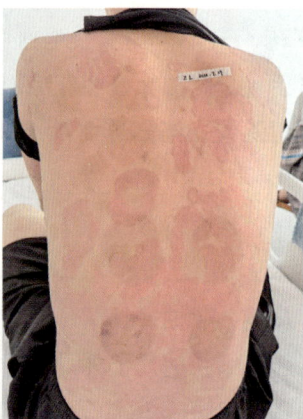

治疗前　　　　　　　　　　　治疗后

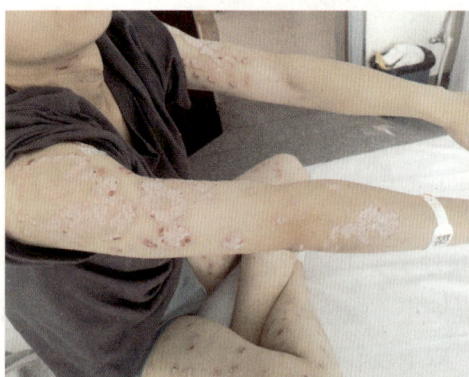 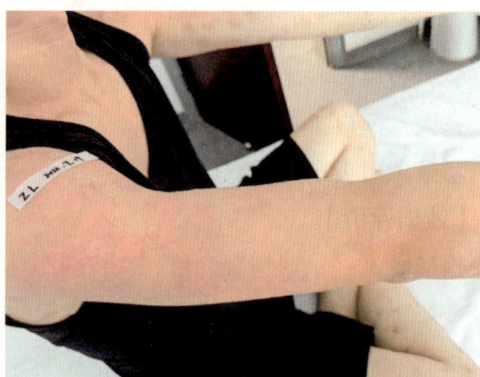

治疗前　　　　　　　　　　　治疗后

案例 8

张某，男性，66 岁。初诊日期：2024 年 12 月 6 日。复诊日期：2025 年 1 月 2 日。

【**主诉**】全身泛发红斑、丘疹，伴脓疱 3 年余，加重 2 个月。

【**现病史**】3 年前，面部无明显诱因出现红斑伴瘙痒，自行外用复方醋酸地塞米松乳膏后症状减轻，但停药后症状反复，此后面部逐渐出现红斑、丘疹，伴脓疱，就诊于当地某诊所，诊断为皮炎，医师嘱停止使用复方醋酸地塞米松乳膏，并外用他克莫司软膏及保湿霜，口服中药后症状缓解。近 2 个月，无明显诱因出现症状加重，遂就诊于我院门诊。症见：面部红斑，红斑上可见丘疹、脓疱，米粒至绿豆大小，偶有瘙痒，皮肤灼热，皮温高，遇热及精神紧张时症状加重；纳可，眠差；大便干，2~3 日 1 行；小便调；舌质红，苔黄腻，脉滑数。

【**西医诊断**】激素依赖性皮炎。

【**中医诊断**】药物毒。

【**中医辨证**】胃肠湿热证。

【**中医治则**】清热除湿。

【**辨证施治**】面部放血（3 次）。

【**效果评价**】通过面部放血治疗，患者复诊时面部红斑、丘疹减轻，疗效显著。

【**治疗图片**】

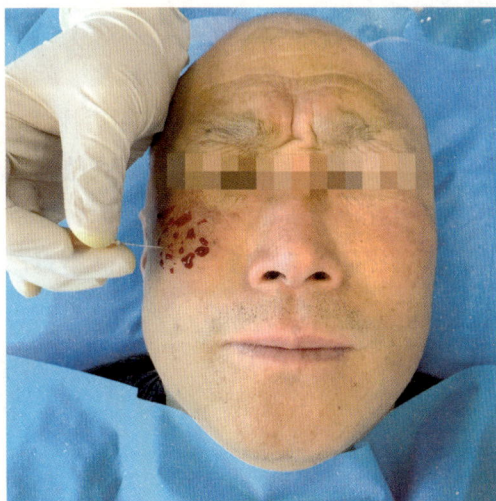

【治疗效果对比】

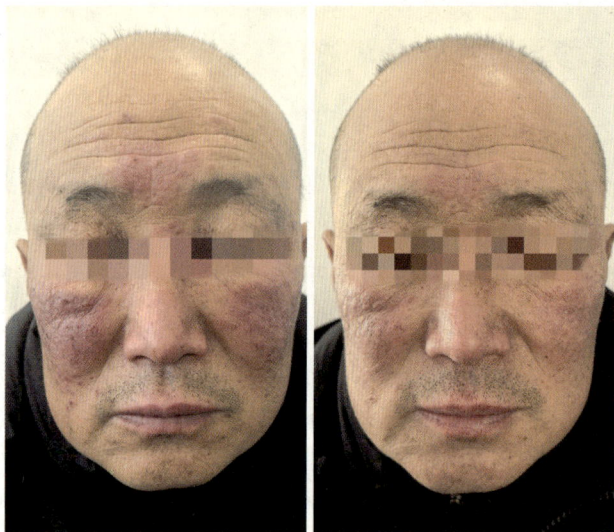

治疗前 治疗后

案例 9

李某，男性，35 岁。初诊日期：2023 年 3 月 6 日。之后每个月复诊 1 次，共复诊 5 次。

【主诉】头皮红色丘疹、脓疱 5 年，加重 1 年。

【现病史】平素喜食辛辣，面部及头皮易生红色丘疹，自行口服降火药物（具体药物名称不详）后，面部症状可缓解，但头皮症状容易反复。就诊于某医院，医师诊断为头皮毛囊炎，予盐酸米诺环素口服，夫西地酸乳膏外用后症状缓解。1 年前，患者熬夜较多，食辛辣之品后症状加重。现为求进一步治疗，于我院门诊就诊。症见：头皮部红色丘疹，米粒至蚕豆大小，部分丘疹上可见脓头，症状以枕部及颈部发际处为重，可见部分丘疹相互贯穿、融合，偶觉疼痛。纳眠可，大便黏滞不爽，小便调，舌质红，苔黄腻，脉滑数。

【西医诊断】头皮穿掘性毛囊炎。

【中医诊断】毛囊炎。

【中医辨证】胃肠湿热证。

【中医治则】清热除湿。

【辨证施治】火针治疗（以点刺法为主，联合密刺法）。

【效果评价】患者后颈部皮损经六次火针治疗后，明显好转。

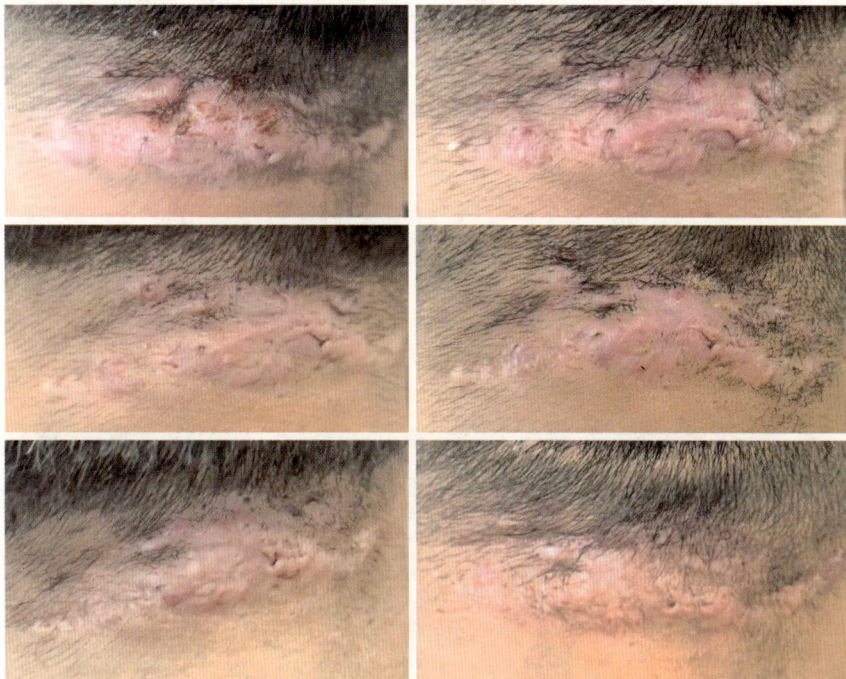

案例 10

刘某，男性，39岁。初诊日期：2022年6月14日。之后每月复诊1次，共复诊4次。

【主诉】脱发1年余。

【现病史】1年前，工作压力增大后出现脱发，伴瘙痒，日渐加重。曾自行使用"米诺地尔酊"外搽1个月，未见好转，遂来我院就诊。纳可，眠可，二便调。平素喜食肥甘厚味。

【西医诊断】雄激素性秃发。

【中医诊断】油风。

【中医辨证】血热风燥证。

【中医治则】清热凉血、养血生发。

【辨证施治】梅花针阿是穴（脱发区）叩刺治疗，强度以头皮局部潮红或微量渗血为度（轻度至中度刺激）。从初诊到7月，每周治疗3次；8月和9月，每周治疗1次。

中药生发酊适量涂抹于脱发部位，每日 2~3 次。

【**效果评价**】脱发区共行 26 次梅花针治疗，并每日涂抹中药生发酊 2~3 次，生发效果显著。

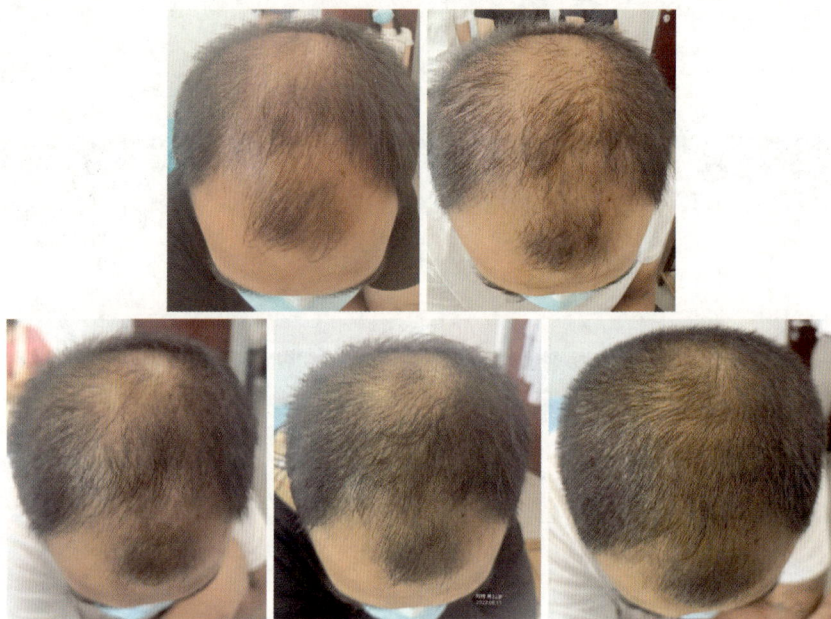

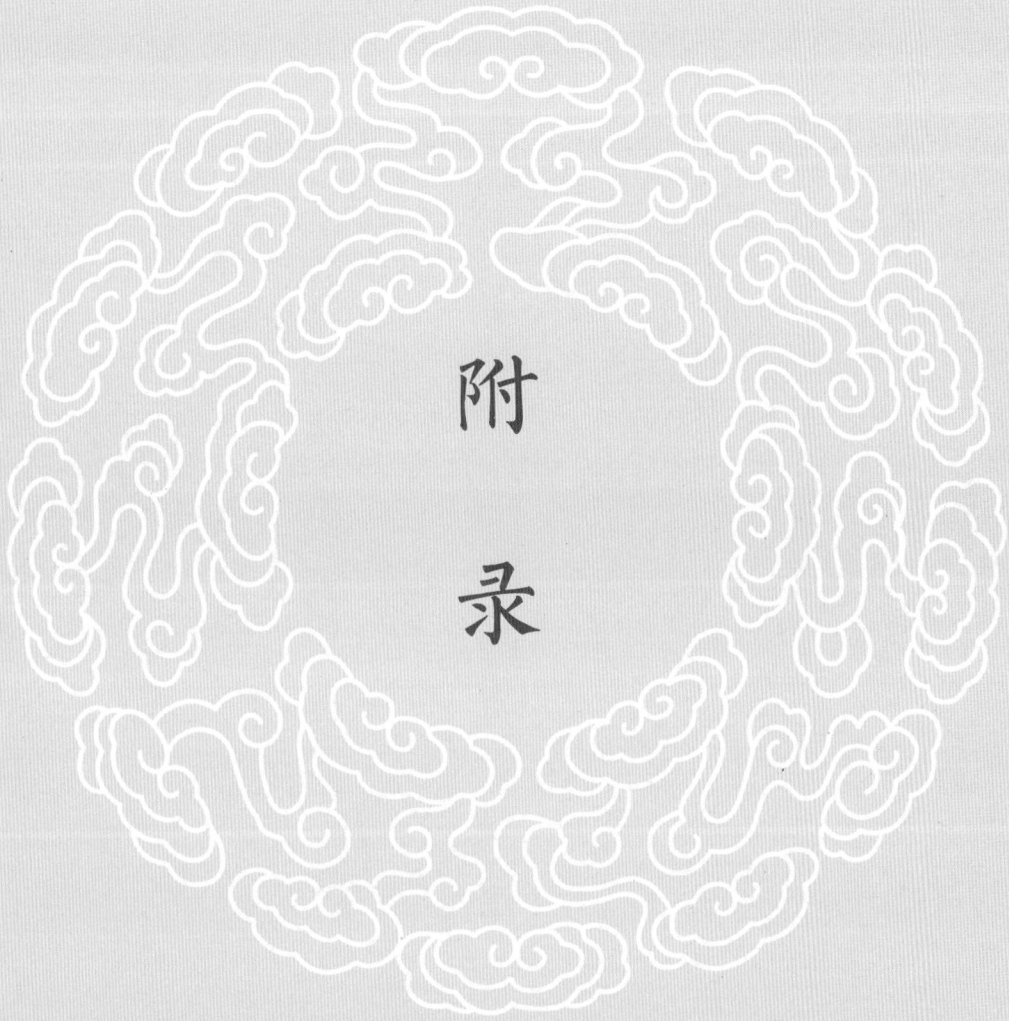

附录

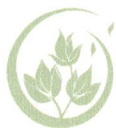 # 常用西医操作技术

针清美容技术

💡 概述

针清技术又称粉刺去除术、粉刺挤压术等，是通过使用不同的粉刺挤压器（如粉刺针等），将有开口的黑头或者白头粉刺挑出，以达到快速清除粉刺的目的。

🎯 操作目的

改善黑头、粉刺、丘疹、脓疱等症状，促进皮损早日消退，提高皮损修复能力，减轻痤疮瘢痕的产生。

✅ 适应证

各种类型的痤疮、粉刺、黑头、白头。

❌ 禁忌证

面部皮肤敏感者、日光暴晒者、面部有炎症者、瘢痕体质者、孕妇，以及面部近期使用果酸、光电等操作造成皮肤短期屏障损伤者禁用。晕针者、体虚者、过度疲劳者慎用。

📝 操作准备

1.**操作者准备** 洗手，戴口罩。

2.**物品准备** 粉刺针、碘伏、75%乙醇消毒液、棉签、治疗巾、无菌手套、纱布、一次性针头、一次性帽子，必要时备防护面屏或护目镜。

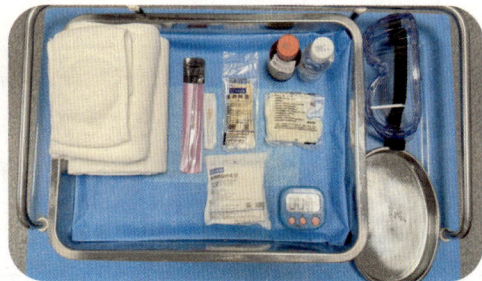

3.**患者准备** 协助患者取舒适的体位，清洁面部。

⚙ 操作方法

1.操作前准备 给患者佩戴一次性帽子，给予面部规范消毒。

2.针清治疗 操作者戴无菌手套，左手示指、中指或拇指绷紧治疗部位皮肤，右手持消毒后的粉刺针，与皮肤平面呈约30°角，用粉刺针轻轻地挑破粉刺的顶部，然后用另一端圆圈部分轻轻按压粉刺周围皮肤，排出内部物质，并用乙醇棉签轻轻擦拭干净。分批将黑头粉刺，以及毛囊的皮屑和皮脂分泌物逐一清除，或将脓肿的底部囊壁刺破，将脓液排出，以使毛孔排泄通畅。

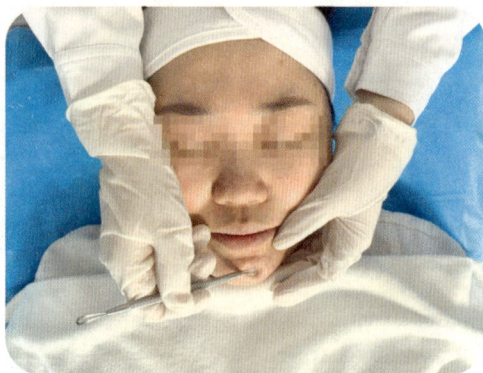

3.针清过程中 操作者动作应轻柔，避免针具损伤患者面部皮肤和血管。操作中，注意观察患者的反应，如患者出现不适，应立即停止操作，报告医生。

4.治疗后 挤压完毕后，进行局部消毒。粉刺针预处理后供应室消毒备用。针清后可给予红光治疗。

⚠ 注意事项

（1）患处充分消毒，防止继发感染。

（2）针清时，方向尽可能顺皮纹，以减少瘢痕的产生。

（3）将脓液挤出后，停止继续挤压（过度挤压可导致炎症扩散）。

（4）嘱患者24~72小时内不要沾水，注意局部抗感染（既可进行局部消毒，也可涂抹抗感染药膏或贴敷医用面膜等）。

（5）治疗后，注意避光及防晒，以免色素沉着。

（6）饮食宜清淡，避免熬夜。

（7）不要抠、抓挠患处皮肤，等待皮肤慢慢恢复。

✋ 不良反应及处理方法

1.发炎、化脓

临床表现：痤疮、粉刺挤破后护理不当导致伤口发炎、化脓。

处理方法：及时就医，对症处理。

预防措施：操作前，保证严格规范消毒。粉刺针一人一用一消毒。

2.色沉、瘢痕

临床表现：针清处痂壳掉皮后遗留色素沉着、瘢痕。

处理方法：大部分患者炎症后色素沉着可在 3~6 个月内自行恢复，少数可能持续存在较长时间。瘢痕的处理应早期干预，且以预防为主。

预防措施：治疗前，排除瘢痕体质。治疗后，做好皮肤护理及防晒措施。

化学焕肤美容技术

💡 概述

化学焕肤美容技术是利用果酸、水杨酸、复合酸等化学剥脱剂作用于局部皮肤，造成皮肤不同层次的可控性损伤，利用创面修复原理促进皮肤重建的技术。化学剥脱剂的治疗使角质层的粘连性降低，促使角质细胞的脱落与更新，亦可激活真皮胶原纤维蛋白的合成，释放更多的透明质酸，从而起到淡化色斑、抗炎控油、缩小毛孔、紧致皮肤、提亮肤色等功效。

✓ 适应证

（1）痤疮、痘印、凹陷型痤疮瘢痕、肤色不均。

（2）稳定期色素型或色素优势型黄褐斑。

（3）炎症后色素沉着等色素性疾病。

（4）皮肤粗糙、细纹、毛细血管扩张等皮肤光老化。

（5）毛周角化病。

✗ 禁忌证

（1）一般状况差，有精神疾患或情绪不稳定、免疫缺陷，以及其他经专科医师评估不适合行化学剥脱术的内科、外科疾病患者。

（2）对化学剥脱剂或其成分过敏者。

（3）妊娠期、哺乳期女性。

（4）治疗部位有急性炎症（如湿疹急性期），或活动性细菌、真菌、疱疹病毒感染，或未愈合的创面，或恶性肿瘤。

（5）治疗部位有瘢痕疙瘩者。

（6）术后不能遵医嘱进行皮肤护理及防晒者。

（7）对效果的预期严重高于实际效果者。

（8）严重皮肤屏障受损者。

（9）3~6个月内口服维A酸类药物者。

（10）非治疗部位有瘢痕疙瘩者（瘢痕体质者）。

操作准备

1.操作者准备

（1）仪表端庄，着装整洁，符合职业要求。

（2）核对医嘱，评估患者的面部情况、过敏史、是否存在禁忌情况、对疼痛的耐受程度，做好沟通、告知、解释工作。

（3）对患者面部进行正位、侧位拍照。

（4）洗手，戴口罩。

（5）备齐用物，携至床旁。

2.物品准备

（1）治疗所需的果酸、水杨酸、复合酸及中和液。

（2）辅助用品：蒸馏水、消毒棉片、凡士林、棉签、小碗、软刷、计时器、洁面液、面膜、毛巾、一次性帽子。

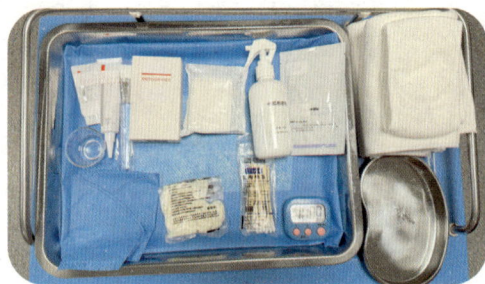

3.患者准备

（1）协助患者了解且知晓化学焕肤美容技术相关内容，并签署患者知情同意书。

（2）协助患者取舒适卧位，隔帘遮挡，保护隐私。

（3）清洁患者面部。

操作方法

1.洁面、保护 患者平躺，头发用毛巾或手术帽包裹，清洁面部，擦干水分。为避免刺激或酸液过多停留，以棉签蘸取凡士林油膏或保护剂保护眼睛内眦、外眦，以及口角、鼻唇沟、唇部。皮肤破损处（如痤疮破溃处、修眉或剃须区域）可涂抹凡士林，并用湿润棉片保护眼睛。

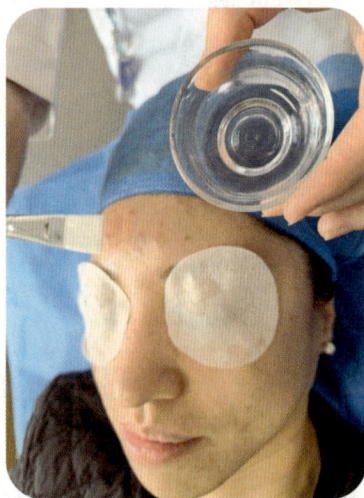

2.涂抹化学剥脱剂 选择合适的化学剥脱剂种类和浓度，告知患者闭眼，操作者用一次性治疗刷从额头，一侧颞部、脸颊、鼻部，对侧颞部、脸颊、下颏；或先"T区"再面颊（除外眼睑及破溃部位）。若需治

疗口周或眼周区域，则最后涂抹。一般涂刷一遍即可，重点区域可适当重复。涂抹时应力度均匀，随时观察患者的反应。

3. 观察皮肤反应 刷酸停留期间，如皮肤出现微红、痒、痛、灼热（详见本节"理想的终点反应"）等为正常反应。如出现明显潮红、疼痛，甚至白霜现象等，应立即中和。如出现强烈疼痛或其他不适感、水疱、皮肤发白或发灰，应立即终止治疗。

4. 中和 涂抹后计时器记录各种酸停留的时间，根据患者皮肤反应和耐受情况适时做全脸中和，直至全脸无不适感。果酸需用碱性溶液（浓度 10%~15% 的 $NaHCO_3$）中和，中和时注意使用棉片保护眼睛，反复多次中和；水杨酸不需要中和，可用清水清洗残留酸液。

5. 治疗后 取下遮盖眼睛的棉片，清洗脸部后擦干。术后使用医用面膜敷 20 分钟，并配以冷喷治疗舒缓皮肤。治疗结束后，涂抹保湿类医学护肤品。

⊙ 注意事项

（1）化学焕肤美容技术治疗后无创面，每日使用清水洁面 1~2 次，多次涂抹足量保湿霜，避免揉搓、搔抓皮肤，避免高温环境及剧烈运动。

（2）术后 1~3 天，皮肤可有发红、刺痛或瘙痒不适，可继续使用冷敷或冷喷缓解刺激。

（3）术后 3~7 天，可能出现结痂，应待痂壳自然脱落。若出现持续红斑、肿胀、渗液、脓疱或严重结痂等，应及时复诊。

（4）治疗期间，应严格防晒，早期建议以遮蔽性防晒方式为主，如使用宽檐帽、太阳镜、口罩等。术后 1 周后可使用广谱防晒霜（SPF > 30）。

（5）术后 1~2 周内尽量避免使用彩妆产品。

（6）治疗期间，忌辛辣、刺激性食物，戒烟、戒酒。

♡ 不良反应及处理方法

1. 皮肤敏感

临床表现：治疗后皮肤屏障暂时性受损，出现皮肤敏感症状，表现为刺痛、烧灼或瘙痒等，且易在环境因素变化或某些护肤产品刺激后加重。

处理方法：皮肤敏感的恢复时间和剥脱深度相关，极浅表剥脱术和浅表剥脱术后，通常 1~3 天内可自行缓解，而中重度剥脱引起的皮肤敏感症状会更为强烈和持久。冷敷和保湿可促进皮肤敏感症状的缓解。

预防措施：治疗后严格防晒，避免不良刺激，如日晒、洗桑拿、剧烈运动、使用含刺激性成分（如维 A 酸和家用果酸）的药物或护肤品等。

2. 皮肤红斑

临床表现：由于化学剥脱剂的刺激作用，术后皮肤会出现暂时性红斑。通常，极浅表剥脱术和浅表剥脱术后红斑可持续 1~4 天，中层剥脱术后红斑可持续 2~4 周，深层剥脱术后红斑可持续 1~3 个月。

处理方法：红斑的处理方法与皮肤敏感的处理方法相同。需要注意的是，超出预期时间的红斑，即持续性红斑，预示可能出现炎症后色素异常，甚至瘢痕的风险。发生持续性红斑的危险因素包括：刺激性皮炎、变应性接触性皮炎、玫瑰痤疮等皮肤疾病。此时，应及时复诊评估，予以冷敷和功效性护肤品对症处理，必要时可短期外用糖皮质激素或口服小剂量糖皮质激素。

预防措施：做好术后皮肤护理。严格防晒。

3. 皮肤结痂

临床表现：化学剥脱术通过引起可控损伤发挥作用，可能出现不同程度的结痂，结痂程度主要取决于化学剥脱的深度。浅表剥脱时一般不结痂或仅出现局部皮肤薄痂，而剥脱过深则可引起明显的结痂，进而增加色素异常和瘢痕的风险。

处理方法：出现结痂时，切勿强行撕揭痂壳，应待自然脱离。

预防措施：治疗前，做好患者皮肤情况的评估，选择适宜浓度的剥脱剂。治疗时，随时询问患者的感受，密切观察皮肤的治疗反应。

4. 色素异常

临床表现：炎症后色素沉着、色素减退、色素脱失。炎症后色素沉着是所有皮肤重建术后均可能发生的不良反应，是由于损伤导致炎症，进而导致黑色素细胞产生过多黑素所致。高危因素包括：深肤色皮肤、中深层化学剥脱、术后未严格防晒、感染、口服避孕药等。

处理方法：大多数炎症后色素沉着可在 3~6 个月内自行恢复，少数可能持续存在。化学剥脱术后，可能出现色素减退，甚至色素脱失。色素减退可能在数月内自行恢复，但色素脱失通常为永久性，目前尚无有效治疗方法，应以预防为主，避免剥脱过深。

预防措施：术前和术后做好保湿、防晒工作。术后可外用具有淡化色素功效的药物或功效性护肤品，如 2%~4% 氢醌、15%~20% 壬二酸、维生素 C、熊果苷、甘草提取物、氨甲环酸等。

5. 感染及瘢痕

临床表现：浅表化学剥脱极少导致感染，中层化学剥脱时感染风险增加。浅中层化学剥脱术后出现瘢痕的风险很低，但却是最严重的并发症之一。

处理方法：瘢痕的处理应早期干预，且以预防为主。

预防措施：术前由专业医师评估和选择治疗方案，对于有伤口愈合不良、瘢痕疙瘩病史的患者，应慎重评估其接受化学剥脱术的利弊，且避免行中深层剥脱。术中需控制好化学剥脱剂的停留时间、使用剂量，密切观察患者皮肤的反应。术后避免因皮肤护理不当导致延迟愈合。

6. 脱屑

临床表现：化学剥脱术后皮肤屏障功能出现暂时性下降，经皮水分丢失增加，出现不同程度的脱屑。

处理方法：加强保湿，缓解干燥脱屑。

预防措施：术后做好皮肤补水、保湿工作。

7. 其他

临床表现：延迟愈合、痤疮一过性加重、毛细血管扩张、粟丘疹、接触性皮炎等过敏反应，较罕见。

处理方法：遵医嘱对症处理。

预防措施：术前对患者皮肤状态进行充分评估、术中正确判断终点反应、术后正确皮肤护理可预防或减少不良反应的发生。

理想的终点反应

终点反应与化学剥脱剂种类、化学剥脱深度相关。

1. 果酸 终点反应，极浅表剥脱时为轻度红斑；浅表剥脱时为中度红斑；中度剥脱时为点状白霜。

2. 水杨酸 无白霜形成（但通常操作时会有白色结晶析出，但注意，不应与白霜相混淆），当患者面部出现均匀红斑后终止治疗。

光子嫩肤美容技术

概述

光子嫩肤美容技术是一种利用强脉冲光作用于皮肤深层的高效美容技术。它通过产生一定波长的光束，穿透皮肤表层，进入真皮层，作用于血管、色素和胶原蛋白等组织。在光子嫩肤的作用下，这些组织能够发生一系列生物、化学反应，从而达到改善皮肤质地和色泽、减少细纹和皱纹、祛除痤疮和痘印、增强皮肤弹性和光泽等效果。

◎ 操作目的

减轻色素沉着，改善红血丝，减轻炎症，改善痘印，脱毛，改善皱纹。

✓ 适应证

（1）雀斑、老年斑。

（2）面部毛细血管扩张、颜面脂溢性皮炎、激素依赖性皮炎。

（3）玫瑰痤疮稳定期、痘印。

（4）面部细小皱纹、皮肤老化。

（5）炎症后色素沉着、皮肤暗沉。

✗ 禁忌证

（1）近期有暴晒史者。

（2）对光敏感者或近期服用过光敏药物（如阿维 A、异维 A 酸、阿司匹林、喹诺酮类抗生素、呋塞米、氢氯噻嗪等）者。

（3）近期做过面部注射类、剥脱类、填充类等治疗项目者。

（4）个人或家族中有瘢痕体质者。

（5）患卟啉病者、患恶性肿瘤者（尤其是患皮肤癌或癌前病变者）。

（6）月经期、妊娠期、哺乳期女性。

（7）细菌感染者、病毒感染者、传染性疾病患者、免疫系统受损者。

（8）患严重糖尿病、心脏病等疾病者。

（9）患进展期银屑病、白癜风等易出现同形反应疾病者。

（10）有心脏起搏器、自动除颤器等电子设备植入者。治疗部位有金属植入者。

✐ 操作准备

1. 操作者准备

（1）仪表端庄，着装整洁，符合职业要求，佩戴护目镜。

（2）核对医嘱，评估患者操作部位的皮肤情况、对疼痛的耐受程度，以及是否存在禁忌证、做好沟通、告知、解释工作。

（3）对患者面部正侧位拍照。

（4）洗手，戴口罩，戴无菌手套。

（5）备齐用物，携至床旁。

2. 物品准备

（1）检查光子嫩肤治疗仪的性能。

（2）治疗盘、耦合剂、眼罩、纱布、敷面冰块。

3.患者准备

（1）协助患者了解且知晓光子嫩肤美容技术相关内容，并签署患者知情同意书。

（2）协助患者取舒适卧位，隔帘遮挡，保护隐私。

（3）清洁患者面部，佩戴眼罩，保护眼睛。

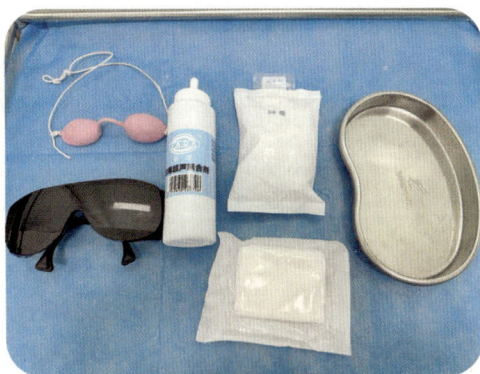

操作方法

1.调节治疗能量 开启光子嫩肤治疗仪，根据患者治疗需求调节适宜能量。

2.光子嫩肤治疗 患者耳前涂抹耦合剂，用现选能量在耳前区行光斑测试，以观察到局部微微发红且患者无不适感受为适宜能量。治疗部位涂满耦合剂，操作者佩戴护目镜，根据测试能量选择合适的能量进行均匀的面部治疗，重点部位可适当强化治疗。

3.观察、询问 治疗中/后观察治疗部位皮肤反应，微红、微疼即可；询问患者皮肤的感觉。

4.冷敷、告知 治疗结束后，嘱患者清水洗去耦合剂，外敷（冷藏后）医用保湿面膜，同时冰块敷脸降温20分钟。告知患者治疗后的相关注意事项。

5.清洁仪器 擦拭清洁光子头，关闭仪器开关。

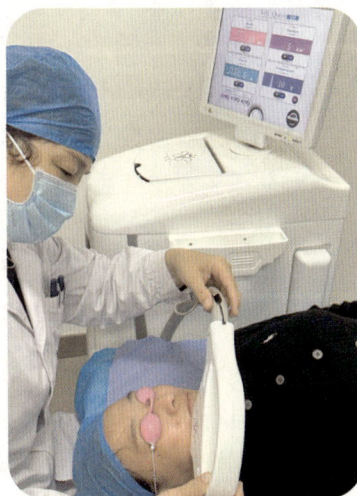

注意事项

（1）治疗前后2周内注意皮肤多补水。

（2）治疗后严格做好防晒，3天内建议以物理防晒为主，如选用帽子、伞、墨镜等防晒；3天后建议使用SPF 30以上的防晒霜。

（3）嘱患者1个月内治疗部位不再做其他美容治疗。

（4）治疗后避免使用含乙醇、维A酸类护肤品。

不良反应及处理方法

1.治疗后皮肤反应

临床表现：治疗部位皮肤刺痛、灼热、红肿、紧绷、红斑、水肿、瘙痒为光子治疗后的反应。

处理方法：治疗后即刻给予冰敷可缓解。使用冷藏过的，具有抗刺激、抗炎、抗过敏等功效的医用面膜，可更好地缓解不适症状。治疗后1周内，凉开水洗脸。

预防措施：治疗过程中，随时询问患者皮肤的感受，观察皮肤反应，如有不适，调整适宜治疗能量，或停止治疗。治疗后即刻给予治疗部位皮肤冰敷20分钟，之后给予医用面膜冷敷。

2. 皮肤屏障受损

临床表现：治疗后，热效应及其他相关生物学效应可影响皮肤的屏障功能，出现皮肤干燥、敏感和脱屑。

处理方法：可根据皮肤类型选择温和的医学护肤产品，增加皮肤所需水分、营养，增加角质形成细胞活力，修复皮肤屏障，增强光子的治疗效果。

预防措施：治疗前，面部均匀涂抹耦合剂，保护皮肤。治疗后，做好皮肤补水及护理工作。

3. 皮肤色素异常

临床表现：皮肤出现色素沉着或色素减退。

处理方法：多数为暂时性色素沉着，一般能自行恢复。

预防措施：治疗后严格防晒，做好个人皮肤护理。

4. 水疱

临床表现：极少数特殊体质的患者可能会出现张力性水疱。

处理方法：小的水疱可自行吸收，大的水疱需要用一次性无菌注射器抽吸后外涂消炎药膏，注意不要碰掉水疱的表皮。嘱患者保持创面清洁、干燥，避免沾水；结痂后等待痂皮自行脱落，切勿用手撕掉痂皮。水疱结痂脱落后可能会出现不同程度的色素沉着，多在3个月内可自行消失，少数情况下，色素沉着可持续数月或更长的时间。

预防措施：根据患者情况，选择适宜的治疗能量。治疗时或治疗后，随时询问患者皮肤的治疗感受，密切观察皮肤的反应。

水光针注射美容技术

概念

水光针注射美容技术是通过空心微针将营养物质及药物精准注入皮肤特定层次，有效补充透明质酸、维生素等营养物质，刺激胶原蛋白生成，使皮肤变得水润有光泽，有效延缓皮肤衰老，改善肤质。同时，还能通过注入药物来治疗面部疾患。

操作目的

有效补充皮肤水分，使皮肤水润有光泽；淡化细纹、色素；改善毛孔粗大、皮肤粗糙等，有效延缓皮肤衰老，改善肤质。

适应证

（1）皮肤干燥、脱屑、起皮等皮肤缺水状态。
（2）色斑、色素沉着，肤色暗沉，面部敏感等。
（3）粗糙、毛孔粗大、细纹、松弛无弹性等皮肤老化。
（4）光学治疗后皮肤缺水。

禁忌证

（1）瘢痕体质者、过敏体质者。
（2）患糖尿病、恶性肿瘤者。
（3）月经期、妊娠期、哺乳期女性。
（4）对注射药物和麻醉药物过敏者。
（5）注射部位有开放性创面或活动性皮肤感染者。
（6）注射部位患有皮肤病，且处于急性期或进展期（如活动性痤疮、急性湿疹、接触性皮炎、急性特应性皮炎、银屑病等炎性疾病，以及白癜风等）。
（7）正在使用抗凝剂、活血剂者。

📝 操作准备

1. 操作者准备

（1）仪表端庄，着装整洁，符合职业要求。

（2）核对医嘱，评估患者的主要症状、既往史、过敏史、面部皮肤情况，以及是否存在禁忌内容，评估操作环境，做好沟通、告知、解释工作。

（3）洗手，戴口罩，戴无菌手套，必要时佩戴防护眼镜或面罩。

（4）备齐用物，携至床旁。

2. 物品准备

（1）水光仪。

（2）碘伏、75% 乙醇消毒液、0.9% 氯化钠注射液、无菌纱布、棉签、无菌手套、复方利多卡因乳膏、一次性使用无菌注射针、一次性负压连接细管、一次性无菌注射器、一次性帽子、一次性中单、医用面膜。

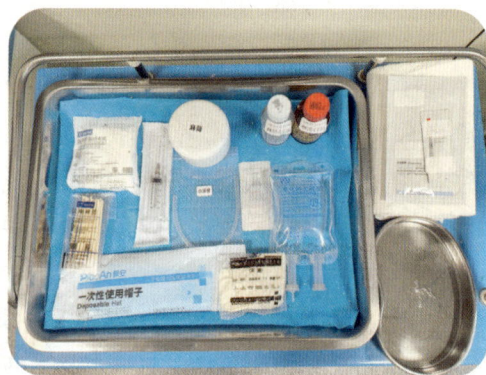

3. 患者准备

（1）协助患者了解并知晓操作相关内容，且签署患者知情同意书。

（2）协助患者取合理舒适的体位，屏风遮挡。

（3）清洁患者面部。

⚙️ 操作方法

1. 外敷复方利多卡因乳膏　患者佩戴一次性帽子，垫一次性中单，面部均匀厚涂复方利多卡因乳膏，一次性塑料面膜贴覆盖，约敷 30 分钟后用清水洗净。

2. 核对　检查核对注射药物。

3. 消毒　注射部位规范碘伏消毒 2 遍，无菌纱布蘸取 0.9% 氯化钠注射液，去除碘伏消毒痕迹，待干。水光仪界面用 75% 乙醇消毒液消毒 2 遍。

4. 安装、设置　操作者戴无菌手套，连接注射器和注射针头，注射器抽取所需药物，根据患者的皮损状态调整注射深度（最深注射深度为 1.0~1.5mm）。将注射器安装在电子注射器手柄上，连接负压管，进行相应界面设置（根据患者的情况适当调节注射速度、负压强度、退针长度、负压暂停时间等）。

5. 注射　操作者左手持无菌纱布，右手持水光仪手柄，调节注射深度，紧贴皮损进行注射，注射针头垂直于皮肤表面，靠近皮肤，待负压吸起后轻轻提起皮肤，节奏适当。若轻微出血，无需擦拭；渗血较多时，用无菌纱布轻轻按压止血。建议按照"下颌－面颊－眼周－颞部－额头－鼻翼"的顺序进行注射。

6. 观察、沟通　注射中／后与患者进行沟通，询问患者的感受，观察患者皮肤的反应。如有不适，立即停止注射。

7. 敷贴面膜　注射结束后，按压至不出血，敷贴冷藏后的医用无菌修复面膜，可配合红光或黄光照射。

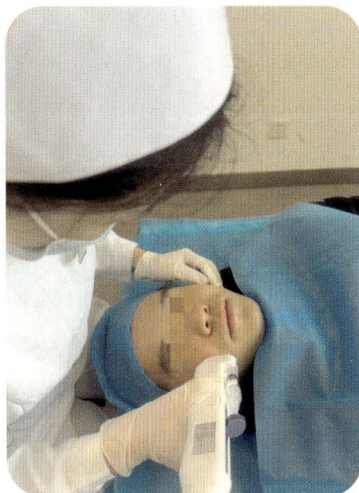

⊘ 注意事项

（1）注射结束后，立即给予敷贴冷藏医用修复面膜，也可配合红／黄光照射以减轻轻微的红肿、疼痛，缩短恢复时间。

（2）治疗后 24~48 小时内，治疗部位避免与水接触，防止感染。

（3）治疗后第 2 天，可用无菌纱布蘸取 0.9% 氯化钠注射液轻柔清洁皮肤，注意勿用力揉搓，3 天后可正常护肤，5 天后可涂隔离防晒霜，10 天后可化淡妆。

（4）治疗期间严格防晒，恢复期可用遮阳伞或防晒帽防晒，皮损恢复后每日涂防晒霜，避免暴晒，加强补水。

（5）治疗期间，饮食以清淡为主，多吃新鲜蔬菜、水果。

（6）治疗后 1 周内禁食辛热之品，以及海鲜、牛肉、羊肉等发物；避免皮肤按摩、汗蒸、药浴等；戒烟、戒酒。

（7）治疗后 1 周是皮肤修复的关键时期，可每日使用 1~2 片医用面膜，使用具有补水、保湿、修护功效的医用护肤品。

⊙ 不良反应及处理方法

1. 治疗后皮肤反应

临床表现：注射部位皮肤出现泛红、水肿，多属正常现象。

处理方法：如为治疗所致的泛红，一般治疗后给予无菌医用面膜冷敷，6~8 小时或 1~2 天可自行消退。如为麻醉药物所致的泛红，5~7 天可自行消退。若反应严重，必要时及时复诊。

预防措施：治疗后，立即给予无菌医用面膜冷敷。

2. 皮肤色素异常

临床表现：皮肤色素沉着及色素减退。

处理方法：个别患者可能出现色素沉着或色素减退，一般 3~6 个月可逐渐恢复，部分患者需要更长的时间。

预防措施：治疗后做好皮肤护理，严格防晒。

3. 皮肤感染及瘢痕

临床表现：治疗后护理不当可能继发感染。瘢痕体质可能出现注射部位瘢痕。

处理方法：及时就诊，遵医嘱给予对症处理。

预防措施：治疗时严格无菌操作，治疗后做好皮肤防护。

瘢痕注射美容技术

💡 概述

瘢痕疙瘩是继发于皮肤外伤或自发形成和过度生长的病理性瘢痕组织。创伤初期在组织真皮内发生炎症反应，白细胞浸润，成纤维细胞过度增殖、活化、迁移，细胞外基质中胶原纤维过度沉积、排列紊乱是瘢痕疙瘩形成的病理基础。瘢痕注射美容技术是指将药物直接注射于瘢痕组织，通过药物吸收使瘢痕萎缩、变软、变薄、变平坦，改善皮肤外观，达到治疗的目的。

🎯 操作目的

（1）通过注射干预瘢痕疙瘩，使瘢痕疙瘩变平、变软（但不能完全去除瘢痕疙瘩或缩小瘢痕组织的面积）。

（2）减轻因瘢痕疙瘩给患者带来的痛苦、不适等。

✅ 适应证

瘢痕疙瘩、增生性瘢痕。

❌ 禁忌证

（1）患处皮肤有大面积创伤、溃烂。

（2）过度劳累者、精神极度紧张者、过度饱食者、过度饥饿者。

（3）对药物过敏者，晕针、晕血者。

（4）合并严重心、肝、肾疾病，不宜接受治疗者。

（5）妊娠期、哺乳期女性。

（6）对疼痛过度敏感者。

（7）急性传染病患者。

操作准备

1. 操作者准备 衣帽整洁，洗手，戴口罩；评估患者病情；询问患者药物过敏史；观察患者皮肤局部状况，如颜色、大小、硬度、有无感染等。

2. 物品准备 基础治疗盘（内置碘伏、棉签）、一次性无菌注射器（1ml 或 5ml）、盐酸利多卡因注射液（5ml）、注射药物（如复方倍他米松注射液等）、无菌手套。

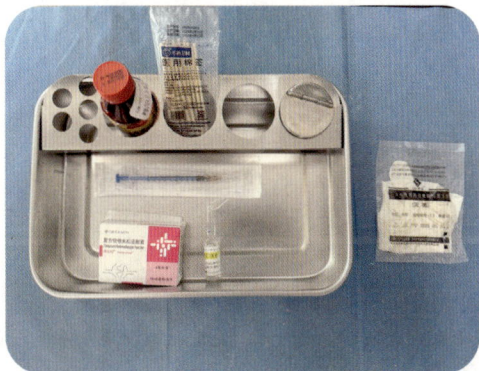

3. 患者准备 治疗前向患者做好解释工作，讲明操作目的、操作方法和注意事项，取得患者配合。协助患者取舒适的体位。

操作方法

1. 注射前准备 临床常用复方倍他米松注射液或曲安奈德注射液，可遵医嘱选择配比适宜的盐酸利多卡因注射液，根据瘢痕疙瘩皮损面积大小配制适宜的注射量。

2. 注射 常规消毒局部皮肤，消毒范围超过瘢痕疙瘩面积 2~3cm。操作者左手绷紧注射部位皮肤，右手持注射器，与皮肤呈 5°~15° 角，沿瘢痕疙瘩边缘呈斜形进针，回抽无回血后缓慢注射，边进针边注射药物，药液沿瘢痕疙瘩的边缘扩散，使整个瘢痕疙瘩呈苍白隆起。瘢痕稍大者可做多方位多点注射，尽量减少进针点。

3. 观察、询问 注射过程注意观察局部皮肤变化，并及时询问患者的感受，观察患者有无不适。如有不适，立即停止治疗。

4. 注射后 拔出针头后，用一次性棉签按压至不出血。做好用药及注射记录。

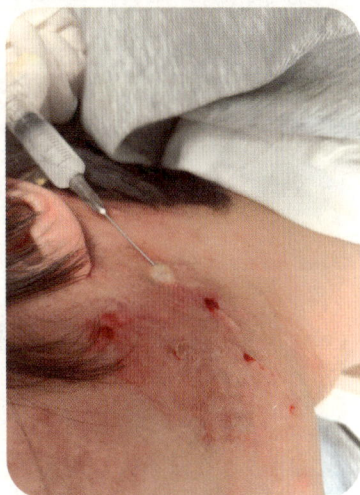

注意事项

（1）严格无菌操作，防止交叉感染。

（2）对注射药物过敏者、注射部位化脓性感染者禁用。

（3）注意药物过量及过敏反应，一旦出现头晕、恶心、寒战、面部潮红等症状，立即停用，并迅速采取相应的抢救措施。

（4）注射位置需准确，对于增生性瘢痕，将药物注射在瘢痕最坚硬的部位。

（5）掌握好进针深度，切勿将药物注射到正常皮肤及瘢痕疙瘩下，以免出现皮肤肌肉萎缩、脱色等不良反应。

（6）密切观察患者的出血量、疼痛程度。注射后注意按压3~5分钟，减少出血，以及药物的浪费。

🗨 不良反应及处理方法

1. 皮肤损伤

临床表现：表皮萎缩，凹陷。

处理方法：及时就诊，遵医嘱给予对症处理。

预防措施：注射时严格掌握用法、用量，注意注射部位的深浅。

2. 疼痛

临床表现：注射时产生剧痛。

处理方法：注射时，加入盐酸利多卡因注射液缓解疼痛。如症状比较明显，可适当应用止痛药物。

预防措施：注射过程中，随时询问患者的感受，可给予减压球分散注意力。疼痛严重时，立即停止注射。

3. 色素沉着和毛细血管扩张

临床表现：注射部位皮肤色素沉着和毛细血管扩张。（主要因激素的副作用引起。）

处理方法：一般无需特殊治疗，可自行恢复。

斑秃注射美容技术

💡 概述

斑秃是一种突然发生的局限性非炎症性、非瘢痕性斑片状脱发。临床表现为头皮突然发生的边界清晰的圆形斑片状脱发。轻症患者大部分可自愈，约半数患者反复发作，可迁延数年或数十年。少数患者病情严重，脱发可累及整个头皮，甚至全身的毛发。斑秃注射美容技术是将药物直接注射于病变部位使其增长毛发。具有易于操作、效果显著、不良反应少的特点，为皮肤科常用技术。

🎯 操作目的

通过在斑秃皮损内注射，使毛发增长。

✅ 适应证

斑秃面积较小，且在稳定期。

❌ 禁忌证

（1）患处皮肤局部有大面积创伤、溃烂。

（2）过度劳累者、精神极度紧张者、过度饱食者、过度饥饿者。

（3）对药物过敏者，晕针、晕血者。

（4）合并严重心脏、肝脏、肾脏疾病者。

（5）妊娠期、哺乳期女性。

（6）对疼痛过度敏感者。

（7）急性传染病患者。

📝 操作准备

1. 操作者准备 衣帽整洁，洗手，戴口罩；评估患者的病情、药物过敏史；观察患者的局部皮肤状况，如颜色、大小、硬度、有无感染等。

2. 物品准备 基础治疗盘（内置碘伏、棉签）、一次性无菌注射器（1ml）、盐酸利多卡因注射液（5ml）、注射药物（如复方倍他米松注射液等）、无菌手套。

3. 患者准备 治疗前向患者做好相关解释工作，讲明操作的目的、方法和注意事项，取得患者的配合。

⚙️ 操作方法

1. 注射前准备 临床常用复方倍他米松注射液或曲安奈德注射液，可遵医嘱选择配比适宜的盐酸利多卡因注射液，根据斑秃面积大小配制适宜的注射量。

2. 注射 常规消毒局部皮肤，消毒范围超过斑秃面积2~3cm。操作者左手绷紧注射部位皮肤，右手持

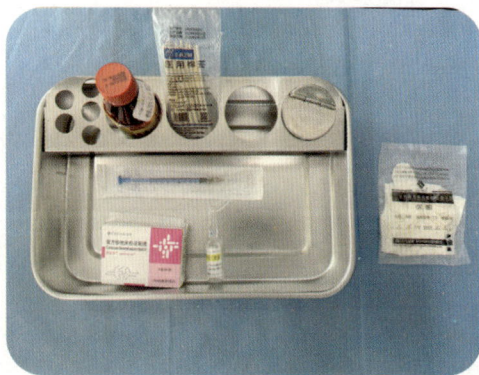

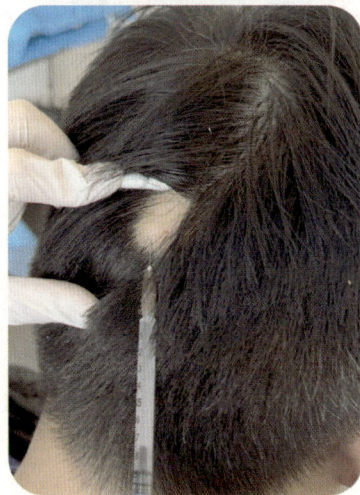

注射器，与皮肤呈 5°角，一般沿皮损内行多点注射，注射深度为真皮深层至皮下脂肪浅层，每点间隔约 1cm，用药约 0.1ml，注射至表皮略突起或呈橘皮样。

3. 观察、询问 注射过程中，注意观察局部皮肤变化，并随时询问患者的感受，观察患者有无不适。如有不适，立即停止治疗。

4. 注射后 拔出针头后，用一次性棉签按压至不出血。做好用药及注射记录。

⚠ 注意事项

（1）严格无菌操作，药液宜现用现配。

（2）对注射药物过敏者、注射部位化脓性感染者禁用。

（3）注意药物过量及过敏反应，一旦出现头晕、恶心、寒战、面部潮红等症状，应立即停用，并迅速采取相应的抢救措施。

（4）密切观察患者的出血量、疼痛程度。注射后按压 3~5 分钟，减少出血量，以及药物的浪费。

⚕ 不良反应及处理方法

1. 皮肤损伤

临床表现：表皮萎缩、凹陷等。

处理方法：及时就诊，遵医嘱给予对症处理。

预防措施：严格掌握用法、用量，注意注射部位的深浅。

2. 疼痛

临床表现：注射时产生剧痛。

处理方法：注射时，加入盐酸利多卡因注射液缓解疼痛。如症状比较明显，可适当应用止痛药物。

预防措施：注射过程中，随时询问患者的感受，可给予减压球分散注意力。疼痛严重时，立即停止注射。

3. 感染

临床表现：注射部位皮肤出现感染。

处理方法：加强换药，促进创面愈合。

预防措施：治疗时，严格执行无菌操作。

头皮微针美容技术

概述

头皮微针美容技术是通过细微针状装置对头皮进行微创刺激，形成头皮微损伤、开放头皮微通道、促进药物渗透吸收，以及激发头皮血管重建、增加毛囊血供来刺激毛发再生的一项技术。

操作目的

（1）改善毛囊细胞增殖、分化与迁移，促进血管新生、毛囊血供和营养输送，调节毛囊生长环境，改善毛囊结构与功能，促进毛发生长。

（2）刺激胶原蛋白合成，增加头皮的弹性和紧致度。

（3）辅助药物透皮吸收，有效促进药物或营养成分的吸收。

适应证

（1）临床常见的各种类型的脱发，包括雄激素脱发、脂溢性脱发、斑秃等。

（2）日常毛发养护。

禁忌证

（1）凝血功能异常、出血性疾病。

（2）对导入药物成分过敏者、金属过敏者。

（3）治疗部位皮肤破损或存在感染病灶者。

（4）妊娠期、哺乳期女性。

（5）瘢痕体质者。

操作准备

1. 操作者准备

（1）衣帽整洁，洗手，戴口罩。

（2）评估患者治疗部位的皮肤情况，观察局部皮肤有无破损、感染，是否使用外用药物等。

（3）询问患者的药物过敏史，以及有无禁忌证等。

2. 物品准备 治疗盘（内置棉签、碘伏、无菌手套、微针，以及相应的导入药物等）、复方利多卡因乳膏、锐器盒，必要时备照相机。

3. 患者准备 对患者进行微针治疗前，评估患者的头皮情况，有针对性地设计治疗方案，并与患者沟通，得到其认可及主动配合。与患者充分沟通后，签署微针治疗知情同意书。

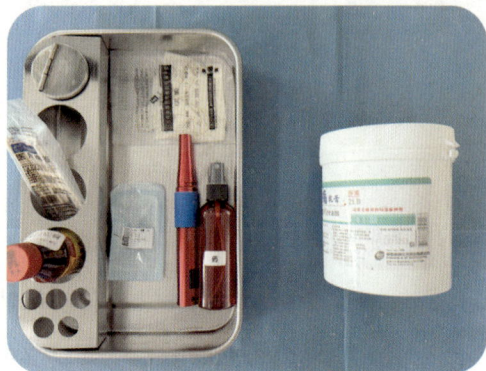

⚙ 操作方法

1. 操作前准备 清洁头部皮肤；留取照片；对疼痛较敏感或耐受性差的患者可酌情给予外敷表面麻醉剂。

2. 微针治疗 患者取仰卧位，操作者戴无菌手套，常规头皮消毒后，用生理盐水清洁头皮。遵医嘱取相应的外用头皮药物涂抹于皮肤表面，操作者手持微针，根据患者耐受程度调节适宜的进针深度（推荐使用针长为 0.5~2.5mm 的笔式电动微针，或针长为 1.5~2.0mm 的滚轮微针），沿一定顺序均匀微针导入，导入点与点之间约间隔 1cm，一般每一处导入两遍，力度要适中，以头皮微微发红或轻微出血为宜。

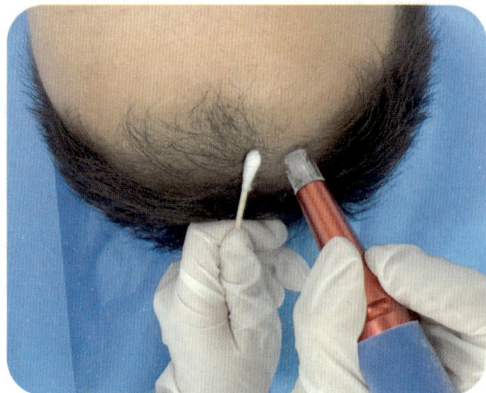

3. 微针治疗后 嘱患者治疗后 24~72 小时内头皮不沾水。疼痛加剧者可用冰敷缓解。

⚠ 注意事项

（1）治疗前询问患者的药物过敏史，以及是否有金属类物品过敏史。必要时进行皮肤过敏试验。

（2）微针针头一人一更换，严格无菌操作。

（3）嘱患者注射后 24~72 小时内头皮禁止沾水，1 周内避免剧烈运动、游泳、桑拿等。

（4）嘱患者治疗后要注意防晒。

不良反应及处理方法

1. 治疗后皮肤反应

临床表现：治疗后，皮肤疼痛、红斑、水肿。

处理方法：微针治疗结束后，个别患者可出现，少见严重不良反应，多为短暂疼痛、红斑、水肿等轻微反应，通常会在治疗后 72 小时内缓解，无需特殊处理。

预防措施：治疗过程中，操作者力度适中，随时询问患者的感受，密切观察头皮治疗反应，应以头皮微微发红为度。

2. 皮肤瘀血、瘀斑

临床表现：治疗后，皮肤出现瘀血、瘀斑。

处理方法：给予局部按压。一般少量瘀血可自行吸收，无需特殊处理。如出现皮下血肿，可 24 小时内给予局部冷敷，24 小时后给予热敷促进瘀血消散。

预防措施：治疗前，评估患者的凝血功能，询问是否正在服用抗凝血药物。注射后，局部按压至不出血为止。

3. 感染

临床表现：注射部位皮肤出现感染。

处理方法：及时就诊，给予对症处理。

预防措施：操作时，严格遵守无菌规范。

特色中药液

生发酊

组成：川芎、当归、红花等。

功效：温经通络、养发生发。

红蓝黄光美容技术

概述

红蓝黄光美容技术是采用高纯度、高功率密度的红光、蓝光、黄光对皮肤进行照射，能改变细胞结构，杀死细菌，为新生细胞提供一个适合的环境，增强新胶原质弹性蛋白和胶原蛋白的生成，促进细胞生长，修复炎性痤疮、老化肌肤，缓解日晒灼伤的皮肤，美白皮肤，增加皮肤弹性。

🎯 操作目的

1. 红光　波长 625~700nm，皮肤穿透深度约 5mm，可至真皮和皮肤附属器。可抑制皮肤炎症，促进创面愈合，促进毛发生长，促进皮肤屏障修复，刺激胶原蛋白和弹力蛋白的产生，提升皮肤弹性和紧致度，减少皱纹和色素沉着。

2. 蓝光　波长 400~500nm，皮肤穿透深度约 1mm。可杀灭细菌，特别是痤疮丙酸杆菌，同时可对皮肤组织产生抗炎作用，达到改善或治疗痤疮的目的。

3. 黄光　波长 570~595nm，皮肤穿透深度（0.5~2mm）介于红光和蓝光之间。可抑制皮肤炎症、促进组织修复、抑制黑色素生成等，用于过敏性皮炎、脂溢性皮炎、玫瑰痤疮、光老化、黄褐斑等。

红光、蓝光、黄光既可单独使用，也可组合使用以达到更好的治疗效果。

✅ 适应证

痤疮、玫瑰痤疮、湿疹、过敏性皮炎、带状疱疹、带状疱疹后遗神经痛、光老化、丹毒、脂溢性皮炎、颜面再发性皮炎、雄激素性秃发、皮肤创面等。

❌ 禁忌证

（1）红蓝黄光过敏者，以及卟啉病患者。

（2）正在使用光敏性药物者；近期有暴晒史者、患光敏性疾病者。

（3）存在皮肤光敏现象的红斑狼疮等疾病患者，以及处于高敏状态的患者。

（4）妊娠期女性、哺乳期女性、年龄小于 14 岁者，目前缺乏相关研究资料，应谨慎使用。不可直接照射孕妇腹部。未成年患者需监护人同意，且全程规范佩戴遮光镜。

📝 操作准备

1. 操作者准备

（1）仪表端庄，着装整洁，符合职业要求。

（2）核对医嘱，评估患者的主要症状、皮损情况、是否存在禁忌证，评估操作环境，做好沟通、告知、解释工作。

（3）洗手，戴口罩。

（4）备齐用物，携至床旁。

2. 物品准备

（1）红蓝黄光治疗仪。

（2）一次性治疗单、遮光眼镜或眼罩，必要时备毛毯。

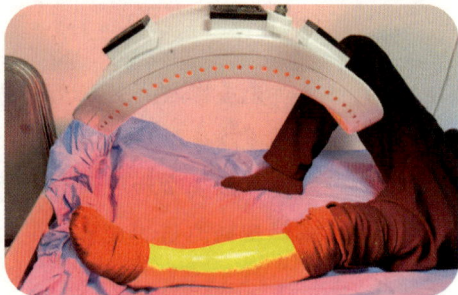

3. 患者准备

（1）嘱患者排空小便。

（2）根据操作部位，协助患者取合理舒适的体位，暴露照光部位，必要时屏风遮挡。

操作方法

1. 治疗防护　患者正确佩戴遮光眼罩，操作者佩戴特定波长的专业护目镜。

2. 调节治疗模式　打开开关，检查治疗仪运转是否正常。设定合适的治疗参数，根据病情选择红光、蓝光、黄光、混合光模式。

3. 红蓝黄光治疗　将治疗头对准照射部位，调节适宜能量，距离以 10cm 左右为宜。遵医嘱调节治疗时间（一般为 20~30 分钟）。告知患者全程规范佩戴防护眼罩或眼镜以保护眼睛，嘱患者勿直视光线，按起始键开始治疗。

4. 观察、询问及告知　治疗过程中，注意观察患者照射部位的皮肤，询问有无不适。告知患者治疗结束后仪器会自动停止，并发出"滴 – 滴"的提示音。

5. 记录留档　照射结束后，在治疗单上详细记录照射日期、照射模式，以及皮肤反应。

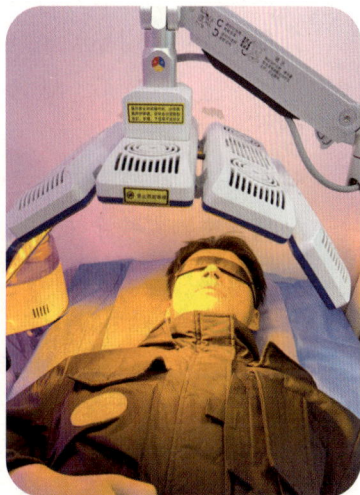

注意事项

（1）接受红蓝黄光治疗前，至少 1 个月要禁止过度日晒，或者日光浴以及 SPA。若近期做过激光、磨皮、果酸换肤等项目，间隔 1 周再治疗。

（2）治疗过程中，必须规范全程佩戴防护眼罩，如治疗部位产生刺痛感、灼热感等不适，应立即停止治疗。

（3）治疗时，需注意仪器操作和对治疗部位的辐照度及照射时间等，避免出现皮肤灼伤。

（4）蓝光治疗时，可能造成照射部位皮肤变黑［因蓝光波长接近紫外线（同日光）］，需操作前做好患者告知。

（5）照射光疗后的 3~4 天，尽量使用无刺激性的洗面奶或清洁用品洗脸，保持患部干净、清爽。

（6）局部皮肤不宜过度清洁，避免刺激，不可化妆。治疗后 1~2 日内应做好防晒，多补水。

（7）治疗后 24 小时内宜清淡饮食，避免食用辛辣、刺激性的食物，戒烟、戒酒。

不良反应及处理方法

1. 皮肤干燥

临床表现：治疗后，出现皮肤干燥。

处理方法：使用补水面膜或保湿霜，严禁使用强挥发性、油性护肤品，以免堵塞毛孔。

预防措施：治疗后，做好皮肤补水、保湿工作。

2. 皮肤瘙痒

临床表现：个别患者治疗期间可出现局部瘙痒。

处理方法：皮肤涂抹滋润型面霜，必要时停止照射。

预防措施：可在治疗前给皮肤涂一些滋润型的药膏或面霜。

3. 皮肤变黑

临床表现：由于蓝光波长接近紫外线（同日光），可能使照射部位皮肤变黑，多属正常现象。

处理方法：一般无需特殊处理，15~30 天可自行恢复。特殊情况下，需要较长的恢复时间。做好皮肤保湿工作，严格防晒。

预防措施：治疗前，至少 1 个月防止过度日晒，或进行日光浴及日光 SPA。近期做过激光、磨皮、果酸换肤等项目，应至少间隔 1 周再接受红蓝黄光治疗。治疗后，注意防晒。

液氮冷冻技术

概述

液氮冷冻技术是应用深低温作用于病变组织，使其坏死或诱发生物效应，从而达到治疗目的、去除病灶的一种技术。皮肤科常用的制冷剂为液氮，温度可达 −196℃。

操作目的

利用低温快速冷冻局部组织，破坏细胞结构，使之脱水，使细胞膜蛋白变性，组织细胞坏死，从而达到治疗皮肤疾病之目的。

✅ 适应证

（1）增殖性皮肤病，如寻常疣、跖疣、甲周疣、扁平疣、尖锐湿疣、传染性软疣、鸡眼、胼胝、结节、鼻赘等。

（2）血管瘤、角化棘皮瘤、皮肤纤维瘤、小肉芽肿、汗管瘤、脂溢性角化等。

✖ 禁忌证

（1）有出血倾向者，如血小板明显减少者、凝血功能障碍者等。

（2）局部有急性细菌、病毒感染者。

（3）瘢痕体质者。

📝 操作准备

1. 操作者准备

（1）仪表端庄，着装整洁，符合职业要求。

（2）核对医嘱，评估者操作部位的皮肤情况、是否存在禁忌证、对疼痛的耐受程度，做好沟通、告知、解释工作。

（3）洗手，戴口罩。

（4）备齐用物，携至床旁。

2. 物品准备

（1）液氮罐（内含冷冻液）、液氮杯、液氮勺。

（2）治疗盘、弯盘、棉签、纱布、手套。

3. 患者准备

（1）协助患者了解且知晓液氮冷冻技术的相关内容，并签署患者知情同意书。

（2）协助患者取舒适的体位，暴露治疗部位，保护隐私。

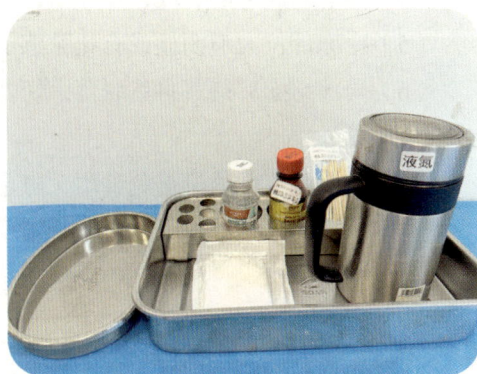

⚙ 操作方法

1. 取冷冻液　根据治疗部位的面积，用液氮勺取适量冷冻液于液氮杯内，盖紧盖子。

2. 冷冻　根据治疗部位的大小，选择相应大小的棉签，在液氮杯内饱蘸液氮，迅速置于病变上，并施加一定压力。冷冻治疗局部，一般 1~2 个冻融，角质厚者视情况可增加多次冷冻。

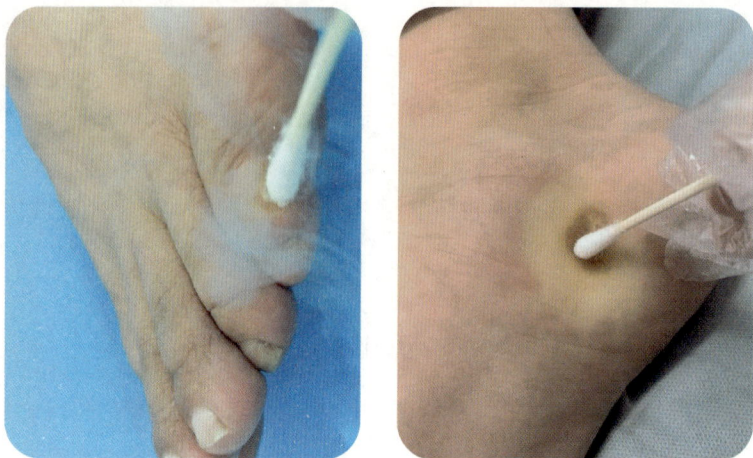

3. 观察、询问及告知 观察冷冻部位皮肤变化情况（如发白、发硬程度），询问患者的感受。告知患者治疗部位 3 天内避免沾水。如有不适，及时就诊。

⚠ 注意事项

（1）治疗部位 3 天内不要接触水。

（2）治疗部位如出现破溃，应严格消毒，给予对症处理。

（3）治疗后创面保持清洁、干燥，以防止继发性感染。

（4）位于足底部的病变，冷冻治疗后不要跑动及过多行走。

（5）冷冻部位大疱明显或有化脓感染者，应及时就诊。

（6）局部结痂后待其自然脱落，切勿用手强行揭去痂皮，以免引起感染、色素沉着或瘢痕形成。

（7）结痂脱落后尽量避免日晒，防止皮肤色素沉着。

▽ 不良反应及处理方法

1. 疼痛

临床表现：冷冻治疗后，1~2 天内局部出现疼痛感，尤其以治疗后 1~2 小时内最为明显。

处理方法：一般无需特殊处理，疼痛明显可遵医嘱服用止痛药物。

预防措施：冷冻时，操作者施加的压力应适中。

2. 水肿

临床表现：治疗后，局部开始出现水肿，24 小时达到高峰，3~4 天水肿开始消退。

处理方法：一般无需特殊处理。水肿明显者，可遵医嘱外用糖皮质激素类药膏。

预防措施：冷冻时，选择适宜大小的棉签，饱蘸液氮，精准迅速置于病变上。操作者的手法应熟练。

3. 水疱

临床表现：术后 1~3 小时局部出现水疱或大疱。

处理方法：小水疱无需处理；大水疱消毒后，用一次性无菌注射器刺破水疱边缘，减轻局部张力，做好局部消毒。

预防措施：冷冻前，评估患者的皮肤情况。操作时，不建议皮损处给予多个冻融。

4. 继发感染

临床表现：治疗部位出现皮肤红肿、脓性分泌物等感染表现。

处理方法：及时就诊，遵医嘱给予对症处理。

预防措施：治疗时，严格执行无菌操作规范。治疗后，做好皮肤护理工作。

5. 色素异常

临床表现：少数患者因皮肤对创伤的特殊反应性，愈合后可发生局部色素增加或色素减退。由于色素细胞对低温较敏感，个别患者会出现永久性色素脱失。

处理方法：大多数患者可在数月内逐渐恢复正常，少数患者则需要更长的时间。

预防措施：治疗时，严格执行操作规范。治疗后，做好皮肤护理工作。

6. 瘢痕形成

临床表现：表皮的病变一般不留瘢痕，若病变部位较深，或存在个体差异，则会在伤口处发生隆起性或凹陷性浅表性小瘢痕。

处理方法：瘢痕的处理应早期干预，且以预防为主，常在 1~2 年后减轻。

预防措施：瘢痕体质者谨慎操作。

疱液抽取技术

💡 概述

疱液抽取技术是利用一次性无菌注射器抽出皮肤表面水疱、脓疱内液体，或利用无菌针头刺破疱壁最低端，使疱内液体流出，以减轻水疱或脓疱压力，以及对疱壁破溃进行专科清创、换药的一项技术。

🎯 操作目的

清除水疱或脓疱，加快水疱干燥，促进皮损修复，预防感染。

✅ 适应证

适用于带状疱疹急性期，以及天疱疮、大疱性类天疱疮、重症药疹、重症多形红斑、疱疹样皮炎等。

✖ 禁忌证

（1）大面积溃烂者、有感染风险者。

（2）对于痛感承受能力较弱者。

📝 操作准备

1. 操作者准备

（1）仪表端庄，着装整洁，符合职业要求。

（2）核对医嘱，评估患者的主要症状，创面发生的部位、面积大小、严重程度，是否有水疱、糜烂、渗血、结痂，患者对疼痛的耐受程度。评估操作环境，做好沟通、告知、解释工作。

（3）洗手，戴口罩，戴无菌手套。

（4）备齐用物，携至床旁。

2. 物品准备
治疗盘、治疗巾/垫、一次性中单、一次性针头、一次性无菌注射器、无菌手套、无菌棉签、碘伏、无菌纱布、纸胶布、0.9%氯化钠注射液、消毒剂、利器盒，必要时备凝胶敷料。

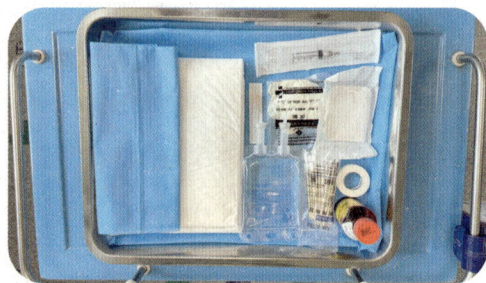

3. 患者准备

（1）协助患者取舒适的体位，暴露水疱/脓疱部位，铺一次性治疗巾/垫。

（2）隔帘遮挡患者，注意保暖。

⚙ 操作方法

1. 消毒疱壁
根据水疱大小，选择穿刺部位（疱壁最低垂边缘部位）。碘伏棉签以穿刺点为中心进行常规消毒2次，消毒范围以超过水疱边缘2~3cm为宜，消毒面积要大于皮损面积。

2. 抽取疱液
右手持一次性无菌注射器从水疱最低点边缘水平进针，刺破水疱壁，

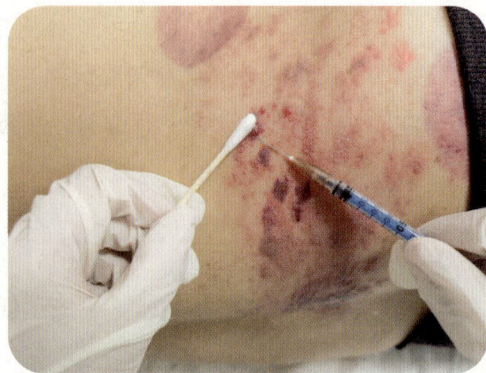

抽吸疱液；或持一次性针头，根据水疱的大小，进针方向由下向上，在疱壁的下缘处点刺 2~6 次左右，待疱液自然流出，可用无菌棉签由高到低轻轻挤压疱壁，直至疱液流尽，并用无菌纱布辅助吸干。挤压时，动作宜轻柔，保持疱壁的完整。

3. 局部消毒　抽取疱液后再次进行消毒，视情况予以局部暴露，或用无菌纱布覆盖。

⚠ 注意事项

（1）告知患者不要自行破坏水疱或脓疱。

（2）抽取疱液时，严格无菌操作，松弛型水疱或大疱（直径＜1cm 者为水疱，直径＞1cm 者为大疱）进针部位应在疱壁边缘，水平进针，进针方向应从下向上，以便于疱液的自然引流。

（3）抽吸疱液过程中，注意保持疱壁的完整性。小水疱可不予处理，待其自行吸收。

🗹 不良反应及处理方法

感染

临床表现	处理
局部皮肤出现疼痛、红肿，创面或疱壁下出现浑浊的脓液或脓性分泌物	严格无菌操作；抽取时避免针刺次数过多；保留完整的疱壁。遵医嘱给予局部对症抗炎处理及皮损修复处理
寒战、高热等全身症状	严格无菌操作，对于大面积水疱，处理后给予无菌纱布覆盖，遵医嘱予以预防干预及对症处理

窄谱紫外线（UVB）光疗技术

💡 概述

紫外线（UVB）光疗技术是指应用人造光源的紫外线治疗疾病，是皮肤科常用的治疗手段之一，波长 290~320nm，其中包括 UVB、UVA 等。近几年发现，窄谱 UVB（波长 311±2nm）照射效果比宽谱中波紫外线更好，照射时可穿透整个表皮，大部分被表皮吸收，小部分可达真皮浅层，且窄谱 UVB 比宽谱 UVB 具有更强的免疫调节作用。

🎯 操作目的

1. 免疫调节　紫外线（UVB）照射皮肤可引起一系列光化学反应和光生物学反应，产生包括减少表皮中朗格汉斯细胞数量、诱导淋巴细胞凋亡、抑制 γ 干扰素介导的免疫反应等效应，进而产生免疫调节作用。

2. 促进黑素合成　紫外线（UVB）既可刺激角质形成细胞释放黑素细胞生长因子，又可促进黑素细胞迁移，还可激活酪氨酸酶，促进黑素合成。

3. 止痒　紫外线（UVB）照射后，皮肤感觉神经兴奋性降低，以及痒觉感受器敏感性下降。

✅ 适应证

银屑病、特应性皮炎、白癜风、慢性湿疹、瘙痒症、玫瑰糠疹、扁平苔藓、掌跖脓疱病等。

❌ 禁忌证

（1）着色性干皮病、皮肌炎、系统性红斑狼疮、恶性黑素瘤、光线性角化病、卟啉病、白内障、天疱疮、甲状腺功能亢进等疾病。

（2）近期接触光敏物质者。

（3）有放射性治疗或砷剂治疗史者。

（4）有皮肤癌病史者。

（5）年龄小于 10 岁者。

（6）妊娠期女性。

📝 操作准备

1. 操作者准备

（1）仪表端庄，着装整洁，符合职业要求。

（2）核对医嘱、患者基本信息及操作部位。

（3）评估患者的主要症状、皮损情况，以及确认是否处于妊娠期。首次照射者，应询问有无光疗过敏史、禁忌证，近期有无服用光敏性食物及药物等。连续照射者，需查看上一次照射能量及照射部位皮肤反应情况，用以参考调节本次照射能量。

2. 物品准备　防护眼镜或眼罩、窄谱中波紫外线治疗仪。

3. 患者准备

（1）告知患者照射前 4 小时内照射部位不宜使用外用药物（因会阻碍紫外线照射，影响治疗效果），待照射结束后方可再抹药。

（2）嘱患者脱去衣物，充分暴露照射部位，合理佩戴防护眼镜，严格保护好眼睛、乳头及外生殖器等部位。

（3）皮损、鳞屑较厚者，治疗前温水浴 30 分钟左右，去除皮损、鳞屑，可涂一薄层矿物油或凡士林，以促进紫外线透皮。

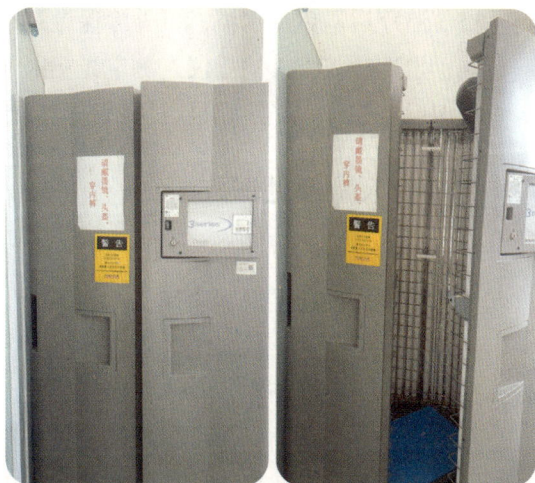

⚙ 操作方法

1. 开启仪器，调节能量　连接电源，按下开关按钮，查看机器是否正常运转，预热 5 分钟。依照患者的皮肤面积及病变程度，调节照射适宜能量。首次照射能量为 0.5~0.7 MED，连续治疗的患者，参考上次治疗能量，以及患者治疗后反应给予个性化具体调节。

2. 紫外线（UVB）治疗　患者戴眼罩，保护好生殖器和乳头等部位，进入光疗仪内。需大面积照射的患者，站立在治疗舱内，双足踩在指示踏板上，双手紧握舱内扶手，防止摔倒。重点告知患者不要触碰仪器周围的灯管，防止发生意外。必要时开启舱内风扇，以免舱内温度过高引起患者胸部憋闷等不适。

3. 观察、询问及告知　治疗过程中，注意观察患者的精神状态及全身反应，如出现头晕、胸闷、大汗等不适症状，应及时处理并报告医生。告知患者治疗后皮肤可能会出现干燥、脱屑、瘙痒，皮损也可能会加重或疗效不佳。如出现红斑、灼伤、水肿或水疱，及时告知医护人员进行对症处理。

4. 记录留档　照射结束后，在治疗单上详细记录照射的时间、能量的大小，以及皮肤的反应。

⚠ 注意事项

（1）治疗期间，患者应避免过度地清洁皮肤，避免服用光敏性药物（如磺胺类、降糖药、四环素类、水杨酸类，以及补骨脂、荆芥、白芷等中药）、进食光敏性食物（如莴苣、苦菜、芥菜、芒果、菠萝等），不宜饮酒等。

（2）操作前，评估患者皮肤红斑（最大承受）能量和亚红斑能量，确定治疗次数，同时告知患者在 1 个疗程内尽量坚持定时治疗和连续治疗，以免影响治疗效果。

（3）观察患者皮损改善情况，调整合适能量。

（4）治疗后嘱患者避免照射部位过度日晒，外出时衣物遮盖皮肤（穿防晒服），戴墨镜，使用防晒霜。

（5）治疗后避免热水浴，可外涂保湿剂以缓解皮肤干燥。

（6）定期检查维修治疗仪，测定光辐射强度，保证照射质量。

（7）保持光疗室光线充足、用物充足。治疗期间，禁止随意出入。

不良反应及处理方法

1. 治疗后皮肤反应

临床表现：皮肤干燥、瘙痒。

处理方法：光疗后，涂抹润肤剂，尤其是特应性皮炎患者。皮肤干燥、瘙痒明显者，遵医嘱给予止痒药物，并停止照射1次，或降低照射剂量。

预防措施：治疗前，复核患者是否近期服用光敏性药物或食物。嘱患者光疗后严格防晒，避免额外日光照射，加强皮肤保湿护理（每日至少2次皮肤保湿）。

2. 灼热、红斑、肿胀、水疱

临床表现：治疗后，皮肤出现灼热、红斑、肿胀、水疱。

处理方法：立即停止照射，直至皮肤恢复正常才可以继续照射。红斑部位面积不大者，可自行恢复；若红斑部位面积较大，则采用冰袋交替冷敷（需注意防止冻伤），必要时涂抹湿润烧伤膏，或酌情使用糖皮质激素和非甾体抗炎药物减轻炎症反应。

预防措施：治疗时，操作者应根据患者的病情选择适宜大小的能量，治疗过程中随时询问患者的感受，如有不适，立即停止治疗。治疗后，注意观察患者治疗后的皮肤反应。